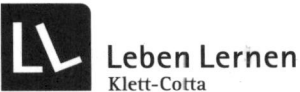

Leben Lernen
Klett-Cotta

Das Integrierte Stressbewältigungsprogramm (ISP) wurde in langjähriger Praxisarbeit entwickelt und hat sich bereits in zahlreichen Anti-Stress-Kursen bewährt. Es enthält neben kognitiv-verhaltenstherapeutischen Methoden auch erlebnisorientierte Übungen und Vorgehensweisen aus der Hypnotherapie, Transaktionsanalyse und aus systemischen Ansätzen. Dabei werden im Sinne eines Baukastenmodells neben stressphysiologischen und kognitiven Aspekten auch die Themen »Achtsamkeit«, »Affekte«, »Leistung und Beziehungen« besonders berücksichtigt. Dabei hat das Manual nicht so sehr die Vermittlung kurzfristigen Stressmanagements im Blick, sondern fokussiert längerfristige Ziele wie individuelle Lebenszufriedenheit und persönliche Werte- und Zielbestimmung. Das praxisbezogene Gesamtprogramm ist als Gruppenkonzept in sich schlüssig aufgebaut, erlaubt dem Therapeuten oder Trainer aber auch eine zielgruppenorientierte, flexible Handhabung der Übungen und Hintergrundinformationen im Einzelsetting. Die im Buch angeführten Materialien sind in erweiterter Form der beiliegenden CD-ROM zu entnehmen.

Dr. Diana Drexler, Diplom-Psychologin, ist als Psychotherapeutin in eigener Praxis tätig; sie ist stellvertretende Leiterin und Lehrtherapeutin des Wieslocher Instituts für Systemische Lösungen, Ausbilderin und Supervisorin für Verhaltenstherapie, für Systemische Therapie und Beratung und für Systemaufstellungen.

Alle Bücher aus der Reihe »Leben Lernen« finden Sie unter:
www.klett-cotta.de/lebenlernen

Diana Drexler

Das integrierte Stressbewältigungsprogramm ISP

Manual und Materialien für Therapie und Beratung

Klett-Cotta

Leben lernen 187

Pfeiffer bei Klett-Cotta
www.klett-cotta.de
© J. G. Cotta'sche Buchhandlung Nachfolger GmbH, gegr. 1659,
Stuttgart 2006
Alle Rechte vorbehalten
Fotomechanische Wiedergabe
nur mit Genehmigung des Verlages
Printed in Germany
Umschlag: Hemm Mader, Stuttgart
Titelbild: Claude Monet: »Das Boot, 1887, Musée Marmotton, Paris«
Satz: Kösel, Krugzell
Auf holz- und säurefreiem Werkdruckpapier gedruckt
und gebunden von Gutmann + Co., Talheim
ISBN-10: 3-608-89011-4
ISBN-13: 978-3-608-89011-2

Bibliographische Information Der Deutschen Bibliothek
Die Deutsche Bibliothek verzeichnet diese Publikation in der
Deutschen Nationalbibliographie; detaillierte bibliographische Daten sind im
Internet über <http://dnb.ddb.de> abrufbar.

Inhalt

Kapitel I Kurzbeschreibung des Programms

Kapitel II Praxis des Kursprogramms

Kapitel III Durchführung des Kursprogramms

Persönliche Vorbemerkung

Viele, die mich kennen, sehe ich schmunzeln darüber, dass ausgerechnet ich dieses Buch geschrieben habe. Ich gebe zu: Vielleicht ist ja wirklich was dran, dass man sich den eigenen Themen gerade im therapeutischen Beruf besonders widmet, nach dem Motto: Everybody teaches best what he desperately need to learn (R. Bach). In den 80er-Jahren habe ich die ersten Stresskurse angeboten, und ich war immer wieder selbst meine eigene Versuchsperson bei der Auswahl und Erprobung der Inhalte und Übungen.

Ein Stressbewältigungsprogramm für alltägliche Belastungen zu schreiben, löst bei mir dennoch widersprüchliche Gefühle aus. Eine Stimme in mir sagt:»Worum es bei diesem Thema eigentlich geht, das sind nicht Bewältigungs-, sondern Toleranz- und Gelassenheitsstrategien. Und letztlich geht es um eine Grundhaltung: Wie ich leben will, was mir wichtig ist, was letztlich meine Ziele sind. Wie willst du das in einem Manual vermitteln? Du weißt doch selbst, dass man das nicht einfach mal lernen kann, sondern dass es hier um gemachte Erfahrungen, oft über Jahre, geht.«

Und dann gibt es eine andere Stimme, die sagt:»Das steht doch nicht im Widerspruch zu einem Manual und zum Angebot von Stressbewältigungskursen. Vielleicht ist ja schon viel gewonnen, wenn die Teilnehmer in einer solchen Gruppe neue Lern- und Beziehungserfahrungen machen und wenn sie zu dieser persönlichen Suche nach ihrem eigenen Lebensstil eingeladen werden. Manche Teilnehmer haben den Kurs sogar zweimal besucht oder sie haben sich nach Kursabschluss noch weiter regelmäßig zum Erfahrungsaustausch getroffen. Kurse dieser Art können ein Anfang sein für mehr Selbstverantwortung und Selbstfürsorge.«

Dieses selbstverantwortliche Achten auf die eigenen Möglichkeiten und Grenzen wurde mit der Zusammenstellung dieses Textes auch bei mir selbst wieder einmal auf eine harte Probe gestellt, und ich möchte von

Herzen allen danken, die mich freundschaftlich unterstützt und meinen sozialen Rückzug in der Zeit des Schreibens toleriert haben. Dass das Schreiben zusätzlich zum Berufsalltag überhaupt möglich war, verdanke ich Rolf und seiner liebevollen, fachlichen und kritischen Anteilnahme. Er hat mir viele familiäre und häusliche Pflichten abgenommen, mich mit getragen und nicht selten ertragen. Ohne ihn wäre dieses Projekt nicht verwirklicht worden.

Christine Treml vom Verlag Klett-Cotta hat die Buchidee ohne zu zögern befürwortet, als Lektorin fortlaufend unterstützt und ermutigend begleitet.

In der langen Entstehungsgeschichte des Konzepts haben zahlreiche Männer und Frauen an Stressbewältigungsseminaren in unterschiedlichen Kontexten und als Klienten, Patienten und Weiterbildungskandidaten teilgenommen. Ihre Rückmeldungen und fachlichen Anregungen haben mich bestärkt und gehen in das Konzept mit ein.

Gewidmet ist dieses Buch einer Heldin des Alltags, meiner Mutter Emma Drexler.

Einleitung

Das vorliegende Manual des Integrierten Stressbewältigungsprogramms (ISP) repräsentiert einen individuumzentrierten Ansatz zur Bewältigung und Reduzierung alltäglicher Belastungserfahrungen. Erste Versionen entstanden auf der Grundlage bewährter Gruppenprogramme (Meichenbaum 1985; Kessler 1985) und wurden im universitären Bereich während der Arbeit mit psychosomatischen und Schmerzpatienten eingesetzt. In jahrelanger Praxis zeigte sich die Notwendigkeit, gerade bei psychophysiologischen Störungen die bisher üblichen kognitiv-verhaltensorientierten Methoden um körper- und erlebnisorientierte Übungen aus verschiedenen Therapierichtungen zu ergänzen und zu einem praxisbezogenen Gesamtkonzept zusammenzufassen. Dabei wurden in Erweiterung der bisherigen Gruppenprogramme im Lauf der Zeit auch die Themen »Affekte«, »Achtsamkeit« (»mindfulness«, »sensory awareness«) und »Leistung und Beziehungen« besonders berücksichtigt. Dass es einen eigenständigen Gefühlsbaustein gibt, signalisiert die bewusste Abkehr von einem ausschließlich post-kognitiven Emotionskonzept, in dem Gefühle lediglich als Konsequenzen von Bewertungen auslösender Ereignisse verstanden werden.

Der Wunsch nach Theorie- und Methodenintegration zugunsten beraterischer und therapeutischer Praxis wird in der Namensgebung deutlich. Mit dem Begriff »Integriert« im Titel ist außerdem gemeint, dass die Trainingseinheiten aufeinander bezogen sind und dass sich sowohl einzelne Bausteine als auch das ganze Programm mühelos in umfassende Behandlungsstrategien sowohl im stationären als auch im ambulanten Kontext einbinden lassen.

Das hier angebotene Methodenrepertoire basiert auf einem konsequent ressourcenorientierten Ansatz, das heißt, es wird davon ausgegangen, dass die Klienten in den meisten Fällen die Erfahrungen und Möglichkeiten zur Lösung ihrer Probleme schon in sich haben. Übergeordnetes Ziel eines solchen Kurses ist es also, den Teilnehmern ihre individuellen Möglichkeiten wieder bewusst und zugänglich zu machen und sie weiterzuentwickeln. Deshalb wird dieses Buch den Wunsch nach einfachen Lösungen in Form von Verhaltensanweisungen, Rezepten und Appellen nicht erfüllen. Es ist individuell ausgerichtet, Problemlösungen sind im Sinne einer differenziellen Indikation für jeden Klienten in seiner spezifischen Situation und zum jeweiligen Zeitpunkt immer neu zu kreieren. Auch der Baustein »Leistung und Beziehungen leben« geht über Anregungen für ein kurzfristiges Stress-»Management« hinaus und fokussiert auf längerfristige Ziele wie Lebenszufriedenheit und persönliche Ziele- und Wertebestimmung. In diesem Spannungsfeld zwischen standardisierter Präsentation eines Manuals einerseits und gleichzeitigem Anspruch individueller Problemlösung und zunehmender Expertenunabhängigkeit der Teilnehmer andererseits sind die Übungen jedes Bausteins ganz bewusst angesiedelt und vor ihrer Anwendung vom Kursleiter immer wieder zu reflektieren. Die Vorteile und möglichen Klippen dieses Ansatzes werden im Verlauf der Kursbeschreibung immer wieder diskutiert.

Seit 1986 kommt das ISP auch im Rahmen betrieblicher Gesundheitsförderung, in firmeninternen Stressmanagementseminaren und in der psychotherapeutischen Aus- und Weiterbildung zum Einsatz. Dadurch werden jährlich zahlreiche Kollegen, die in beraterischen und therapeutischen Kontexten tätig sind, in der Anwendung dieses Programms ausgebildet, sodass es auch bei Krankenkassen, in Kliniken und in Einzelpraxen eingeführt ist. Im Lauf der Jahre wurde von Ausbildungsteilnehmern immer wieder der Wunsch geäußert, den Kursablauf, die Übungen und die Therapiematerialien in Buchform zur Verfügung zu haben. Diese Zusammenfassung liegt nun vor. Dabei werden auch Anregungen aus bewährten, neueren Programmen berücksichtigt (Gerber et al. 1989; Olschewski 1995; Juli und Schulz 1998; Kaluza 1996, 2004; Stollreiter et al. 2000).

Das Manual beinhaltet verschiedene Bausteine im Sinne von Themenschwerpunkten, die jeweils theoretische Grundlagen, praktische Übungen, didaktische Hinweise für den Kursleiter und Wissensbausteine (verwendbar als Impulsreferate) enthalten. Dadurch können je nach Indikation, Zeit und Setting verschiedene Schwerpunkte gesetzt und miteinander kombiniert werden. Diese Flexibilität und Anwenderfreundlichkeit sollte nicht zur Annahme verleiten, dass es sich um ein unzusammenhängendes »Sammelsurium« unterschiedlicher Techniken handelt. Die Bausteine sind logisch und komplex miteinander verbunden und bilden zusammen ein zielorientiertes Gesamtkonzept. Die Vorgehensweisen sind hoch strukturiert und praxisnah dargestellt, alle Kursphasen sind eng aufeinander bezogen und bauen systematisch aufeinander auf.

Der eigentliche Wert des Manuals ergibt sich aus dem kompetenten und flexiblen, schulenübergreifenden Einsatz durch einen Kursleiter, der je nach Gruppenzusammensetzung (z. B. klinische Patienten, Teilnehmer einer betrieblichen Gesundheitsförderungsmaßnahme, VHS-Besucher) eine fundierte psychotherapeutische oder beraterische Grundausbildung und Erfahrung in der Moderation von Gruppen haben sollte. Diese ist mit einem Manual nicht vermittelbar. Als weitere Grundvoraussetzung für die erfolgreiche Anwendung sollte der Kursleiter die Übungen, besonders die hier verwendete Entspannungsmethode (Progressive Muskelrelaxation, PMR, nach Jacobson 1996), selbst beherrschen und im Sinn von Modelllernen vermitteln. Das Buch hat seinen Sinn erfüllt, wenn der erfahrene Anwender das vorliegende, systematische Konzept als Ergänzung seiner eigenen Praxis flexibel gestaltet, indikationsabhängig ergänzt und die Bausteine in ein umfassendes, letztlich individuelles Behandlungskonzept zu integrieren weiß und wenn die Teilnehmer nach dem Kurs ein reiches Bewältigungsrepertoire für wechselnde Anforderungssituationen zur Verfügung haben und in ihrem Alltag einsetzen.

Zum Schluss noch einige Anmerkungen zur *Geschlechtsbezeichnung* und zur *Darstellungsform der Übungen im Text:* Es wurde meistens die männliche Form verwendet, um die Lesbarkeit nicht zu komplizieren. Bei den meisten Übungen wird die Instruktion wörtlich wiedergegeben, der entsprechende Text ist kursiv gedruckt. Während der (hypnotherapeutischen) Entspannungsübungen wird manchmal absichtlich zum »Du« gewechselt und danach wieder zum »Sie« übergegangen. Leider war es mir bei der Zusammenstellung der Übungen nicht immer möglich, die Urheberschaft korrekt zu rekonstruieren, andernfalls sind die Quellen jeweils angegeben. Zur Entlastung des Kursleiters und des interessierten Lesers sind auf der beigefügten *CD-Rom* Druckvorlagen für Folien, Abbildungen sowie Informations- und Arbeitsmaterialien für die Kursteilnehmer zusammengestellt. Diese sind im Word-Format und absichtlich nicht schreibgeschützt, damit der Kursleiter seine Vorlagen nach eigenen Vorstellungen ändern kann. Sofern es für das Textverständnis und die Veranschaulichung günstig ist, sind einige dieser Materialien zusammen mit Flip-chart-Reproduktionen aus früheren Kursen jedem Kapitel angehängt; andernfalls sind sie mit »CD« gekennzeichnet und nur auf der CD zu finden. Eine zusätzliche, große Bereicherung für die Kursgestaltung könnten selbst gesammelte Cartoons und Kurzgeschichten sein.

Ich wünsche Ihnen Spaß und Erfolg bei der Verwendung dieses Manuals und freue mich über Rückmeldungen und Ergänzungsvorschläge aus Ihrer Praxis, am besten direkt an post@dianadrexler.de.

Sinsheim, im Oktober 2005, Diana Drexler

1. Theoretische Grundlagen

In diesem Kapitel werden überblicksartig einige Modelle zum Zusammenhang von Körper-, Fühl-, Denk- und Verhaltensprozessen und zu Stress(-bewältigung) dargestellt, die in den Inhalten und Zielen des vorliegenden Kursprogramms berücksichtigt sind.

1.1 Die »Erfindung« von Stress – das Stresskonzept von H. Selye

»Stress« ist seit den 70er-Jahren ein Schlagwort und in aller Munde, inzwischen ist es vielleicht eines der am häufigsten gebrauchten Alltagswörter. Der Begriff wurde ursprünglich im Bereich der Materialprüfung, zum Beispiel von Metallen und Glas, verwendet und bedeutete Verzerrung, Verbiegung, Spannung. Der Mediziner H. Selye führte ihn dann in die Biologie ein und meinte damit etwas ganz Ähnliches: Eine körperliche Anpassungsreaktion auf äußere Störfaktoren wie z. B. Hitze, Kälte, Lärm, Isolation (»*Stressoren*«). Nach Selye ist allen Stressoren gemeinsam, dass sie ein einheitliches, physiologisches Reaktionsmuster des Organismus erzeugen, das er als *generelles Adaptationssyndrom (GAS)* bezeichnet hat und das in drei charakteristischen Phasen abläuft: als Alarmreaktion, Widerstandsphase und Erschöpfung (Selye 1956). Die *Alarmreaktion* ist ein physiologisches Initialmuster, in dem die körperliche Resistenz zunächst gemindert ist (»Schrecksekunde«). Sie wird gefolgt von der *Widerstandsphase,* mit der sich der Organismus durch komplexe Veränderungen des inneren Milieus auf längere Belastung einstellt. Muss der Organismus diesen Widerstand zu lange aufrechterhalten, tritt *Erschöpfung* und letztlich körperliche Schädigung ein.

Dieses Modell physiologischer Stress- und Entspannungsreaktionen hat nach wie vor Gültigkeit und ist didaktisch hilfreich (siehe Kap. III, 2.2.1). Allerdings beruhen die Untersuchungen von Selye hauptsächlich auf Tierexperimenten, deshalb beschreibt er vor allem die physiologischen Prozesse, mit denen ein (tierischer) Organismus unspezifische, bedrohliche Stressoren aus der Umgebung zu bewältigen sucht. Seine Theorie berücksichtigt noch nicht die Bedeutung psychischer Faktoren beim menschlichen Stressgeschehen und entsprechende Möglichkeiten der Stressbewältigung, sie reicht deshalb für die Konzeption von Stressbewältigungsprogrammen nicht aus.

1.2 Psychologische Stressreaktionen – das transaktionale Stressmodell von A. Lazarus

In der seit ihrer Erstveröffentlichung mehrfach revidierten und immer weiter ausdifferenzierten Theorie psychologischer Stressreaktionen von Lazarus (1966) wird Stress in Abgrenzung zu vereinfachenden Stimulus-Responsedefinitionen als *dynamischer, relationaler Prozess zwischen Individuum und Umwelt* aufgefasst, bei dem als wesentliche individuelle Variablen die kognitive Bewertung (»cognitive appraisal«) sowie unterschiedliche Stressreaktionen und -bewältigungsformen (»coping«) zu berücksichtigen sind. Die Wechselwirkungen dieser individuellen Variablen mit der Umwelt werden von ihm als »Transaktion« bezeichnet.

Die *kognitive Bewertung* beschreibt Lazarus in drei Schritten. Zunächst werden Geschehnisse in der Umgebung prinzipiell daraufhin überprüft, ob sie bedeutsam für das persönliche Wohlbefinden sind *(»primary appraisal«)*: »Was passiert überhaupt?«»Ist das Ereignis für mich relevant?«»Kann ich damit umgehen?« Ist das Ergebnis dieser Einschätzung stressrelevant, wird beurteilt, ob die verfügbaren Ressourcen hilfreich sind, um das Problem zu bewältigen *(»secondary appraisal«)*. Von dieser Einschätzung persönlicher Ressourcen (Bewältigungsfähigkeiten und Bewältigungsmöglichkeiten) hängt es wesentlich ab, ob sich jemand durch ein Problem (positiv) herausgefordert oder bedroht fühlt. Und schließlich kann es im Verlauf der Auseinandersetzung mit der Situation aufgrund neuer Informationen und Erfahrungen zu einer Neubewertung der Situation bzw. der Belastung kommen *(»reappraisal«)*.

Es gibt *formale Parameter* (Kontrollierbarkeit, Vorhersagbarkeit, zeitliche Nähe und Dauer des Stressors) und *inhaltliche Parameter* (physische, soziale, selbstwertrelevante), die zusätzlich den Stressprozess beeinflussen. Erwähnt sei hier, dass alltägliche, anhaltende Ereignisse (»daily hassles«) offensichtlich gesundheitsrelevanter sind als so genannte kritische Lebensereignisse (Lazarus 1984a). Später wurde dann noch zwischen *peripheren,* persönlich wenig relevanten und *zentralen* »*hassles*« unterschieden. In zentralen Hassles aktivieren sich wesentliche, anhaltende Themen und Probleme einer Person (Gruen et al. 1988). Solche relativ stabilen, persönlichkeitsnahen Personenmerkmale sind zum Beispiel auch *Motivationsmuster und (Kontroll-)Überzeugungen.* Neuere Studien bestätigen eindrucksvoll, dass erlebte Selbstkontrolle und Entscheidungsfähigkeit über das eigene Tun sowie selbst gesteckte Ziele wesentliche Gesundheitsfaktoren sind (Sapolsky 1996).

Stressreaktionen sind körperliche, kognitiv-emotionale und behaviorale Antworten einer Person auf eine belastende Situation. Bei der *Stressbewältigung* (»*Coping*«) unterscheiden Lazarus und Folkman (1984b) *problemzentrierte (instrumentelle)* und *emotionsbezogene (palliative) Bewältigungsstrategien.* Erstere zielen auf die Veränderung des Problems durch Handlungen oder Aktivitäten (z. B. durch Auseinandersetzung, Kontrollverhalten, Ausbau von Kompetenzen), Letztere beziehen sich auf eine Veränderung des Befindens der betroffenen Person, ohne den Stressor selbst zu beeinflussen (z. B. Entspannung, kognitive Umstrukturierung, Ablenkung). Diese Strategien eignen sich besser für Stressoren, die nicht oder schwer kontrollierbar oder veränderbar sind. Beide Ansatzpunkte für Stressbewältigung werden in diesem Manual berücksichtigt.

1.3 Zur Organisation von Gefühls- und Bewusstheitszuständen – das Konzept der Affektlogik von L. Ciompi

Ungeachtet ihrer zentralen Bedeutung in allen Bereichen des Lebens wurden Affekte in der wissenschaftlichen Forschung und in den gängigen Therapiemethoden sehr lange vernachlässigt. Im deutschsprachigen Raum hat sich vor allem L. Ciompi mit den »emotionalen Grundlagen des Denkens« (Ciompi 1997) beschäftigt und sich, wie sein Buchtitel schon sagt, eindeutig gegen kognitivistische Ansätze gestellt, die Affekte hauptsächlich als Ergebnis von Kognitionen sehen und behandeln. Wesentliche Thesen seines Konzepts der Affektlogik, das er 1982 erstmals veröffentlichte und seither systematisch weiterentwickelte, beziehen sich auf das untrennbare Zusammenwirken von Fühlen und Denken und die zentrale organisatorisch-integratorische Wirkung der Affekte in allen psychischen Prozessen. *Affekte* definiert er als globale, psychophysische Zustände und Gestimmtheiten von unterschiedlicher Dauer und Bewusstseinsnähe. Nach dieser Definition kann man nie affektfrei sein, denn irgendwie gestimmt ist man schließlich ja immer. So gesehen bilden Affekte die Matrix, auf deren Grundlage unser Gesamtorganismus reagiert und kommuniziert.

Der Körper ist »die Bühne der Gefühle« (Damasio 1994, S. 19), wie ja sogar die Alltagssprache mit vielen Beispielen dokumentiert (siehe Kap. III, 2.2.1). Unsere Gestimmtheit teilt sich über körperliche Vorgänge und Zeichen mit, deshalb können wir sie meistens nur schwer verbergen. In jeder Begegnung breitet sich über verbale und nonverbale Kanäle blitzschnell auch eine zwischenmenschliche Stimmung aus. Entgegen dem Anspruch, dass logisches Denken gefühlsfrei und nüchtern sein solle, ist Kommunikation ohne minimale affektive Übereinstimmung (die gewisse »Wellenlänge«) nicht effektiv möglich.

Kognitionen sind nach Ciompi charakterisiert durch das Wahrnehmen und Verarbeiten sensorischer Unterschiede. *Logik* betrifft lediglich die Art, wie diese Kognitionen miteinander verbunden werden. Aus dieser Sicht sind also sehr unterschiedliche Logiken denkbar. Kognitionen und Affekte beeinflussen sich in zirkulärer Wechselwirkung: Kognitive Reize induzieren und verstärken bestimmte Stimmungen, und diese Stimmungen wiederum modulieren kognitive Aktivitäten. Affekte fokussieren die Aufmerksamkeit und die Wahrnehmung, mobilisieren, leiten und modulieren das Denken. Je nach affektivem Zustand kreisen die Denkinhalte nur um ein bestimmtes Thema (zum Beispiel im Zustand der Verliebtheit), und auch sonst wird unser Umgang mit bestimmten Themen stark davon geprägt sein, ob wir gerade eine »rosa« oder eine »schwarze Brille« aufhaben. Diese affektive Einfärbung verleiht dem Denken also Richtung, Bedeutung und letztlich auch Sinn. Dominierende Affekte wirken wie Attraktoren, die alles Denken einfärben können, sodass es zur Ausbildung einer so genannten *Affektlogik* kommt. Je mehr sich diese funktionellen Fühl-, Denk-, Verhaltensprogramme einschleifen und automatisieren, umso weniger sind sie uns bewusst. Solche im Gedächtnis gespeicherten Attraktoren können sich womöglich völlig von ihren Entstehungsbedingungen ablösen und funktional autonom werden (Wutlogik, Hasslogik, Liebeslogik etc.). Und schließlich ist der Affekt auf einer tiefen, inneren Ebene auch schon ein *Verhalten:* Angst ist verbunden mit einem Fluchtimpuls, lustbetonte Gefühle wie Freude und Liebe mit einer Hinbewegung, bei Aggression geht es darum, jemanden abzuwehren oder anzugreifen, bei Trauer um Abschied und Loslassen. Gerade am Beispiel intensiver Gefühle kann ihr *energetischer Charakter* gezeigt werden: Enthusiasmus und Freude sind hoch motivierend und treiben uns zu Hochleistungen an, Aggression kann in Tätlichkeiten enden.

Zusammengefasst sind Affekte, Kognitionen und Verhalten operational integrierte und sich wechselseitig beeinflussende Systeme, die sich vom ersten Lebenstag an ausbilden und differenzieren. Stressphänomene werden ebenfalls auf allen Ebenen manifest: Überforderungssymptome stehen immer in Zusammenhang mit körperlichen und innerpsychischen Vorgängen und mit sozialem Verhalten. Vor diesem Hintergrund ist davon auszugehen, dass Veränderungen auf einer Ebene immer auch Auswirkungen auf den anderen Ebenen haben und dass sich verschiedene therapeutische Herangehensweisen hilfreich potenzieren lassen. Dies ist jedoch in der Praxis wegen der immer noch üblichen Grabenkämpfe und Spezialisierungen der verschiedenen Schulen nicht so einfach umzusetzen. Allerdings erscheinen seit einigen Jahren zunehmend mehr Veröffentlichungen zur Organisation von Körper-, Gefühls- und Bewusstseinszuständen (zum Beispiel Huether 1997; LeDoux 2001; Damasio 1994, 1999, 2005). Besonders populär wurde Goleman (1997) mit seinem Buch »Emotionale Intelligenz«, in dem er dem immer noch üblichen kognitiven Intelligenzbegriff (gemessen durch den IQ-Test) seine Intelligenz der Gefühle entgegensetzt. Damit meint er eine Metafähigkeit, emotionale Informationen korrekt und effektiv zu verstehen. Diese beeinflusse wesentlich, wie gut man seine sonstigen Fähigkeiten und seinen Intellekt sinnvoll einsetzen könne. Er stellt eine Liste von (allerdings schwer operationalisierbaren) Fähigkeiten und Kompetenzen im Umgang mit sich selbst und anderen auf, die u. a. Mitgefühl, Einfühlungsvermögen, Achtsamkeit und Bewusstheit beinhaltet, und fordert deren systematische Förderung an Schulen.

1.4 Gesundbleiben im Stress – das Salutogenesekonzept von A. Antonovsky und die Resilienzforschung

Schon in der Ottawa-Charta der WHO 1986 wurde Gesundheit nicht mehr ausschließlich als Abwesenheit von Krankheit definiert, sondern als umfassendes körperliches, soziales und seelisches Wohlbefinden, das unter dem Einfluss bestimmter Sozialstrukturen durch die Balance von Anforderungen und persönlichen Ressourcen immer wieder neu erworben und verteidigt werden muss. In weiterer Abgrenzung von einem ausschließlich biomedizinischen Krankheits- und Präventionsmodell hat der Medizinsoziologe A. Antonovsky (1997) in seinem Salutogenesekonzept ein Modell von Gesundheit entwickelt, in dem weniger die Ursachen und Risikofaktoren für Krankheit als vielmehr die Möglichkeiten der Gesunderhaltung und Schadensbewältigung fokussiert werden. Damit wird der Alltagserfahrung Rechnung getragen, dass die Beseitigung krank machender Faktoren noch keine Gesundheit zur Folge hat und dass Menschen andererseits auch unter andauernden Belastungen ein hohes Gesundheitsniveau aufrechterhalten können. Antonovsky verwendet die Metapher des Flusses als »Strom des Lebens«, der von historischen, soziokulturellen und physikalischen Bedingungen geprägt ist und mit Gabelungen, Verschmutzungen, Strömungen und Strudeln aufwartet. Statt Menschen immer wieder mit hohem Aufwand aus diesem Strom zu retten, sei es eine spannende Aufgabe, sie zu guten Schwimmern zu machen. Deshalb sollte die Frage: »Was fehlt Ihnen?« immer begleitet sein von der Frage: »Was tut Ihnen gut?«

»*Schützende Faktoren*« *(resistance ressources)* für die Gesundheit sind nach diesem Modell zum Beispiel der sog. *Kohärenzsinn (sense of coherence, SOC)*, der am ehesten dem Konzept der Ich-Stärke entspricht und eine anhaltende, zuversichtliche und vertrauensvolle Grundhaltung gegenüber der Welt und dem eigenen Leben beschreibt. Diese Grundhaltung ist kein passives Erleben, sondern eine aktive Strategie, sich zu anderen und in der Welt in Beziehung zu setzen. Vom Kohärenzsinn hänge es nach Antonovsky jedenfalls wesentlich ab, ob Menschen vorhandene Ressourcen zur Gesunderhaltung auch tatsächlich nutzen. Er setze sich aus drei Faktoren zusammen: *Verstehbarkeit (sense of com-*

prehensibility) als kognitives Muster, Informationen sinnstiftend ordnen und verarbeiten zu können; *Handhabbarkeit (sense of manageability)* als kognitiv-emotionales Muster im Sinne der Überzeugung, für die Anforderungen und unvorhersehbaren Ereignisse des Lebens Ressourcen verfügbar zu haben; *Bedeutsamkeit (sense of meaningfulness)* als wichtigste motivationale Komponente, sich auch von schweren Anforderungen des Lebens nicht entmutigen zu lassen und Lebensbereiche zu haben, die »Sinn machen« (siehe Kap. III, 5). Durch dieses gefühlshafte zuversichtliche Selbst- und Fremdverständnis wird das Unübersichtliche, Fragmentarische, Chaotische geordnet (kohärent) und macht weniger Angst. Übrigens vermuten Weeks und James (1996) in einer Studie über Exzentriker, dass diese deshalb weniger stressanfällig als die so genannte Normalbevölkerung seien, weil sie wenig Anpassungsdruck erleben, potenziell frustrierende Situationen meiden und Fehlschläge tendenziell nicht zur Kenntnis nehmen.

Zusammengefasst wird als *Stressbewältigungskompetenz* die Fähigkeit des Einzelnen gesehen, unter Berücksichtigung der Wechselwirkung körperlicher, psychischer, sozialer und umweltbezogener Aspekte nicht automatisch, sondern situationsangemessen etwas für den Erhalt seiner Gesundheit zu tun oder mit einer Krankheit zu leben. Dabei scheint es gesundheitsförderlich zu sein, sich dem Strom des Lebens anzuvertrauen und den vielfältigen Abhängigkeiten, die unser Dasein bestimmen, zuzustimmen. In diesem Zusammenhang sei auch auf den Begriff »*Resilienz*« (resilience: Spannkraft, Elastizität) verwiesen, der in der psychologischen Forschung immer mehr Beachtung findet und der die physische und psychische Widerstandsfähigkeit meint, mit der Menschen Lebenskrisen meistern (siehe z. B. Rutter 1987; Flach 1997; Heckhausen 2001). Laut Nuber (1999) sind resiliente Menschen durch folgende Merkmale gekennzeichnet:

- Sie akzeptieren Krisen und die damit verbundenen Gefühle und geben sich die notwendige Zeit für deren Bewältigung;
- sie erkennen an, was sie nicht beeinflussen können, und verhalten sich dennoch nicht anhaltend als Opfer, sondern suchen nach Lösungen, um die Folgen des Geschehenen zu lindern;
- sie lösen ihre Probleme gemeinschaftlich mit anderen, die ihnen einfühlend und unterstützend zur Seite stehen;

- sie bewahren eine optimistische Grundhaltung i. S. einer bewältigbaren Zukunft;
- sie schätzen den eigenen Anteil an einer Krise realistisch ein und übernehmen dafür Verantwortung, bleiben aber nicht in Selbstvorwürfen stecken;
- sie rechnen mit der Instabilität ihrer näheren und weiteren Umwelt und den Möglichkeiten, beruflich und privat zu scheitern, und beschäftigen sich gedanklich mit möglichen Zäsuren und Lebenseinschnitten, soweit diese vorhersehbar sind, zum Beispiel mit den Veränderungen einer Partnerschaft durch ein Kind, mit beruflichen Veränderungen und Krisen, Älterwerden usw.

Die *Lösungs- und Ressourcenorientierung* der Salutogenese- und Resilienzkonzepte ist auch ein wesentliches konzeptuelles Merkmal des vorliegenden Manuals. Es vertritt jedoch nicht den Anspruch, dass »völliges körperliches, seelisches und soziales Wohlbefinden« (WHO) erreichbar sei, wenn man nur gesund genug lebe. Unser Leben wird immer durch Risiken und Krankheiten und am Ende von Pflegebedürftigkeit gekennzeichnet sein (siehe hierzu Kap. III, 1.2.5).

Zu den *so genannten generalisierten Widerstandsressourcen* gehören neben individuellen natürlich auch soziale, ökonomische und bildungsmäßige Faktoren, die die Widerstandsfähigkeit einer Person gegenüber Anforderungen wesentlich mitbestimmen und beeinflussen. Auf ihre Bedeutung, vor allem im Zusammenhang mit tief greifenden Veränderungen in der Berufs- und Arbeitswelt und die damit einhergehenden strukturellen Erfordernisse, kann hier nur hingewiesen werden (siehe hierzu zum Beispiel Siegrist 1996).

2. Allgemeiner Aufbau und Konzeption des ISP

2.1 Multimodalität

Menschliches Erleben hat körperliche, gedankliche, gefühls- und verhaltensbezogene Aspekte, die komplex miteinander verwoben sind. Deshalb haben Aktivierungen in einem Bereich immer auch Veränderungen in einem anderen zur Folge. In multimodalen Therapieansätzen, wie sie im Sinne einer modernen, ganzheitlichen Verhaltenstherapie und -medizin schon vorliegen, werden diese grundlegenden *Erlebens- und Verhaltensvariablen und ihre Interaktionen* zielgerichtet berücksichtigt. Das ist auch in diesem Manual der Fall: In Anlehnung an das Konkordanzkonzept (Gerber et al. 1989) werden eine differenziertere und bewusste Wahrnehmung und eine bessere Übereinstimmung von physiologischen Reaktionen, Gedanken, Gefühlen und Handlungen angestrebt. Mit »Multimodalität« ist hier jedoch auch gemeint, dass *Prinzipien und Techniken verschiedener psychotherapeutischer Schulen und Beratungsansätze* verwendet werden, sodass kognitive, körper- und verhaltensbezogene Interventionen um erlebnisorientierte und emotionale Aspekte erweitert und bereichert werden.

Da die Stressoren erfahrungsgemäß sehr unterschiedlich sind, erfordert ein individuumzentriertes Stressbewältigungsprogramm eine möglichst große Auswahl an unterschiedlichen Bewältigungsstrategien, die gleichermaßen allgemein (im Sinn von *flexibel einsetzbar*) und spezifisch (im Sinn von *individuell*) sein sollten. Es wurde schon in der Einleitung darauf hingewiesen, dass sich der Kursleiter bewusst und bedarfsorientiert in diesem Spannungsfeld bewegen muss, wenn er allen Teilnehmern gerecht werden will, ohne auf allgemeine Tipps und Verhaltensanweisungen zurückzugreifen. Prinzipiell kann zwischen problembezogenen und individuumbezogenen Strategien (palliatives Coping) unterschieden werden. Erstere bezieht sich auf kontrollierbare und veränderbare Situationen, Letztere vor allem auf unkontrollierbare und unveränderbare Situationen, in denen eine aktive Einflussnahme des Individuums zum gegebenen Zeitpunkt nicht möglich ist (siehe auch Lazarus und Folkman 1984b, problembezogene und emotionsbezogene Verarbeitung). Für die Teilnehmer können diese unterschiedlichen Bewältigungsarten gut anhand des Leitsatzes der Anonymen Alkoholiker erläutert werden: »Gott gebe mir die Gelassenheit, die Dinge hinzunehmen, die ich nicht ändern kann, den Mut, die Dinge zu ändern, die ich ändern kann, und die Weisheit, das eine vom anderen zu unterscheiden« (R. Niebuhr, *CD-A 1*).

2.2 Baukastenprinzip

Das Manual besteht aus sechs »*Bausteinen*« bzw. Modulen *(CD-A 2)*, die je nach Zielgruppe und Indikation kombiniert, gekürzt und um zusätzliche Bausteine erweitert werden können: »*Warming up*«, »*Körper*«, »*Gedanken*«, »*Gefühle*«, »*Leistung und Beziehungen leben*«, »*Ernte und Abschied*«. Zusatzbausteine können zum Beispiel folgende Themen betreffen: Problemlösestrategien, Soziale Kompetenz, Ergonomie, Euthyme Verfahren, Zeitmanagement, Wissensbausteine zu Ernährung, Schlaf, Schmerzphysiologie etc. Auf ihre Darstellung wird hier zugunsten der Übersichtlichkeit verzichtet. Sie stellen zum Teil eigenständige Verfahren dar, um die sich das vorliegende Konzept je nach Bedarf und Kenntnissen des Kursleiters ergänzen lässt.

Die Bausteine werden der Übersichtlichkeit halber getrennt voneinander dargestellt, um Erfahrungen aus der Praxis strukturiert weiterzugeben. So hat sich zum Beispiel bewährt, nach der Einführungsphase mit dem Körperbaustein zu beginnen, weil körperliche Empfindungen unmittelbar spürbar sind und, zum Beispiel über Entspannung, als veränderbar erlebt werden können. Wenn die Teilnehmer untereinander und mit dem Kursleiter vertrauter sind, werden die Bewusstmachung und die Veränderung kognitiver Prozesse thematisiert und schließlich emotionale Aspekte einbezogen. Diese sind bisher in den meisten verhaltenstherapeutischen Programmen entweder unterrepräsentiert oder Bestandteil der kognitiven Therapiemodule. Sie werden hier in einem eigenen Baustein mit Übungen zu Wahrnehmung, differenziertem Ausdruck und Intensitätsregulierung von Gefühlen und zur Ressourcenaktivierung berücksichtigt.

Im fünften Baustein (»Leistung und Beziehungen leben«) geht es um die Balance von Leistung und freier Zeit, um den Stellenwert sozialer Unterstützung und um die Frage nach persönlichen Werten und Zielen. Der Vollständigkeit halber und um der Wichtigkeit einer angemessenen Rahmung eines solchen Kurses Rechnung zu tragen, wird auch die Schlussphase in einem gesonderten Baustein beschrieben (»Ernte und Abschied«). Jedes Modul beinhaltet Informationen für den Kursleiter, theoretische Inputs für die Teilnehmer (»Wissensbausteine«), Einzel-, Zweier- und Gruppenübungen sowie Beispiele zur systematischen Veranschaulichung.

2.3 Struktur, Transparenz

Durch die idealtypische Trennung der verschiedenen organismischen Ebenen wird die inhaltliche und zeitliche Gliederung der Kursgestaltung erleichtert. Außerdem wird dadurch der Vielfältigkeit von Belastungen und Bewältigungsstrategien möglichst umfassend Rechnung getragen. Mit Struktur und Transparenz ist gemeint, dass die einzelnen Kursabschnitte und Übungen theoretisch eingeführt und begründet und dass die Klienten darüber informiert werden, was auf sie »zukommt«. Dies geschieht schon ausführlich in der Einstiegsphase (Warming up), aber auch im Kursverlauf wird immer wieder zusammengefasst und auf den »roten Faden« verwiesen (siehe auch Kap. II, 3). Diese Programmmerkmale begünstigen zielorientiertes Vorgehen und Überschaubarkeit des Gruppenverlaufs für alle Beteiligten, ohne in Widerspruch zu einer flexiblen, bedürfnisangepassten Kursgestaltung zu stehen.

2.4 Konkretheit

Eine Lösung für alle?

Von der ersten Teilnehmerrunde an wird es immer wieder darum gehen, Probleme anhand konkreter Beispiele zu beschreiben und Zielvorstellungen für den erstrebten Umgang mit diesen Problemen zu formulieren. Dies ist ein wichtiger Bestandteil jeder Beratungssituation und eine für Klient und Berater gleichermaßen anspruchsvolle, oft unterschätzte Herausforderung. Da Gedanken und Gefühle von außen nicht direkt beobachtet werden können, sind wir auf ihre Beschreibung

und/oder auf die Beobachtung von Veränderungen im Verhalten angewiesen. Wenn dann allgemein von »Stress« oder »Problem« die Rede ist,
lassen wir uns als Kursleiter häufig zu früh auf solche Abstraktionen ein,
weil wir meistens schnell zu wissen glauben, was gemeint ist. Diese fehlende Konkretheit bei der Besprechung von Einzelbeispielen kann dann
zu fruchtlosen Diskussionen in der Gruppe führen, weil jeder implizit
von seiner ganz persönlichen Sicht der Dinge ausgeht. Konkrete Lösungen sind jedoch nur für konkrete Fragen bzw. Anliegen möglich. Deshalb werden im Sinn einer differenzierten Verhaltensanalyse immer
wieder mögliche Zusammenhänge zwischen spezifischen Belastungssituationen, körperlichen Signalen, Kognitionen und damit einhergehenden Emotionen herausgearbeitet, um die Selbstverantwortung
und das Erleben von Selbstwirksamkeit systematisch zu verbessern
(Bandura 1997). Die Operationalisierung eines Problems und seiner
möglichen Lösungen durch die genaue Beschreibung exemplarischer
Situationen ist also wichtiger Bestandteil in jedem Baustein.

2.5 Ressourcen-, Lösungs- und Zukunftsorientierung

Wir können nichts, was wir nicht auch vorher konnten.
Ein Klient von I. K. Berg

Das Prinzip der Lösungs- und Ressourcenorientierung findet über die
Hypnotherapie nach M. Erickson (Erickson und Rossi 1979), lösungsorientierte Kurztherapieformen wie die von S. de Shazer (1989) und
systemische Therapiekonzepte (siehe Schlippe und Schweitzer 1996)
zunehmend Eingang in die Psychotherapie. Auch in Antonovskys
(1997) Salutogenese- und in Kanfers Selbstmanagement-Konzept (Kanfer et al. 2005) wird die Abkehr von Pathogenesekonzepten hin zur Ressourcenorientierung deutlich.

Zunächst fällt uns allen jedoch erfahrungsgemäß eine Problembeschreibung leichter als die Orientierung auf Ausnahmen vom Problem
oder gar auf mögliche Lösungen. Dabei geraten die vorhandenen in-
strumentellen und individuellen Ressourcen und das, was funktioniert
(hat), leicht aus dem Blickfeld. Demgegenüber sind lösungsorientierte

Fragen nach Kompetenzen, Fähigkeiten, schon einmal erreichten und erstrebten Lösungen bei der Auftragsklärung und Zieldefinition besonders hilfreich und stellen selbst schon eine effektive Interventionsmöglichkeit in Richtung Veränderung dar. Außerdem sind sie erheblich anregender als das (kollektive) Versinken in immer neuen Varianten eines Problems.

Für den Kursleiter hat sich außerdem die Haltung bewährt, dass seine Klienten nicht »bedürftig« oder gar »defizitär« sind, sondern dass sie durchaus über genügend Möglichkeiten zur Lösung ihrer Belastungen verfügen, dass sie diese jedoch, aus welchen Gründen auch immer, in ihrer derzeitigen Situation nicht nutzen (können). Er selbst sieht sich als professionellen »Realitäten- und Ideenkellner« (G. Schmidt, Seminarkommentar), der mit Hilfe der anderen Gruppenteilnehmer vorhandene Ressourcen wieder zugänglich macht und diese um neue Perspektiven und Handlungsmöglichkeiten erweitert. Er würdigt zwar die geschilderten Belastungen und interessiert sich auch für Ursachenbeschreibungen, achtet jedoch auch immer darauf, dass ein Bezug zur aktuellen Situation und zu einer »konkreten« Zukunft hergestellt wird. Zukunftsorientierung beinhaltet natürlich auch, dass Misserfolge und zukünftiger Stress antizipiert und vorbereitend besprochen werden können.

3. Allgemeine Ziele

Im Gegensatz zu gängigen Thesen der Gesundheitsindustrie und immer neuer Gesundheitsmärkte ist die hier vertretene Auffassung von Gesundheit nicht, dass diese willkürlich zu erhalten oder wiederherstellbar sei, wenn man nur die passenden Mittel, Strategien oder Helfer hat. Deshalb kann es in dem hier vertretenen Kurskonzept letztlich auch nicht um von außen vorgegebene Ziele und um standardisierte Rezepte gehen, wie diese zu erreichen seien. Hilfreich und nachhaltig ist die Kursteilnahme dann, wenn die Teilnehmer individuell und alltagstauglich Tätigkeiten, Verhaltensweisen und vielleicht sogar Gewohnheiten praktizieren und zwanglos in ihren Alltag integriert haben, die ihnen den Umgang mit den Widrigkeiten des Lebens leichter machen. Übergeordnete Ziele sind also die *Bewusstmachung und Erweiterung individueller Stressbewältigungskompetenzen* und ihre *eigenständige Anwendung im privaten und beruflichen Alltag.* Entsprechend einer transaktionalen Perspektive ist die Wahrscheinlichkeit einer erfolgreichen Belastungsbewältigung umso größer, je mehr Strategien dafür flexibel zur Verfügung stehen. Deshalb erhalten die Teilnehmer einen »*Strauß an Möglichkeiten*« zur besseren Stressbewältigung und -prophylaxe, indem sie verschiedene Strategien und Techniken kennen lernen, erproben und diese für den eigenen Bedarf im Alltag flexibel nutzen können. Dabei werden die Ebenen Körper, Gedanken, Gefühle, Verhalten auch in ihren Wechselwirkungen berücksichtigt und durch weitergehende Aspekte, die in diesem Zusammenhang relevant erscheinen, ergänzt. So scheint uns allein schon das *Wissen um bzw. Vertrauen in die eigenen Kompetenzen* Anforderungen gegenüber sicherer zu machen (Bandura 1997). Auch die Art und Weise, wie jemand seine Stresssymptome wahrnimmt, erklärt und zu bewältigen versucht, spielt bei der Belastungsbewältigung eine wichtige Rolle *(Kausal-, Kontrollattributionen).* Die Wahrscheinlichkeit, dass jemand bereit ist, diesbezügliche eingefahrene Denk- und Verhaltensmuster zu hinterfragen und womöglich zu verändern, steigt mit dem Maß seiner *affektiven Entspannung.* Deshalb wird eine respektvolle, würdigende, zugewandte Haltung gegenüber anderen vorgelebt und gefördert.

Ein individuumzentrierter Ansatz stößt natürlich da an seine Grenzen, wo ökologische, ökonomische und strukturelle Faktoren, also überindividuell belastende Verhältnisse, vorliegen. Hier sind übergreifende Modelle im Organisationsbereich (z. B. Gesundheitszirkel, siehe z. B. Lobnig und Pelikan 1998) und letztlich politische Entscheidungen gefragt.

Im Folgenden werden einige übergreifende Prinzipien und heuristische Ziele des Kursprogramms zusammengefasst, die sich in der Konzeption jedes Bausteins wiederfinden *(CD-A 3).* Die ersten beiden Punkte beziehen sich auf die differenziertere Wahrnehmung und Einschätzung von Stressoren und Ressourcen, die anderen beiden auf individuelle Veränderungsstrategien.

Zuwendung, Wahrnehmung

- Achtsamkeit gegenüber organismischen und Umweltsignalen
- Wahrnehmung von physiologischen, kognitiven, affektiven und verhaltensmäßigen (Re-)Aktionen und deren Wechselwirkungen
- Verbesserung der Introspektionsfähigkeit, der Fremd- und Situationswahrnehmung
- Unterscheidung zwischen eigenen und fremden Anteilen am Stresserleben

Würdigung, Annahme

- Akzeptanz und achtsamer Umgang mit körperlichen Empfindungen, Gedanken und Gefühlen
- Realistische Einschätzung von Anforderungen und eigenen Bewältigungskompetenzen
- Toleranz gegenüber individuellen Belastungsgrenzen und Schwächen bei sich selbst und bei anderen

Erfahrungsbegründetes Wissen

- Wissen um problembezogene und palliative Strategien zur Belastungsbewältigung
- Erweiterung der Veränderungsmöglichkeiten physiologischer, kognitiver, emotionaler und verhaltensbezogener (Stress-)Reaktionen
- Selbstgewissheit, mit alltäglichen Anforderungen, Belastungen und Symptomen ohne Fremdhilfe umgehen zu können
- Befähigung, situationsabhängig persönliche Strategien zu finden und einzusetzen

Umsetzung des Wissens in die individuelle Praxis

- Individueller Transfer der im Kurs geübten Strategien in den Alltag
- Ausbau stressantagonistischer Aktivitäten
- Flexibler Einsatz des Verhaltensrepertoires im Umgang mit Belastungen
- Selbstverantwortung bezüglich eigener Motivationen, Ziele und Werte

4. Überlegungen zum Kursleiterverhalten und zur Gruppendynamik

Ich gebe Ratschläge immer weiter.
Es ist das einzige, was man damit anfangen kann.

Oscar Wilde

Wie bei den meisten manualorientierten Gruppenkonzepten ist auch hier das Vorgehen leiterzentriert und direktiv in dem Sinn, dass der Kursleiter den Stundenverlauf und die Kommunikation steuert und immer wieder auf Zusammenhänge zwischen den einzelnen Abschnitten verweist. Er kann zu Kursbeginn seine lenkenden Interventionen und mögliche Redeunterbrechungen zugunsten der Gruppeninteraktion sogar ankündigen, sollte sich dann in der Länge seiner eigenen Ausführungen jedoch ebenfalls beschränken, vor allem bei den Wissensbausteinen. Diese *Leiterzentrierung* birgt allerdings die Gefahr des Lehrens, Besserwissens, Vordenkens, Rechthabens. Unterliegt der Leiter dieser Verführung, kann genau das nicht stattfinden, worum es bei dieser Gruppenerfahrung wesentlich gehen soll: sich gegenseitig als jeweils eigenständige, selbstverantwortliche Person zu respektieren, ohne manipulieren oder verändern zu wollen.

Ein themenzentriertes und strukturiertes Vorgehen schließt ein flexibles Eingehen auf individuelle Bedürfnisse und aktuelle Probleme von Teilnehmern nicht aus, sondern macht dieses sogar erforderlich, um nicht mechanisch und starr zu werden. Die Interaktionen werden produktiv und anregend, wenn sie eine gute *Mischung von klarer Struktur und Flexibilität* ergeben.

Der Kursleiter unterstützt die Teilnehmer immer wieder bei der Formulierung ihrer Probleme, indem er geduldig auf die *Konkretisierung* von Problem- und Lösungsbeschreibungen beharrt und diese im Sinne systemischer oder verhaltensanalytischer Kurzinterviews in überschaubare Einheiten zerlegt. Diese Anleitung zur genauen Wahrnehmung und Beschreibung kann nicht als theoretischer Vortrag erfolgen. Sie gelingt am besten mit einem Kursleiter als *Modell*, der sich für die alltäglichen, unspektakulären »Hassles« interessiert und es wagt, Hoffnungen auf Rezepte und schnelle Lösungen zu enttäuschen. In bestimmten Kursphasen hält er sich sogar ganz bewusst mit eigenen Urteilen und

Veränderungsvorschlägen zugunsten spontaner Gruppeninteraktionen zurück und ergreift nicht Partei für Personen oder Ideen. Für diese Haltung könnte er sich zum Beispiel in einem Übungsabschnitt entscheiden, in dem es um den Umgang mit Emotionen, um Problemlösestrategien oder Gruppenkonsens geht. *Neutralität* meint hier eine nichtwertende, akzeptierende Haltung und Abstinenz bezüglich Expertenverhalten »in Sachen« Stress. Er stellt mehr Fragen, als er Aussagen macht, und bezieht als allparteilicher Anwalt die Sichtweisen aller Diskutanten in seine Kommentare ein. Ergebnisse resultieren dann aus einem gemeinsamen Verhandlungsprozess der Gruppenmitglieder, von denen jedes »Fachmann in eigener Sache« ist. Mit dieser phänomenologischen Perspektive hat er Modellfunktion für die Kursziele, die er vermitteln will: Innehalten, Wahrnehmen, Annehmen und eventuell Ändern.

Modellhaft ist auch, dass der Kursleiter seine Wahrnehmungen bzgl. der Gruppeninteraktion, aber auch bzgl. mimischer, gestischer oder sprachlicher Gefühlsbekundungen (z. B. Zeichen von Müdigkeit, Langeweile, Ärger) einzelner Teilnehmer mitteilt. Damit betont er die Relevanz solcher Gefühle und die Akzeptanz, dass sie ausgedrückt werden, und lädt zur kontinuierlichen *Selbst-Bewusstheit* ein. Außerdem fordert er damit die Gruppenmitglieder heraus, ohne sie jedoch bloßzustellen, und widersteht auch selbst der Versuchung einer Rationalisierung emotionaler Inhalte. Dies schließt selbstverständlich die Bezugnahme der Teilnehmer auf Verhaltensweisen des Kursleiters ebenfalls mit ein.

Je nach Überweisungskontext (freiwillig oder »geschickt«) bestehen manchmal auch unabhängig vom Kursleiterverhalten Befürchtungen bei den Teilnehmern, psychologisch analysiert oder gar »auseinander genommen« zu werden, und gerade in betrieblichen Kontexten sind Gruppenwerte wie Vertrauen, Offenheit, Kooperation und Zusammenhalt keine Selbstverständlichkeit. Inzwischen wissen wir aber, dass wesentliche Voraussetzungen für Lernen bzw. für Veränderung *Motivation und Vertrauen* sind. Deshalb wird der Einführungsphase ein eigenes Kapitel mit unterschiedlichen »Anwärmübungen« gewidmet, und es sollte besonders zu Kursbeginn, aber letztlich über den ganzen Kursverlauf hinweg auf das Motivations-, Angst- und Aktivierungsniveau der Gruppe geachtet werden. *Spaß* war schon immer ein wirksamerer Motivationsfaktor als ein schlechtes Gewissen! Um die Aufmerksamkeit und

Beteiligung aller Teilnehmer aufrechtzuerhalten und zu fördern, werden außerdem immer wieder »Blitzlichtrunden« mit kurzen Dialogen zwischen Kursleiter und Teilnehmer sowie (Klein-)Gruppenübungen mit emotionsfördernden Elementen eingesetzt. Die zentrale Herausforderung für den Kursleiter ist es also, den Gruppenprozess so zu steuern, dass die Motivation erhalten bzw. sogar gefördert und eine gute Mischung von »Verstörung und Anregung« (Schlippe und Schweitzer 1996, S. 123) erzeugt wird. In seinem Verhalten pendelt er zwischen Empathie, Neutralität, humorvoller Respektlosigkeit und Konfrontation und versucht, den Teilnehmern ihre Mitverantwortung am Gruppengeschehen und an ihrem Belastungserleben deutlich zu machen. Letztlich hängt der Umgang mit Druck und Widerständen aus der Gruppe, mit unvorhergesehenen Problemen und anderen gruppendynamischen Prozessen davon ab, wie erfahren der Kursleiter mit der Leitung von Gruppen ist und wie sehr er sich auf emotionale Prozesse einlassen kann und will.

Die schon oben besprochene *Ressourcenorientierung* könnte auch wohltuend für die Psychohygiene des Kursleiters sein, der sich auf diese Weise einiges an Veränderungs- und Helferdruck ersparen könnte, gleichwohl würde diese Haltung jedoch implizieren, dass er sich selbst bei einem gelingenden Beratungsprozess zunehmend überflüssig macht.

Kapitel II Praxis des Kursprogramms

In diesem Kapitel werden Hinweise zur Organisation und Durchführung des Kursprogramms gegeben. Zunächst geht es um die möglichen Anwendungsbereiche, danach werden die allgemeinen Rahmenbedingungen und (in standardisierter Form) der Ablauf der Sitzungen vorgestellt. Es folgen Anmerkungen zur Arbeitsmethodik, zum Einsatz von verschiedenen Materialien und Folien sowie zu Möglichkeiten der kursbegleitenden Verlaufs- und Effizienzdiagnostik.

1. Anwendungsbereiche

Das ISP ist sowohl für die therapeutische Anwendung im ambulanten und stationären Bereich als auch für präventive Maßnahmen zur Gesundheitsförderung und so genannte Stressmanagementkurse geeignet. Im therapeutischen Kontext wird es bei Patienten mit unterschiedlichen Hauptdiagnosen als Begleitmaßnahme der Behandlung *(sekundäre Prävention)* oder zur Rückfallprophylaxe *(tertiäre Prävention)* eingesetzt. An Volkshochschulkursen oder an (betrieblichen) Gesundheitsförderungsmaßnahmen nehmen Personen teil, die ihre täglichen Belastungen besser bewältigen möchten *(primäre Prävention)*. Kursaufbau und Flexibilität der Methodenkombination machen es leicht, die inhaltliche Gestaltung an das spezifische Klientel und die zeitlichen Gegebenheiten anzupassen.

2. Allgemeine Rahmenbedingungen

2.1 Setting

Die Kursbeschreibung in diesem Manual bezieht sich zwar auf die Durchführung einer *Gruppe*, mit Ausnahme der Kontakt- und Aufwärmübungen sind die meisten Übungen jedoch auch in der *Einzel-*

beratung und -therapie einsetzbar. Das Gruppensetting hat außer (zeit-) ökonomischen auch inhaltliche Vorteile, z. B. soziale Kontakte, Erfahrungsaustausch, Modelllernen, emotionales Erleben bei der Darstellung eigener Probleme.

Die optimale *Gruppengröße* beträgt 8 bis 12 Personen, bei mehr Teilnehmern ist der Kursleiter stärker gefordert, um die Aufmerksamkeit aller aufrechtzuerhalten. Er sollte dann mehr Kleingruppenübungen einbauen.

Bei der *Gruppenzusammensetzung* sollten im Idealfall keine starken Unterschiede bezüglich Bildungsstand, Alter und Geschlechtsverteilung bestehen. Bei Patientengruppen sind anamnestische Vorgespräche und die Einbettung der Stressbewältigungsgruppe in einen individuellen Behandlungsplan von Vorteil. Bei einer gewissen Homogenität bzgl. der Hauptdiagnosen (z. B. Essstörungen, Herz-Kreislauf-Probleme, Schmerzsymptomatik) können die Kursbausteine um Module ergänzt werden, die für diese Patientengruppen sinnvoll sind, zum Beispiel euthyme Verfahren, Wissensbausteine über Ernährung, Ergonomie, Schmerzgeschehen etc. Ein Vorteil symptomheterogener Gruppen ist, dass einer negativen Fixierung auf die gemeinsamen Probleme entgegengewirkt wird. Letztlich werden die Entscheidungen bzgl. der Gruppenzusammensetzung pragmatisch je nach organisatorischen und institutionellen Möglichkeiten getroffen werden.

In Volkshochschulkursen sind manchmal Teilnehmer mit psychischen oder psychosomatischen Beschwerden anzutreffen, die eigentlich spezifische therapeutische Hilfe benötigen. Hier sollten überhöhte Erwartungen vorsichtig relativiert und bei Bedarf auf weitere Hilfsangebote hingewiesen werden.

2.2   Kurs- und Sitzungsdauer

Der zeitliche Aufwand für das ganze Kursprogramm und die einzelnen Bausteine hängt von den Zielkriterien und von äußeren Rahmenbedingungen ab. Ein *ambulanter Kurs* dauert 10–15 Sitzungen à 90 Minuten wöchentlich. Im *stationären Kontext* können die Sitzungen auch zweimal in der Woche angesetzt werden, um dadurch die Kursdauer zu verkürzen. Hier ist es optimal, wenn die Teilnehmer parallel noch einen

Entspannungskurs besuchen können. Andernfalls muss die Entspannungstechnik (hier: Progressive Muskelrelaxation, PMR) im Rahmen des Stressbewältigungskurses vermittelt werden, dafür sollten zwei bis drei zusätzliche Sitzungen veranschlagt werden.

Betriebliche Kompaktkurse finden meistens in einem Tagungshotel statt und dauern zwei, im optimalen Fall drei ganze Tage. Bei dieser Kursform ist ein sog. *Follow-up-Treffen* nach etwa einem halben Jahr Bestandteil des Kurses. Dieses Treffen dient dazu, die Kursinhalte aufzufrischen, zu vertiefen und sich über die Umsetzung in den Alltag auszutauschen.

2.3   Räumliche Voraussetzungen

Die Räumlichkeit sollte einerseits *Gelegenheit zum Schreiben*, andererseits auch eine kreisförmige *Sitzanordnung ohne Tische* ermöglichen. Letztere ist wichtig für die Körperwahrnehmungs- und Entspannungsübungen. Liegemöglichkeiten sind nicht unbedingt erforderlich, aber günstig. Es sollte möglich sein, im Raum die gemeinsam erstellten Arbeitsblätter anzubringen. Im optimalen Fall können diese Arbeitsblätter im Raum verbleiben, oder sie werden vor jeder Sitzung wieder aufgehängt. Dadurch kann man sich immer wieder darauf beziehen und den roten Faden aufnehmen. Bei größeren Teilnehmerzahlen sind für die Kleingruppenübungen zusätzliche Räume erforderlich.

3.   Struktur und Gestaltung der Sitzungen (A 4)

Folgende Elemente sind Bestandteil fast jeder Sitzung während des Kursverlaufs: Blitzlicht/Rundenarbeit, Wahrnehmungs- und/oder Entspannungsübungen, erlebnisaktivierende Einzel-, Zweier- und Gruppenübungen, Bewegungsübungen (alle Übungen sind im Text mit einem 🧍 gekennzeichnet, Wissensbausteine mit 📖).

Als Anschauungsmaterial dienen Folien, gemeinsam erstellte Flipchartblätter, mitgebrachte Artikel über spezifische Themen und Arbeitsunterlagen für die Teilnehmenden. Auf alle Bestandteile wird im Folgenden kurz erläuternd eingegangen.

3.1 Blitzlicht und Rundenarbeit

Blitzlichtrunden dienen dazu, durch kurze Rückmeldung der Teilnehmer deren aktuelles Befinden, ihre Erwartungen und Bedürfnisse zu erkunden. Hier erfolgt in der Regel kein Kommentar von anderen Teilnehmern oder vom Kursleiter. Bei der *Rundenarbeit* handelt es sich um Kurzdialoge zwischen Kursleiter und jedem einzelnen Teilnehmer, bei denen exemplarisch vor der Gruppe auf ein bestimmtes Problem eingegangen wird.

3.2 Übungen zur Achtsamkeit

> *Wenn Du eine Tasse Tee richtig eingießen kannst,*
> *vermagst du alles zu tun.*
> I. Gurdjieff

Eine Besonderheit dieses Programms ist es, das Prinzip der Achtsamkeit (mindfulness) als festen Bestandteil in jeden Baustein zu integrieren und zu üben. Der Begriff stammt ursprünglich aus östlichen Meditationspraktiken. Ansätze zur Bewusstmachung von Körpervorgängen wurden schon in den 70er-Jahren in therapeutische Techniken eingeführt und wurden zum Teil ihr tragender Bestandteil (Vegetotherapie, Reich 1969; Gestalttherapie, Perls 1969; Focusing, Gendlin 1969; Hakomi, Kurtz 1985). In den 80er-Jahren entwickelte Kabat-Zinn (1998, 1999) auf der Grundlage innerer Achtsamkeit ein gruppentherapeutisches Konzept zur Schmerztherapie und Stressbewältigung, und große Teile des Fertigkeitentrainings der dialektisch-behavioralen Therapie der Borderlinestörung von Linehan (1996) basieren ebenfalls auf diesen Grundlagen. Im deutschsprachigen Raum sind körperorientierte Therapieformen weniger anerkannt und verbreitet als in anderen Ländern, und in den »klassischen«, kassenärztlich bezahlten Verfahren wurde die Rolle von Körper und Affekt lange vernachlässigt. Im Zuge der neueren

Psychotherapieforschung scheint sich dies allmählich zu ändern, und in jüngster Zeit integrieren zahlreiche, auch verhaltenstherapeutisch orientierte psychosomatische Kliniken das Achtsamkeitstraining als festen Bestandteil in ihren Behandlungskanon. Dies ist in gewisser Weise ja auch hier der Fall, soll jedoch nicht darüber hinwegtäuschen, dass Achtsamkeitstraining als (einzel-)therapeutisches Element und als Haltung weit über die hier vorgestellten Übungen hinausgeht.

In unserem Zusammenhang meint *Achtsamkeit*, auf besondere Weise aufmerksam zu sein und sich ganz auf den jetzigen Moment zu konzentrieren, ohne Urteil und ohne Tun. Entgegen unserem Alltagsbewusstsein, das zielgerichtet und auf »Aktivität« fokussiert ist, ist dieses Prinzip »gewollt passiv« darauf ausgerichtet, fortlaufend und ohne einzuschreiten die gegenwärtige Erfahrung zu beobachten. Schon diese Bewusstmachung dessen, was innerlich und äußerlich »da ist«, stellt eine neue Erfahrung dar und ist gleichzeitig die Grundlage jeder Veränderung. Achtsamkeit bedeutet also, in gewisser Weise aus dem eigenen Erleben heraustreten zu können und zum Beispiel nicht »nur« enttäuscht zu sein, sondern zu wissen, dass es Enttäuschung ist, was man empfindet. In der Psychoanalyse wird diese Form der Selbstwahrnehmung auch als das »beobachtende Ich« bezeichnet, in der verhaltenstherapeutischen Terminologie würde man vielleicht von einer Form der »Exposition« sprechen. Tatsächlich verändert sich das Erleben manchmal schon in eine positive Richtung, wenn nicht sofort Druck in Richtung Veränderung besteht. Zumindest werden der Teufelskreis von negativen Gedanken und Gefühlen unterbrochen und ein vorübergehendes Loslassen erleichtert.

Mit diesem Prinzip, zunächst einmal innezuhalten und wahrzunehmen, statt frühzeitig Veränderungen anzuregen, stoßen Sie anfangs nicht selten auf Widerstand bei den Teilnehmern. Diese vermitteln – nicht zuletzt unter dem Eindruck einer Flut von Ratgebern zum Thema Gesundheitsförderung – einen gewissen Handlungsdruck und den Wunsch nach schnellen Rezepten nach dem Motto: »Wozu soll ich meinen Stress noch besser wahrnehmen, ich merke doch schon genug, dass ich im Stress bin!« Die Gruppenatmosphäre wird wesentlich davon geprägt, ob der Kursleiter sich vom (Leidens-)Druck der Teilnehmer einladen bzw. dazu hinreißen lässt, möglichst schnell und viele Lösungsvorschläge anzubieten, oder ob er mit seiner Haltung modellhaft die allgemeinen Prinzipien »verkörpert«, die sich konzeptuell in allen Kurs-

bausteinen wiederfinden. Wenn sich eine Differenzierung der Wahrnehmung und mehr Achtsamkeit in der Kommunikation als Gruppenkultur etabliert, ist dies in vielen Fällen auch mit einer besseren Distanzie-
rungsmöglichkeit von Alltagsgeschehnissen verbunden.

Wahrnehmungsübungen werden für alle Themenbereiche in unterschiedlichen Varianten für die Großgruppe, für Kleingruppen und als
Einzelübungen vorgeschlagen. Im *Baustein»Körper«* üben die Teilnehmer nicht nur, *wie* sie effektiv entspannen können, sondern sie werden
eingeladen, sich grundlegende Funktionen ihres Organismus bewusst
zu machen und sich auch für muskuläre und vegetative Signale, zum
Beispiel für die Unterschiede von An- bzw. Verspannung und Entspannung, zu sensibilisieren (Sensory awareness, ausführlich bei Brooks
1991). Erst ein bewussterer Umgang mit körperlichen Veränderungen
lässt uns frühzeitig bemerken, *wann* wir verspannt sind und differenzielle Entspannungstechniken einsetzen könnten. Im *kognitiven Teil*
wird eine wache und bewusste Wahrnehmung der eigenen Gedanken
und der Äußerungen anderer gefördert. Dabei wird von der Annahme
ausgegangen, dass negative Gedanken an sich nicht problematisch sind,
sondern dass sie es erst werden, wenn ich sie als Tatsache nehme, mich
hineinsteigere und in einen negativen Kreislauf von Gedanken und Gefühlen gerate. Besondere Bedeutung wird der Wahrnehmung und dem
Ausdruck auftretender *Gefühle* als wesentlicher Form von Psychohygiene und sozialer Kompetenz beigemessen. Im Gruppenprozess werden die *Selbst- und Fremdwahrnehmung in sozialen Situationen* und das
Bewusstwerden dafür angeregt, wie wir für Personen unserer beruflichen und privaten Umgebung manchmal selbst zum Stressor werden.
So werden die Differenzierung und Akzeptanz individueller Unterschiede und die Toleranz gegenüber diesen Unterschieden gefördert.

3.3 Entspannungstraining

In jedem Kurs zur Stressbewältigung sollten Entspannungsübungen
fester Bestandteil der Kursinhalte sein. Die üblichen Ziele entsprechen-
der Verfahren sind die willkürliche Herbeiführung von muskulärer Entspannung und längerfristig die positive Beeinflussung vegetativer und
mentaler Funktionen. Hierzu eignen sich Übungen aus der *Progressiven*

Muskelrelaxation (Jacobson 1996) besonders gut: Sie sind im Sinne einer Technik relativ einfach vermittel- und lernbar und werden als »aktives« Entspannungsverfahren meistens auch von kritischen Klienten schnell akzeptiert. Die Übungen werden am besten im ersten Kursdrittel komplett vermittelt und dann im Kursverlauf immer wieder zur Kurzentspannung eingesetzt und geübt. In diesem Manual wird eine Kurzform der Progressiven Muskelentspannung in Kombination mit spezifischen Körperwahrnehmungsübungen vorgestellt (Kap. III, 2.2.2).

3.4 Erlebensaktivierende Einzel-, Zweier- und Gruppenübungen

Die hier beschriebenen Übungen stammen aus unterschiedlichen Therapie- und Beratungsrichtungen, zum Beispiel aus Verhaltens-, Gestalt-, Hypno- und systemischer Therapie, und haben sich in vielen Jahren Seminarerfahrung bewährt. Sie werden mit ausführlichen, zum Teil wörtlichen Anleitungen angeboten und reichen von einfachen, stark strukturierten Formen der (Selbst-)Beobachtung bis zu interaktiven Gruppenübungen, Fantasiereisen und Gestaltungsvorschlägen mit bildnerischen Mitteln. Sie können in der Großgruppe vom Kursleiter selbst oder in den Kleingruppen von Gruppenteilnehmern angeleitet werden. Dadurch werden Selbstverantwortung, Hilfe zur Selbsthilfe in den Teams und Expertenunabhängigkeit ganz bewusst gefördert. Eine Generalisierung der geübten Strategien und ihre Übertragung in den Alltag ist umso wahrscheinlicher, je öfter sie auf reale Stresssituationen übertragbar sind und sinnvoll eingesetzt werden können. Deshalb beziehen sich die meisten Einzel- und Gruppenübungen auf Beispiele aus dem Teilnehmerkreis und können auch zwischen den Sitzungsterminen eigenständig angewendet werden.

3.5 Bewegungsübungen

Der Einsatz von Bewegungsübungen dient der körperlichen und geistigen Auflockerung und Aktivierung. Das spielerische Erproben solcher Bewegungselemente sollte immer dann erfolgen, wenn nach einem Abschnitt der Konzentration und/oder längerem Sitzen ein Wechsel der Aufmerksamkeit und Aktivität sinnvoll erscheint. Dadurch werden die Teilnehmer angeregt, solche Übungen auch in ihrem (Arbeits-)Alltag einzusetzen.

3.6 Wissensbausteine

Wissensbausteine beinhalten theoretische Grundlagen und Informationen zu den im Kurs angesprochenen oder zu angrenzenden Themen. Diese sollten nicht in trockener Vortragsform, sondern im Austausch mit den Teilnehmern mittels *Folien* und *Handouts* vermittelt werden. Wie ausführlich und anspruchsvoll die Informationen sind, ist selbstverständlich auf das Gruppenniveau und die Interessen der Teilnehmer abzustimmen. Bewährt hat sich auch ein *Ordner mit aktuellen Zeitschriftenartikeln*, die in den Pausen gesichtet und bei Interesse kopiert werden können.

3.7 Pausen

Pausengestaltung ist ein eigenständiges Thema während des Kurses (Kap. III, 5.2.1), deshalb sollten die Pausen exemplarisch eingehalten und gestaltet werden – je nach Sitzungslänge nach der Hälfte der Zeit, mindestens jedoch alle 90 Minuten. Gerade in Blockkursen oder Tagesseminaren kann gezeigt werden, dass man bei angemessener Aktivitätsverteilung auch über einen langen Zeitraum angeregt arbeiten kann, ohne am Abend erschöpft zu sein. Phasen der Konzentration sollten sich deshalb mit Kleingruppenübungen, Austausch im Plenum und Bewegungs- oder Entspannungsmomenten abwechseln.

3.8 Folien, Arbeitsmaterial, Dokumentation

Auf den Folien werden die Kursinhalte in Stichpunkten zusammengefasst und durch Abbildungen veranschaulicht. Sie können bei Bedarf auch kopiert und an die Teilnehmer verteilt werden (siehe *CD-Rom* im

Buchumschlag). Es hat sich außerdem bewährt, während des Kurses an Metaplanwänden und auf Flipchartblättern große *Memo-Blätter* zu erstellen und diese chronologisch zum Kursverlauf im Raum aufzuhängen. Deshalb sind außer einem *Overheadprojektor* mit Projektionsfläche und ein bis zwei *Flipcharts* auch ein *Moderatorenkoffer* und *Stellwände* zum Einsatz der Metaplantechnik von großem didaktischen Vorteil. Solche visuellen Hilfsmittel unterstützen die verbale Kommunikationsebene und ermöglichen es, kurz und prägnant bisherige Kursinhalte ins Gedächtnis zu rufen. Auf diese Weise kann immer wieder auf den »roten Faden« und auf vorangegangene Themen verwiesen werden. Wenn möglich, werden diese gemeinsam erstellten Arbeitsblätter zum Schluss eingesammelt, fotografiert und an alle verschickt.

Auf einer *(Sprüche-)Tafel* können im Seminarverlauf Kommentare, Sprüche, Erkenntnisse und Stimmungen festgehalten werden. Wenn sich die Teilnehmer von Anfang an ein *Kurstagebuch* bzw. einen Ordner anlegen, in dem sie Adressen, Arbeitsmaterialien, Notizen, eigene Ideen und Artikel sammeln, entsteht mit der Zeit ein jeweils ganz *persönliches Stressbewältigungsmanual*. Erfahrungsgemäß wird auf diese individuellen Unterlagen später viel häufiger zurückgegriffen als auf vorgefertigtes Informationsmaterial.

4. Begleitdiagnostik

In jedem Kurs findet eine *prozessorientierte Evaluation* statt: Die individuellen Ziele jedes Teilnehmers werden in der Einführungsphase möglichst gut operationalisiert, notiert und während des Kurses immer wieder aufgegriffen. Wenn ein Follow-up-Treffen geplant ist, werden am Kursende von jedem Teilnehmer noch einmal persönliche Verhaltensziele festgelegt, die er bis zum vereinbarten Termin erreichen möchte. Dieses prozessdiagnostische Vorgehen entspricht dem Konzept der fortlaufenden Wahrnehmungsdifferenzierung und fördert die Sensibilisierung für Veränderungen.

Wenn Eingangs- und Verlaufsdiagnostik über die mündlichen Rückmeldungen der Teilnehmer hinaus und in standardisierter Form erwünscht ist, kann auf empirisch überprüfte Instrumente zur Befindlichkeitsmessung oder Stressbewältigung zurückgegriffen werden. Solche Erhebungen eignen sich vor allem dann, wenn ein Follow-up-Treffen stattfindet. Hier stellt sich dann allerdings die Frage der zu erhebenden Befindensaspekte (körperliche Beschwerden, Deprimiertheit, Wohlbefinden etc.). Außerdem bleibt unbeantwortet, wie spezifisch die mit den derzeit verfügbaren Fragebogen gemessenen Effekte letztlich sind. Deshalb liegen zur Evaluation psychologischer, präventiver Maßnahmen im Vergleich zur Erforschung explizit psychotherapeutischer Interventionen bisher wenig methodisch anspruchsvolle Arbeiten vor (siehe z.B. Büchner et al. 1996; Kaluza 1998, 1999a, 1999b; Bodenmann et al. 1999).

Exemplarisch seien hier einige gängige, standardisierte Messverfahren genannt:

- für *körperliches Befinden*: Die Skala »Beschwerdedruck« des Giessener Beschwerdebogens (GBB) von Brähler und Scheer (1995),
- für *dysfunktionale Einstellungen*: Die »Skala Dysfunktionaler Einstellungen« (DAS; Weissman und Beck 1978, deutsche Fassung Hautzinger et al. 1985),
- für *emotionales Befinden*: Die Eigenschaftswörterliste von Janke und Debus (1978), die Profile of Mood States, POMS (McNair et al. 1971, deutsche Version von Biehl et al. 1986),
- für *Stressverarbeitung* und Coping: Der Stressverarbeitungsbogen (SVF) von Janke und Mitarbeitern (1985), die Befragungsvorschläge von Perrez (1988) und der Fragebogen zur Erfassung des individuellen Coping von Bodenmann et al. (1999),
- zur Klärung einer eher medizinischen oder psychologischen *Kausal- und Kontrollattribution* bei Klienten mit psychophysiologischen Symptomen: Der Attributionsbogen von Gerber et al. (1989),
- für die Erhebung *alltäglicher Belastungen*: Skala »Beanspruchung« des Freiburger Persönlichkeits-Inventars (FPI-R; Fahrenberg et al. 1989; Alltagsbelastungsfragebogen [ABF] von Traue et al. 2000).

Struktur und Gestaltung der Sitzungen

- Blitzlicht und Rundenarbeit

- Übungen zur Achtsamkeit

- Entspannungsübungen

- Erlebnisaktivierende Einzel-,

  Zweier- und Gruppenübungen

- Bewegungsübungen

- Wissensbausteine

- Pausen

- Folien, Arbeitsmaterial, Dokumentation

- Begleitdiagnostik

Abbildung A 4: Struktur und Gestaltung der Sitzungen

Kapitel III   Durchführung des Kursprogramms

In diesem Kapitel wird die praktische Durchführung des Kursprogramms dargestellt. Dabei werden die einzelnen Bausteine (»Warming up«, »Körper«, »Gedanken«, »Gefühle«, »Leistung und Beziehungen leben«, »Ernte und Abschied«) anhand konkreter Anleitungen und Beispiele ausführlich erläutert. Insgesamt stellen sie einen umfassenden, integrativen »Baukasten« mit unterschiedlichem Werkzeug zur Verfügung, das je nach Bedarf und Schwerpunkten eingesetzt und kombiniert werden kann. Es sei an erfahrene Kursleiter appelliert, diesen Baukasten bei Bedarf um weitere Übungen und Anschauungsmaterialien zu ergänzen.

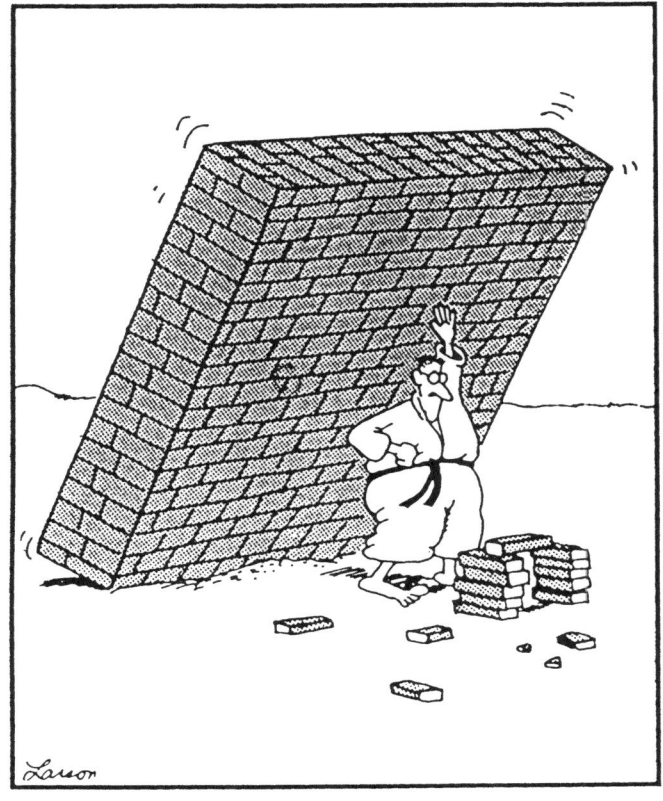

1. Warming up *(A 5)*

1.1 Überblick und Ziele

Meistens treffen sich die Teilnehmer bei der ersten Sitzung auch zum ersten Mal als Gruppe. Viele haben wenig konkrete Vorstellungen darüber, was sie in diesem Kurs erreichen wollen. Sie fühlen sich als Opfer der Umstände und gehen nicht selbstverständlich davon aus, dass sie selbst einen Einfluss auf diese Umstände haben könnten. Außerdem bestehen Unsicherheiten und Befürchtungen, wie stark man sich persönlich einbringen will oder muss. Nun gibt es eine Vielzahl von Möglichkeiten, eine Gruppe zu eröffnen (siehe z. B. Broich 1991; Görlitz 2001), und jeder erfahrene Kursleiter hat seinen persönlichen Stil entwickelt, wie er in ein Kursprogramm einführt. Auf die bekanntesten Methoden zum Kennenlernen der Teilnehmer untereinander (Vorstellungsrunde, Kurzinterview in Zweier- oder Kleingruppen und gegenseitige Vorstellung, Namenlernen durch Zuwerfen eines Balls etc.) wird hier verzichtet. Dennoch wird dem ersten Kursabschnitt ein eigenes Kapitel mit der exemplarischen Beschreibung von Übungen zum »*Anwärmen*« und zur *Erwartungsklärung* gewidmet, die sich in der Praxis bewährt haben und die in der Literatur bisher seltener beschrieben wurden. Sie können je nach Zeitvolumen alle oder alternativ durchgeführt werden. Außerdem wird ein *Stressmodell* vorgestellt, das als Grundlage für alle Seminarinhalte dienen wird. Dabei können einige Begriffe geklärt werden, die auch im Alltag relativ häufig vorkommen (allen voran natürlich »Stress«), die jedoch auch im gesundheitswissenschaftlichen Sprachgebrauch immer noch unterschiedlich verwendet werden.

Ziele des ersten Kursabschnitts sind:

- Gegenseitiges Sichkennenlernen
- Schaffung einer strukturierten, wertschätzenden und interessierten Gruppenatmosphäre
- Klärung der Erwartungen und Befürchtungen gegenüber dem Kurs (Auftragsklärung)

46

- Erstellung eines subjektiv nachvollziehbaren Stressmodells und Etablierung einer differenzierten Auffassung von Stress als veränderbarem physiologischen und psychologischen Phänomen
- Vermittlung eines Rahmenmodells für den Kurs
- Einführung einer Haltung der inneren und äußeren Achtsamkeit.

1.2 Praktisches Vorgehen und Übungen

1.2.1 Vorstellung des Kursleiters und Kennenlernen der Teilnehmer
Positionsskulptur zum gegenseitigen Sichkennenlernen

1.2.2 Wünsche der Teilnehmer an den Kurs
Meta-Planung
Die Wunderfrage
»Positiv«, konkret, selbstverantwortlich denken

1.2.3 Vorstellungsrunde

1.2.4 Klärung von Gruppenregeln und von organisatorischen Fragen

1.2.5 Begriffsklärungen
Mein Stress und wie ich darauf reagiere (1)
Mein Stress und wie ich darauf reagiere (2)
Stimmungsbilder
Manchmal bin ich völlig uncool, manchmal bin ich völlig cool
Kleine Übungen über das Zusammenspiel von Körper, Gedanken und Gefühlen
Stressoren, Stressreaktionen und Flow
Was ist eigentlich Gesundheit?

1.2.6 Problem- und Lösungsanalyse
Problemanalyse: Zuwendung zur Situation
Imaginationsübung »Lösung«
Lösungsanalyse
Zuwendung, Wahrnehmung, Annahme

1.2.1 Vorstellung des Kursleiters und Kennenlernen der Teilnehmer

Der Kursleiter erläutert, dass es ihm in dieser Sitzung besonders um das gegenseitige Sichkennenlernen geht und dass er erfahren möchte, was die Teilnehmer vom Kurs erwarten. Nachdem er sich selbst vorgestellt hat, schlägt er statt der üblichen Vorstellungsrunde eine *Positionsskulptur* vor.

Positionsskulptur zum gegenseitigen Sichkennenlernen
(nach Anregungen von J. Schweitzer, Heidelberg)

Skulpturen eignen sich sehr gut als Einstieg bei größeren Gruppen, wenn Sie lange Vorstellungsrunden vermeiden möchten und/oder wenn genug Zeit für die Warming-up-Phase vorhanden ist. Bei dieser Methode positionieren sich die Teilnehmer nach wechselnden, vorgegebenen Kriterien im Raum und tauschen sich in den dadurch entstehenden Kleingruppen untereinander aus. Durch verschiedene Aufteilungskriterien können sie in wechselnden, kleinen Konstellationen ins Gespräch kommen, ohne sich gleich vor der Gesamtgruppe und dem Kursleiter äußern zu müssen. Erfahrungsgemäß wird diese Anfangsübung sehr positiv aufgenommen.

Hier ein Beispiel:

Statt der üblichen Vorstellungsrunde möchte ich Ihnen vorschlagen, dass wir uns erst einmal im Wortsinn »ein Bild« von der Gruppe und voneinander machen. Wir stehen alle auf …, und ich werde Ihnen nun verschiedene Fragen stellen, nach denen Sie sich hier im Raum positionieren können …

*Wir beginnen mit einer **aktuellen Erschöpfungslinie.** Bitte halten Sie kurz inne und spüren Sie, wie erschöpft bzw. wie fit Sie sich jetzt, in diesem Moment, gerade fühlen. Auf einer gedachten Linie durch den Raum repräsentiert ein Ende die maximale Erschöpfung (0%), das andere Ende optimales Wohlbefinden (100%). Positionieren Sie sich auf der gedachten Linie zwischen den beiden Punkten und in Beziehung zu den anderen Teilnehmern … Sagen Sie in jeweils zwei Sätzen der Person vor Ihnen und der Person hinter Ihnen, warum Sie sich an diesen Punkt in der Linie gestellt haben.*

»Nun lösen wir die Linie auf, Sie können sich wieder frei im Raum ver-
*teilen … Lassen Sie nun innerlich **Ihre Belastungen im letzten halben***
***Jahr** Revue passieren …Vergleichen Sie Ihr Belastungserleben in dieser*
Zeit mit dem ein halbes Jahr davor: Fühlen Sie sich in den letzten sechs
Monaten mehr oder weniger belastet als in der Zeit davor, oder ist der
Belastungsgrad im ganzen vergangenen Jahr konstant geblieben?

Die Teilnehmer werden aufgefordert, sich nach diesen drei Kriterien
(weniger – mehr – gleich) in Gruppen zusammenzustellen. Wenn
unterschiedlich große Gruppen entstehen, können diese für den Austausch nochmals in Kleingruppen von 3–5 Personen aufgeteilt werden.
Jeder erzählt den anderen in drei bis vier Sätzen, warum er sich dieser
Fraktion zugeordnet hat. Achten Sie schon hier darauf, dass nicht gleich
ein Gespräch entsteht, sondern dass sich jeder in wenigen Sätzen äußert
und die anderen zuhören. Danach werden die Kleingruppen wieder
aufgelöst, und es folgen die nächste Frage und die Bildung neuer Gruppen.

Wenn Sie wieder an Ihre aktuellen Belastungsgefühle denken: Wer
*würde den **Hauptanteil seiner Belastungen** eher im Privatbereich, wer*
eher im beruflichen Bereich platzieren und wer würde sagen, in beiden
Bereichen gleichermaßen belastet zu sein?

Auch darüber tauschen sich die Mitglieder der drei neu gebildeten
Untergruppen aus.

Die nächste Frage betrifft Ihren Umgang mit alltäglichen Belastungen:
Wer von den Teilnehmern übt derzeit gezielt eine Technik oder Tätig-
*keit zur **Stressbewältigung** aus, wer praktiziert nichts Spezifisches, hat*
dies aber früher einmal getan, und wer hat eher allgemeine, unsyste-
matische Strategien?

Hier könnte es für die Gesamtgruppe und den Kursleiter von Interesse
sein, dass jeder kurz der ganzen Gruppe mitteilt, was er speziell oder allgemein zum Spannungsausgleich praktiziert (hat).
Und schließlich wird schon zu diesem Zeitpunkt die Motivation für
den Kurs angesprochen: *Eine Gruppe formiert sich aus denen, die ein eher*
allgemeines Interesse an besserer Stressbewältigung haben, eine weitere aus
Personen, die schon ein ganz konkretes Anliegen oder spezielle Fragestel-
lungen mitgebracht haben, und je nach Zuweisungskontext könnte sich

noch eine Gruppe mit Personen formieren, die noch etwas misstrauisch
sind und/oder die hier sind, weil sie geschickt wurden (von der Ehefrau,
vom Stationsarzt, vom Betriebsleiter). Jede dieser Untergruppen erhält ein
Flipchartblatt mit Stift und unterschiedliche Fragen, die kurz diskutiert
und beantwortet werden sollen:

Gruppe mit allgemeinem Interesse: *Was möchten Sie hier in dieser*
Gruppe auf keinen Fall? Was würde Ihnen die Freude am Mitmachen
vermiesen?
Gruppe mit konkreten Fragen/Anliegen: *Bitte notieren Sie diese An-*
liegen.
Gruppe mit Vorbehalten: *Was müsste hier in diesem Kurs geschehen,*
dass Sie froh sein werden, teilgenommen zu haben?

Am Ende dieser Übung werden die Blätter aufgehängt und gemeinsam
gesichtet.

Je nach Gruppenzusammensetzung und Intentionen des Kursleiters
gibt es noch zahlreiche andere Unterteilungskriterien und Clustermög-
lichkeiten für die Kleingruppen, zum Beispiel nach Geburtsort und
heutigem Wohnort, nach Familienstand, Kinderzahl, eigener Geschwis-
terzahl oder -position usw.

1.2.2 Wünsche der Teilnehmer an den Kurs

Zu viele Therapeuten gehen mit einem aus zum Essen und sagen
einem dann, was man bestellen soll. Ich gehe mit einem Patienten zu einem
psychotherapeutischen Essen und sage:»Bestellen Sie selbst.«
M. Erickson

 Meta-Planung *(s. Abb. B 1)*

Arbeitsmaterial: Eine Stellwand, pro Teilnehmer je 5 rote und grüne
Karten, Nadeln oder Klebstreifen zum Fixieren der Karten, Filzschreiber

Auch diese Übung eignet sich gut zum »Anwärmen«. Es geht um die
schriftliche, anonyme Äußerung der Wünsche, Zielvorstellungen und
Vorbehalte gegenüber dem Kurs.

Jeder Teilnehmer erhält einen Filzstift und 5 rote (Metaplan-)Kar-
ten. Auf diesen beantwortet er die Frage:» *Was ich in diesem Seminar auf*
keinen Fall will« (oder:» *Worauf ich hier verzichten kann*« oder:» *Das*

Seminar bringt mit nichts, wenn ...«). Die Karten werden mit Nadeln oder Klebstreifen an der dafür vorbereiteten Stellwand angebracht.

Auf den 5 grünen Karten wird dann die Frage beantwortet:»*Was ich in diesem Seminar will«* (oder:»*Ich wünsche mir hier ...«).* Auch diese Karten werden auf der Stellwand fixiert. Nun können die Karten gemeinsam gesichtet, sortiert und geclustert werden. Im optimalen Fall bleibt diese Stellwand über den Kurs hinweg stehen, oder die Ergebnisse werden (z. B. fotografisch) dokumentiert. So können weitere Anliegen und Kommentare ergänzt werden. Außerdem handelt es sich um ein hilfreiches Instrument der Prozessevaluation, auf das man im Kurs immer wieder eingehen kann.

Die Wunderfrage

> *Wenn eine Therapie richtig enden soll, dann muss sie richtig beginnen –*
> *indem man ein lösbares Problem aushandelt.* J. Haley

Diese Übung ist ein Standardinstrument in der lösungsorientierten Kurztherapie (siehe deShazer 1989; Berg und Miller 2000). Sie kann innerhalb der Gruppe als schriftliche Einzelübung, als Rundenarbeit oder als Aufgabe für zu Hause angeboten werden.

Nehmen wir an, dieses Seminar wird für Sie ein voller Erfolg (das »Wunder«):

1. Woran werden Sie selbst das merken? (Hilfsfragen: Was werden Sie anders machen als jetzt? Wie werden Sie sich körperlich fühlen? Werden Sie andere Gedanken haben und wenn ja welche? usw.)

2. Woran werden Personen aus Ihrer Umgebung merken, dass das Wunder eingetreten ist? (Hilfsfragen: Wer aus Ihrer Umgebung wird am meisten von der Veränderung betroffen sein? Woran wird diese Person das merken? Gehen Sie in Gedanken Personen in Ihrem Privatbereich und an der Arbeitsstelle durch und beschreiben Sie, woran diese das Wunder bei Ihnen erkennen werden.)
*Bitte schildern Sie die Veränderungen an ganz konkreten Beispielen, sodass die Zuhörer sich diese Veränderungen vor ihrem inneren Auge vorstellen können (**Videotechnik**). Je konkreter Ihre Beschreibungen sind, umso klarer wird auch Ihnen selbst, was Sie verändern möchten und in welchen Bereichen Sie sich Hilfestellungen wünschen. Außer-*

Was will ich?

Entspannungs-vorschläge

Ideen, um von 100 auf 0 zu kommen

Von Grübeln loskommen

Ruhephasen effizient nutzen

Wissen, wo ich bei anderen Stress erzeuge

Stressignale erkennen

Prioritäten setzen

Erfahrungsaus-tausch mit der Gruppe

Denkanstöße für Veränderung

Umgang mit Kränkung

gelassener rea-gieren auf Veränderungen

Was sind typische Stresssymptome?

Aktiv Probleme angehen

offen sein für alles

Verstehen, was Stress ist

mit beruflichen Belastungen besser umgehen

Blutdruck senken

negat. Stress erkennen + ver-meiden

Termindruck bewältigen

Selbstmanage-ment

Ruhiger + gelasse-ner Probleme angehen

Die Arbeit "vergessen" lernen

Ansprechen können, was mich stört

Gedanken abschalten

Stressgefühle in richtige Bahnen lenken

Viele Wege zum Stressabbau

Stressvermei-dung

Abbildung B 1: Meta-Planung

Was will ich nicht?

- Lehrbuch-phrasen
- mich selbst unter Stress setzen
- klingelnde Handys
- geschäftliche Anrufe
- Fernöstliche Lehren
- passiv sein
- Prioritäten setzen
- Zu lange Monologe
- Zeitdruck
- Zu viel Theorie
- Neonlicht
- Soll-Vorschriften
- Langeweile
- Praxisfremdes
- Nur über Beruf sprechen
- Trockene, theoretische Vorträge

dem können Sie im Kursverlauf prüfen, ob Sie bezüglich Ihrer Ziele tatsächlich weitergekommen sind.

Erfahrungsgemäß fällt die Beschreibung von Problemen viel leichter als die von möglichen Lösungen. Der Kursleiter lädt deshalb durch Nachfragen immer wieder zur Operationalisierung bzw. Konkretisierung der anfangs meistens allgemeinen Zielvorstellungen ein. *Beispiel: Wenn das Wunder passiert, geht es mir besser – Woran merken Sie am ehesten, wenn es Ihnen besser geht? … Wird sich das eher körperlich oder in Ihrem Verhalten auswirken? Wird man Ihnen das ansehen oder werden nur Sie selbst das bemerken? Woran? usw.*

Dieses Nachfragen mag mühsam und kleinlich erscheinen. Tatsächlich unterliegen wir als Berater jedoch häufig der Versuchung, dass wir vorzeitig zu wissen glauben, was die Klienten mit relativ abstrakten Formulierungen wie »Bessergehen« oder »Glücklichsein« meinen, statt uns auf das zu beziehen, was sie sagen. Die Formulierung von nachvollziehbaren Unterschieden zum Jetzt-Zustand setzt hingegen oft einen Suchprozess in Gang, der schon eine erste Veränderung darstellt (Simon und Rech-Simon 2000).

 ## »Positiv«, konkret, selbstverantwortlich denken

»Bitte denken Sie nicht an einen rosa Elefanten.«

Durch das Versprechen, etwas nicht zu tun, wird man am sichersten dazu gebracht, es gerade zu tun.
M. Twain, Die Abenteuer von Tom Sawyer

Die Wunderfrage wird oft mit Negationen beantwortet: Ich bin weniger gestresst, ich habe keine Kopfschmerzen mehr, mir fallen meine Aufgaben nicht mehr so schwer usw. Der Kursleiter wird darauf immer wieder mit der Gegenfrage reagieren: *Wenn die Schmerzen weg sind, was ist dann stattdessen da? Wie werden Sie Ihre Aufgaben im Unterschied zu jetzt erledigen?* Mit »positiv denken« ist hier also keine Wertung im Sinne von »gut«, sondern die Ausrichtung auf ein existierendes Ziel gemeint, getreu dem Pfadfinderspruch: Wer nicht weiß, wo er hin will, braucht sich nicht zu wundern, wenn er ganz woanders ankommt. Diese konkrete Vergegenwärtigung und Formulierung von Zielen ist wie Probehandeln im Kopf und stellt übrigens auch einen Hauptbestandteil mentaler Trainingsformen (z.B. beim Leistungssport) dar, bei denen verschiedene Phasen einer Situation und der dafür erforderlichen Bewegungsabläufe bis ins Detail gedanklich vergegenwärtigt und durchgespielt werden. Bei den »Wunderantworten« werden oft auch Veränderungen bei anderen Personen gewünscht, zum Beispiel: *Wenn das Wunder passiert, wird mein Partner freundlicher zu mir sein:*

> *Natürlich ist der Wunsch berechtigt, dass Ihr Partner freundlicher zu Ihnen ist. Er ist jedoch nicht in diesem Kurs. Deshalb gilt hier die Devise: Die besten Lösungen sind die, bei denen sich andere möglichst wenig ändern müssen. Ihre Ziele können sich nur auf Aspekte beziehen, die Sie selbst in der Hand haben. Wir können zum Beispiel gemeinsam Ideen darüber entwickeln, was Ihr eigener Beitrag sein könnte, dass Ihr Partner mehr Bereitschaft zeigt, sich zu ändern.*

Die konsequente Fokussierung auf realistische und ausschließlich im eigenen Einflussbereich liegende Ziele wird in den Teilnehmern anfangs einige Widerstände, aber letztlich intensive Suchprozesse auslösen, um den eigenen Kompetenz- und Veränderungsraum auszuloten und zu erweitern. Diese sind erfolgversprechender als Appelle an andere oder Bemühungen, diese ändern zu wollen.

1.2.3 Vorstellungsrunde

Nach den Kennlernübungen erfolgt lediglich eine kurze Namens- und Vorstellungsrunde, bei der die Teilnehmer sagen können, in welchen Zusammenhängen sie leben, wie sie zu diesem Kurs gekommen sind und was sie zu den vorangegangenen Übungen ergänzen möchten. Die Namen untereinander werden am schnellsten gemerkt, wenn jeder die Namen seiner Vorredner noch einmal wiederholt.

1.2.4 Klärung von Gruppenregeln und von organisatorischen Fragen

Am Ende dieses Kursabschnitts sind meistens noch organisatorische Fragen und Gruppenregeln zu klären. Der Kursleiter weist auf die Wichtigkeit jedes Einzelnen und seiner Beiträge für den Gruppenprozess hin, klärt seine eigene Rolle in diesem Prozess und Fragen des Datenschutzes.

*Die Ergebnisse der Sitzungen sind ein »Gesamtwerk« der Gruppe, und jeder ist selbst dafür verantwortlich, was er beitragen und mitnehmen will. Manchmal werde ich Beiträge Einzelner oder **Diskussionen abkürzen** oder unterbrechen. Dies geschieht nicht, um Sie zurechtzuweisen oder zu provozieren, sondern um das Interesse der Gesamtgruppe aufrechtzuerhalten. Wir können natürlich nicht jedes Problem ausführlich besprechen, sondern jedes Mal nur einige Beispiele in der Großgruppe oder in Kleingruppen bearbeiten. Sie können sich auch in Einzelübungen mit sehr persönlichen Problemen beschäftigen, ohne diese im Plenum veröffentlichen zu müssen. Hierfür wird es entsprechende **Materialien zur Einzelbearbeitung** geben. Es fördert das Vertrauen und den Mut zur Darstellung persönlicher Probleme, wenn außerhalb der Gruppe diesbezüglich **Schweigepflicht** besteht.*

Es kann für die Interaktion hilfreich sein, wenn auch einige *Feedbackregeln* mit den Teilnehmern besprochen und vereinbart werden, zum Beispiel:

- Nach Übungen, in denen sich jemand exponiert hat, hat der Protagonist das erste Wort.
- Zur Betonung der Selbstverantwortung gilt als allgemeine Sprachregelung die Verwendung von »Ich-« statt »Man«-Sätzen.
- Es wird nicht über Mitglieder gesprochen, die nicht anwesend sind, ansonsten wird die Aussage direkt an den Betroffenen gerichtet.
- Die Aussagen sollen sich möglichst konkret auf beobachtbares Verhalten oder eigenes Erleben beziehen und können hinsichtlich Interpretationen, Deutungen und Wertungen von den anderen hinterfragt werden.

Der Gruppenleiter selbst gibt den Teilnehmern den Vortritt beim Feedback. Er fasst dieses zusammen und ergänzt, was nicht gesagt wurde. Bei permanenter Regelmissachtung macht er dies zum Thema.

Je nach Setting bleibt es der Festlegung durch den Leiter oder der Gruppenentscheidung überlassen, ob eine *Teilnehmerliste* mit den Adressen kopiert wird, wie mit dem *Fehlen* Einzelner umgegangen werden soll und ob in jeder Sitzung abwechselnd ein *Kurzprotokoll* verfasst und an alle verteilt wird. Anders als in psychotherapeutischen Gruppen üblich, hat es sich hier in manchen Fällen bewährt, die Bestrebungen Einzelner zu unterstützen, sich außerhalb der Gruppensitzungen oder nach Ablauf des Kurses privat zu treffen. Rückmeldungen zufolge bleiben solche »*Selbsthilfetreffs*« manchmal noch lange nach Kursende bestehen. Auch die *Einbeziehung der Bezugspersonen* bei einem Follow-up-Treffen unterstützt ein solches Konzept der Hilfe zur Selbsthilfe und erleichtert den Transfer der Kursinhalte ins Bezugssystem der Teilnehmenden.

1.2.5 Begriffsklärungen

Im zweiten Teil der Einführungsphase wird gemeinsam ein einfaches Stressmodell erarbeitet, aus dem sich logisch auch der Kursablauf ableiten lässt. Erfahrungsgemäß lassen sich fast alle der bisher geäußerten Wünsche und Erwartungen mit diesem Rahmenmodell vereinbaren. Außerdem geht es um die Klärung der wichtigsten Begriffe, die im Kursverlauf immer wieder auftauchen werden.

Mein Stress und wie ich darauf reagiere, 1 *(siehe auch Abb. B 2)*

Arbeitsmaterial: Stellwand oder Flipchart zur Erarbeitung des Stressmodells, dicke Filzschreiber in verschiedenen Farben.

Der Kursleiter hat eine Stellwand mit der Überschrift »Stress« vorbereitet. Darauf befindet sich zunächst nur ein in horizontal drei Abschnitte aufgeteilter großer Kreis.

Kaum ein Fachausdruck ist so in die Umgangssprache eingegangen wie das Wort »Stress«. Wenn jemand sagt, »ich bin im Stress«, scheinen zwar alle zu wissen, was gemeint ist, letztlich hat jedoch jeder seine ganz persönlichen Vorstellungen und Erfahrungen. Deshalb sollten wir zunächst klären, was Sie eigentlich unter dem Begriff »Stress« verstehen und wie er zu definieren ist, damit wir uns auf eine gemeinsame Sprachregelung einigen können.

Oben außerhalb des Kreises notiert der Kursleiter nun die von den Teilnehmern zugerufenen Begriffe, was denn »Stress« oder »stressig« für sie

Stress

Langeweile
Druck

kleine Termine
Überlastung
Fremdbestimmung
Termine
Krankheit
Andere
unbeliebte Arbeit

Schweißausbrüche, Hunger – appetitlos,
Schlaflosigkeit,
"Schiß"
Kloß im Hals Verspannungen Druck im Bauch
Lidflattern

"der Idiot" Denkblockade Konzentrationsmangel
Verdrängung
Tunnelblick "das pack ich nie"
LMA! Jetzt erst recht!

Hilflosigkeit

Wut
Angst Ärger Verbitterung

Hektik Lautwerden Zigaretten
rauchen
Süßigkeiten essen Rückzug Streit
zappelig

Abbildung B 2: Stressmodell

sei. Er selbst beteiligt sich an dieser Begriffssammlung, indem er zur Erweiterung des Diskussionsspektrums »polare« Begriffe zu den genannten einbringt. Zum Beispiel »Überlastung« – »Langeweile«, »Lärm« – »Stille«, »Termindruck« – »keine Termine« etc.

An der Begriffssammlung lässt sich leicht zeigen, dass es individuell sehr unterschiedliche, stressauslösende Faktoren *(Stressoren)* gibt.

Ich schlage als Definition für Stress vor, dass es sich um ein subjektiv erlebtes Übermaß an Belastung handelt – was immer vom Einzelnen als belastend erlebt wird (Devise: Mein Stress gehört mir). Auf diese Arbeitsdefinition kann immer dann verwiesen werden, wenn Kursteilnehmer das Belastungserleben von anderen bagatellisieren oder herunterspielen wollen *(»das ist doch kein Stress«).*

Danach werden die Teilnehmer eingeladen, eine oder mehrere typische Stresssituationen der letzten Tage innerlich noch einmal intensiv Revue passieren zu lassen. Die Frage dazu lautet: *»Woran merken Sie überhaupt, wenn Sie gestresst sind?«* »*Was sind Ihre Stressreaktionen?«*

Der Kursleiter sortiert die zugerufenen Sätze und Begriffe in die drei Abschnitte des vorgezeichneten Kreises (= Organismus), die er aber noch nicht vor der Gruppe benannt hat (Körperreaktionen, Gedanken, Gefühle), unten außerhalb des Kreises trägt er Verhaltensweisen ein (*»Rauchen«, »Weinen«, »Türe knallen«, »Schreien«* etc.). Auch hier gibt er Anregungen durch Nachfragen und macht eigene Vorschläge. Erfahrungsgemäß werden die meisten Begriffe im Bereich »Körperreaktionen« und »Verhalten« genannt, die wenigsten bei »Gefühlen«. Ähnlich wie bei den Stressoren wird es auch bei den Stressreaktionen individuelle Unterschiede und z. T. konträre Reaktionen auf allen Erlebensebenen geben (z. B. *»immer bin ich schuld« vs. »diese Idioten«; »sich zurückziehen« vs. »diskutieren« usw.).*

Die soeben gemeinsam erstellte Übersicht enthält zusammengefasst alle Themenbereiche, denen wir uns im Kurs widmen werden (s. CD-A 6): Es gibt individuell unterschiedliche Belastungsfaktoren, die sich auf verschiedenen Ebenen in unserem Organismus niederschlagen. Einige Stressoren können wir vielleicht verändern oder gar abstellen (instrumentelle Stressbewältigung, z. B. Zeiteinteilung, delegieren, Hilfe suchen), mit anderen müssen wir uns abfinden oder damit umgehen lernen. Der erste Schritt ist deshalb immer die Zuwendung zur Situation *und die Wahrnehmung dessen, worum es geht (**erkennen statt ver-drängen**). Eine Veränderung kann dann auf verschiedenen Reaktions-ebenen geschehen: körperlich, gedanklich, gefühlsmäßig oder im Ver-halten. Wir werden uns mit jeder dieser Ebenen befassen, Ideen zur Veränderung und Strategien zur besseren Belastungsbewältigung sam-meln, wohl wissend, dass letztlich alle Erlebensebenen eng miteinander verwoben sind und sich ständig gegenseitig beeinflussen (**Wissen, wel-che Arten von Bewältigung es gibt**). Jeder wird im Alltag selbst Erfah-rungen machen, welche Form der Bewältigung in welcher Situation für ihn geeignet ist (**Umsetzen von Wissen in Handeln**).*

 ## Mein Stress und wie ich darauf reagiere, 2

Die direkte Stressexposition stellt eine Alternative zur vorangehenden Übung dar. Auch hier wird das oben beschriebene, vorbereitete Blatt ausgefüllt, jedoch nachdem unmittelbar vorher eine *Stressinduktion* in der Gruppe erfolgte. Die sichtbaren oder inneren Reaktionen der Teil-nehmenden können als Beispiele dafür herangezogen werden, dass im Alltag aufgrund von Vorannahmen und Befürchtungen körperliche, ge-fühls- und verhaltensbezogene Reaktionen ausgelöst werden, ohne dass man sich direkt in dieser Situation befinden muss *(Devise: Stress findet im Kopf statt)*. Berücksichtigen Sie bei der Wahl dieser konfrontativen Varianten, dass einzelne Teilnehmer hier möglicherweise deutliche Ver-haltensreaktionen zeigen (Ärgerbekundungen, Übungsabbruch, Verlas-sen des Raums), und dass dies eventuell eine erste Bewährungsprobe für die (therapeutische) Beziehung ist. Deshalb ist die Nachbesprechung hier besonders wichtig.

Im Folgenden einige Beispiele (siehe auch Gerber et al. 1989):

■ *Bei der folgenden Übung werde ich am Beispiel von einigen Teilneh-mern hier demonstrieren, welche unterschiedlichen Stressreaktionen es gibt. Ich möchte Sie bitten, sich für diese Erfahrung ganz auf die Übung einzulassen* (schon diese Einleitung kann bei einigen Teilnehmern Stress erzeugen).

■ *Schließen Sie die Augen, konzentrieren Sie sich ganz auf Ihr inneres Erleben. Bitte sprechen Sie nicht und machen Sie die Augen erst nach Aufforderung wieder auf … Ich werde jetzt den Kreis hier abschreiten, und ich werde nur wenige Minuten brauchen, um jemanden zu finden, an dem ich mit Sicherheit eine starke Stressreaktion vor der Gruppe demonstrieren kann. Ich werde den- oder diejenige bestimmen, indem ich meine Hand auf ihre Schultern lege ...*

Der Kursleiter durchschreitet möglichst hörbar die Reihen, bleibt immer wieder stehen und berührt schließlich möglichst mehrere Gruppenmitglieder gleichzeitig an den Schultern. Er fordert alle auf, die Augen zu öffnen, und ... erklärt die Übung hiermit für beendet.

Nun findet ein Austausch darüber statt, wie es den Einzelnen ergangen ist, welche Körperreaktionen, Gedanken und Gefühle sie erlebt haben und wie die Situation innerlich und verhaltensmäßig bewältigt wurde. Die Nennungen werden auf dem Arbeitsblatt eingetragen.

■ Eine weitere Stressinduktion kann durch das konsequente Schweigen des Kursleiters zu Beginn dieser Übungssequenz erreicht werden. Die Teilnehmer müssen »schmoren«, bis eine Aktion eines Gruppenmitglieds erfolgt oder bis mindestens 10 Minuten vergangen sind.

Stimmungsbilder (Einzel- und Kleingruppenübung, ca. 45 Min.)

Material: Für jeden Teilnehmer mindestens zwei Blätter Zeichenpapier (DIN A3) und Malfarben.

Diese Übung bietet eine gute Möglichkeit, innere Bilder von Belastung und Wohlbefinden nonverbal auszudrücken.

Denken Sie an eine typische Stresssituation der letzten Zeit und malen Sie ein Bild Ihres Befindens in dieser Situation. In der Wahl der Bildgröße, der Farben und der Gestaltung sind Sie völlig frei. Sie können ein abstraktes oder ein ganz realistisches, ein symbolisches oder ein Kritzelbild malen. Achten Sie nicht auf zeichnerische Qualität, sondern versuchen Sie, Ihre Stimmung in dieses Bild zu legen. Sie haben dafür 10 Minuten Zeit ...

Nun möchte ich Sie bitten, zunächst alles beiseite zu legen und sich innerlich in eine Situation der letzten Zeit zu versetzen, in der Sie sich sehr wohl, entspannt und locker gefühlt haben. Lassen Sie sich Zeit, diese Situation noch einmal vor Ihrem inneren Auge vorbeiziehen zu lassen, und wenn ein inneres Bild dazu entsteht, geben Sie es auf dem zweiten Blatt wieder. Sie haben wieder etwa 10 Minuten Zeit ...

Setzen Sie sich nun in Kleingruppen (zu viert) zusammen, am besten mit Personen, die Sie noch nicht gut kennen. Jeweils einer legt seine beiden Bilder nebeneinander, die anderen teilen ihre Eindrücke und Assoziationen mit, ohne dass der Protagonist diese kommentiert (jeweils 5 Minuten).
Wenn zum Schluss noch Zeit bleibt, können Sie sich über das Erlebte austauschen.

Manchmal bin ich völlig uncool, manchmal bin ich völlig cool
(Zweierübung, 20 Min.)

Bei dieser Übung wird im Zweiergespräch noch einmal deutlich, wie individuell unterschiedlich Belastungserleben ist.

Wenden Sie sich kurz Ihrem Nachbarn/Ihrer Nachbarin zu und berichten Sie, welche Kleinigkeiten des Alltags Sie »auf die Palme« bringen (im Haushalt, im Büro, im Urlaub, beim Autofahren, beim Einkaufen, im Kontakt mit Menschen). Nach fünf Minuten wechseln Sie.
In der zweiten Runde berichten Sie jeweils fünf Minuten über Kleinigkeiten, die andere Personen in Ihrer Umgebung auf »180« bringen, die aber Sie selbst völlig cool lassen.
Bitte achten Sie darauf, dass immer einer der Aufnehmende, Nachfragende und der andere der Aktive ist und dass Sie nicht unwillkürlich in ein Gespräch verfallen.

Kleine Übungen über das Zusammenspiel von Körper, Gedanken und Gefühlen

Wie schon im ersten Kapitel dargestellt, kommt die wissenschaftliche Diskussion über die tief greifenden Wechselwirkungen zwischen körperlichen, kognitiven, emotionalen und verhaltensmäßigen Aspekten unseres Erlebens allmählich in Fluss, und wir können hoffen, dass mit der Zeit die Grabenkämpfe zwischen Therapieschulen mit unterschiedlicher Betonung einzelner Aspekte beendet sind. Storch und Krause (2002) zitieren z.B. gut belegte psychologische Studien über die Zusammenhänge von Mimik, Körperhaltung und Gefühlen (z.B. Stepper 1992) und kommen mit LeDoux (2001, S. 317) zu dem Schluss, dass es »vielleicht gar keine so schlechte Idee (ist), ein fröhliches Gesicht aufzusetzen, wenn einem traurig zumute ist« (s. *A 7*). Mit den folgenden, kleinen Übungen kann den Teilnehmern auf einfache Art der wechselseitige Einfluss körperlicher, gedanklicher und emotionaler Vorgänge verdeutlicht werden, im anschließenden Gespräch werden sicherlich persönliche Erfahrungen darüber auftauchen.

■ *Bitte nehmen Sie sich etwas Zeit, um über ein aktuelles Problem nachzudenken, das Sie zur Zeit sehr beschäftigt, und gehen Sie beim Überlegen durch den Raum …* Auswertung nach zirka zwei bis drei Minuten: *Jetzt, gerade wo ich das sage, wird Ihnen wahrscheinlich bewusst, dass Sie sich viel langsamer als gewohnt bewegt haben – der Versuch, die Gedanken zu ordnen, hat Sie auch körperlich einen Gang zurückschalten lassen* (nach Mücke 2004).

■ Fantasieübung: *Setzen Sie sich entspannt auf Ihrem Stuhl zurecht, … und wenn Sie möchten, schließen Sie die Augen und versetzen sich für kurze Zeit gedanklich zu sich nach Hause, in Ihre Küche … Sie stehen vor einer Arbeitsfläche, haben eine Zitrone in die Hand genommen. Sie lag schon etwas länger im Korb, ist dünnhäutig und prall …, und Sie rollen diese Zitrone auf einem Holzbrett mit sanftem Druck hin und her, damit sie weicher wird … Nun nehmen Sie eines Ihrer schärferen Küchenmesser … und schneiden die Zitrone durch … Sie nehmen eine Hälfte in die Hand, drücken sie zusammen, bis Sie einige Tropfen auf der Oberfläche sehen … und wenn Sie wollen, lecken Sie diese ab … Und nun kommen Sie wieder an diesen Ort und in diese Zeit hier zurück … Ist Ihnen die Vorstellung dieser Situation geglückt und haben Sie irgendwelche körperlichen Reaktionen bemerkt?*
  Ausgehend von diesem Beispiel des (konditionierten) Speichelreflexes können noch andere Erfahrungen zu diesen Lernmechanismen gesammelt werden.

■ Die folgende Übung kann im Sitzen oder im Stehen durchgeführt werden (nach Mücke 2004): *Versetzen Sie sich in eine Situation in Ihrem Leben, wo Sie sich über sich selbst geärgert haben, wo Sie mit sich, Ihrem Verhalten, Ihren Fähigkeiten gehadert haben … Was ging Ihnen damals durch den Kopf? Sagen Sie diese Sätze noch einmal innerlich ganz bewusst … und nehmen Sie die Körperhaltung ein, die zu diesen Sätzen passt … Bleiben Sie in Gedanken bei dieser Situation und ach-*

ten Sie darauf, wie Sie dasitzen/-stehen, … auf Ihre Kopf- und Körperhaltung, Ihre Mimik, … achten Sie darauf, wie Sie atmen … und jetzt
gehen Sie ganz bewusst wieder aus dieser Problemphysiologie heraus:
Richten Sie sich auf, atmen Sie tief durch, bewegen Sie sich … Was hat
sich bei Ihnen körperlich verändert bei den Gedanken an diese unangenehme Situation? Haben sich Ihre Gedanken verändert durch die Veränderungen in der Körperhaltung?

- Eine alternative oder zusätzliche Übung ist eine Lösungstrance: *Versetzen Sie sich in eine schwierige Situation aus Ihrem Leben, die Sie
selbstbewusst und zufrieden stellend gelöst haben.*

 ### Stressoren, Stressreaktionen und Flow

Im Wissensbaustein werden die wichtigsten Informationen noch einmal zusammengefasst. Einige der Devisen oder Merksätze werden auf
einer Stellwand mitgeschrieben *(siehe Abb. B 3)*.

Der englische Begriff »*Stress*« (»Verbiegung«, »Spannung«) bezeich-
nete ursprünglich eine mechanische Kraft von außen, die Materialver-
änderungen bewirkt. In den 50er-Jahren hat der Mediziner Hans Selye
(1907–1982) diesen Begriff auf den Menschen übertragen und meinte
damit Reizimpulse von innen oder außen, auf die der Körper mit einer
Anpassungsleistung reagieren muss. Diese Aktivierung ist per se nicht
belastend – sie hält den Organismus sogar in Schwung und ist die
Voraussetzung für Entwicklung und Leistungsfähigkeit. Für eine als
positiv erlebte Anspannung hat sich in der Fachsprache der Begriff
»*Eustress*« (Selye 1981) eingebürgert. Wenn die Fähigkeiten eines
Individuums optimal zu den Herausforderungen einer Tätigkeit »passen«, wenn die aufgewendete Zeit wie im Flug vergeht und das Gefühl
entsteht, fast eins mit dieser Tätigkeit zu werden, dann wird diese
Beschäftigung immer wieder gesucht und geht mit einer Hochstim-
mung und mit Glücksgefühl einher. Dieser Zustand des sog. FLOW
(Csikszentmihalyi 1992) ist am ehesten erreichbar, wenn unsere
Herausforderungen selbst gewählt sind und wenn wir realistische,
d. h. bewältigbare, persönliche Ziele formuliert haben.

Im allgemeinen Sprachgebrauch hat sich für »Stress« die negativ
getönte Bedeutung des Wortes als ein subjektiv empfundenes Über-

Merke

Devise

Stress findet im Kopf statt →→→ Mein Stress gehört mir!

Stress ist für jeden etwas anderes! →

Wir reagieren mit der ganzen Person →

Es gibt viele Möglichkeiten der Veränderung!

↓

Körper,
Gedanken,
Gefühle
Verhalten

Abbildung B 3: Merksätze und Devisen

maß an Belastung durchgesetzt. Zum gesundheitsgefährdenden DISTRESS wird eine Aktivierungsreaktion dann, wenn sie länger bestehen bleibt oder immer wieder auftritt. Dieses Überlastungserleben setzt meistens dann ein, wenn die erlebten Anforderungen nach Einschätzung des Betroffenen die verfügbaren Ressourcen übersteigen.

An unserer Begriffssammlung sehen wir, dass es ganz unterschiedliche innere und äußere Belastungsfaktoren (sog. *Stressoren*) gibt. Es gibt physikalische und chemische Stressoren wie Hitze, Kälte, Lärm, Vergiftung etc., körperliche Stressoren wie Hunger, Schmerz, Krankheit, soziale Stressoren wie Konkurrenz, Auseinandersetzungen, aber auch besondere Lebensereignisse (Tod, Scheidung, Ortswechsel etc.). Auch wenn die Unterscheidung im Alltag nicht immer einfach ist, sollte dennoch zwischen akuten (klarer Anfang, klares Ende) und chronischen Stressoren unterschieden werden. Menschen in schwierigen gesellschaftlichen, ökonomischen und ökologischen Verhältnissen sind chronischen Belastungen und Stressrisiken ausgesetzt. Aber auch individuelle Alltagsbelastungen chronifizieren und scheinen auf Dauer sogar schädlicher zu sein als einzelne, schwer wiegende Ereignisse.

Die Stressreaktionen und das *Stresserleben* jedes Einzelnen sind abhängig von seiner ganz persönlichen Bewertung, was er als belastend erlebt und wie er seine Bewältigungsmöglichkeiten einschätzt. So mag es für den einen die tägliche Arbeitsbelastung erträglicher machen, wenn er jeden Abend in die Disco geht, ein anderer müsste sich tagelang von solch einem Besuch erholen. Manche können Langeweile nicht ertragen, andere müssen immer wieder Pausen machen. Selbst eindeutig schwer wiegende Lebensereignisse wie z. B. der Tod eines Angehörigen werden je nach Bedeutungsgebung und je nach Bewältigungskompetenzen des Einzelnen unterschiedlich verarbeitet – bis hin zu gesundheitlichen Störungen.

Der individuelle Umgang mit Belastungen hängt von biologischen Faktoren, von der individuellen Geschichte, von Motiven und Einstellungen ab. Deshalb gibt es keine einfachen Rezepte zur besseren Stressbewältigung. Bei jedem Einzelnen müssen diese körperlichen, sozialen und psychologischen Aspekte einbezogen werden.

Hier kann als zusätzliche Arbeitsdevise und Gruppenregel formuliert werden, die von den anderen Teilnehmern genannten Belastungen nicht in Frage zu stellen oder zu bagatellisieren (»das ist doch kein Stress«), sondern als subjektive Empfindung zu respektieren *(Stress ist für jeden etwas anderes)*.

Wie aus unserer Sammlung ersichtlich, reagieren wir auf unterschiedliche Stressoren immer mit unserem ganzen Organismus *(»wir reagieren mit der ganzen Person«)*: mit Körperreaktionen, Gedanken, Gefühlen und Verhaltensweisen. Diese Stressreaktionen sind abhängig vom Schwierigkeitsgrad der Situation (kurze, einschneidende Lebensereignisse oder anhaltende Belastungen) und von den individuellen Bewältigungskapazitäten. In vielen Fällen sind uns diese vielfältigen Reaktionen jedoch gar nicht (mehr) bewusst: Wir haben es gelernt, nicht mehr auf sie zu achten, weil sie den Alltagsablauf eher stören. Manche merken erst, wie verspannt die Muskeln sind, wenn sie schmerzen, die wenigsten achten bewusst darauf, welche Gedanken ganz »automatisch« ihre Handlungen begleiten, und auf der Verhaltensebene haben wir uns bestimmte Risikoverhaltensweisen (Zigaretten, Alkohol, Kaffee, Bewegungsmangel) oder konfliktreiche Umgangsformen (Vermeidung, cholerische Ausbrüche usw.) zugelegt. Deshalb wird ein wichtiger Bestandteil dieses Kurses sein, Stressreaktionen wieder wahrzunehmen, bevor Veränderungsmöglichkeiten erprobt werden.

Wie die meisten aus eigener Erfahrung wissen und einige vielleicht auch bei den Übungen gemerkt haben, ist es für die Auslösung von Stressreaktionen keineswegs erforderlich, dass wir uns in der realen Belastungssituation befinden. Schon die lebhafte Imagination kann dafür völlig ausreichen. Auch Neues und Unkontrollierbares ist potenziell bedrohlich und versetzt den Organismus in Handlungsbereitschaft, ohne dass wir wissen, was wirklich auf uns zukommt. Unser Stresserleben hängt also ganz wesentlich von den Einschätzungen und Bewertungen ab, die wir über bestimmte Ereignisse haben *(»Stress findet im Kopf statt«)*.

Aus den realen oder vermuteten Beanspruchungen können langfristig negative Beanspruchungsfolgen körperlicher, psychischer und verhaltensmäßiger Art bis hin zu Befindlichkeitsstörungen und Krankheitssymptomen resultieren, auf die wir später noch eingehen werden.

Was ist eigentlich Gesundheit? (Kleingruppen, ca. 45 Min.)

Eine allzu gesunde Lebensweise ist in sich schon eine Krankheit.
La Rochefoucauld

In der Definition der WHO wird Gesundheit nicht nur durch die Abwesenheit von Beschwerden, sondern auch als *subjektives Wohlbefinden* definiert. Diese Definition ist so allgemein und umfassend, dass sie letztlich wenig aussagt. Nun wird gemeinhin davon ausgegangen, dass dieses Wohlbefinden mit der so genannten objektiven Gesundheitsbeschreibung der Fachleute identisch ist. Gerade auf dem boomenden Gesundheitsmarkt und im Bereich der verbreiteten Ratgeberkultur wird immer wieder so getan, als seien sich alle darüber einig, was denn Gesundheit sei und was also dafür zu tun ist. Dies ist jedoch nicht immer gegeben: Menschen mit außerordentlich ungesunden Verhaltensweisen können sich sehr gut fühlen, und umgekehrt gibt es Menschen, die sehr viel für ihre Gesundheit tun, gesundheitsbewusst leben und den gegenteiligen Effekt erzielen, nämlich sich immer kränker fühlen. Nicht selten reagieren sie schon auf leichtere Störungen mit übertriebener Sorge und ihre Behandler mit Therapie. Gerade Menschen im »Gesundheitswahn« verlieren das Vertrauen in ihren Körper und fühlen sich bedroht, wenn Unbehagen, Beschwerden oder altersbedingt eigentlich zu erwartende körperliche Veränderungen eintreten. Dörner (2004) bezeichnet das Paradox von Fortschritten der Medizin und zunehmenden Krankheitsängsten als »Fortschritts- und Gesundheitsfalle«, die immer höhere Ansprüche bis hin zu einem beschwerde- und leidensfreien Leben produziert. Jedenfalls wissen alle besser denn je, wie sie gesünder leben sollten, aber dieses Wissen und gute Vorsätze allein ziehen selten langfristige Verhaltensänderungen nach sich.

Deshalb wird für die Diskussion mit den Teilnehmern statt einer moralisierenden Aufklärung darüber, was sowieso alle wissen, die Auffassung einer *nichtnormativen, subjektiven Gesundheitsdefinition* empfohlen, die auch so genannten gesundheitsschädigenden Verhaltensweisen einen systemisch womöglich sinnvollen, wenn auch teuer erkauften Platz im Sinne einer Anpassungsleistung des Organismus geben. So dienen zum Beispiel bestimmte Risikoverhaltensweisen (rauchen, essen, Alkohol trinken) der Konfliktbewältigung, solange keine anderen, erfolgreichen und positiv verstärkenden Strategien zur Verfügung stehen.

Nach solchen könnte hier, in vertrauensvollem und nicht wertendem Rahmen, geforscht werden.

Die Teilnehmer tauschen sich zunächst in Kleingruppen darüber aus, was die Einzelnen unter »Gesundheit« eigentlich verstehen wollen. Die Aufteilung in Kleingruppen kann auch nach vorgegebenen Kriterien, z. B. Ältere – Jüngere, Männer – Frauen, erfolgen. Unter Anleitung eines selbst gewählten Moderators sollen sie versuchen, sich auf eine Definition von »Gesundheit« zu einigen (»*Gesundheit ist: …*«, »*gesund ist jemand, der …*«, 20–25 Min.). *Leitfragen können sein: Was fällt mir zu Gesundheit ein? Welche weiteren Begriffe sind für mich mit ›Gesundheit‹ verbunden? Wann und wie fühle ich mich gesund? Wann gelte ich in meiner täglichen Umgebung als gesund? Gibt es hier Diskrepanzen?*

Je ein Gruppenvertreter stellt das Diskussionsergebnis in der Großgruppe vor.

Bei den Ergebnissen der Kleingruppen tauchen häufig drei Aspekte auf: Gesundheit als »Schweigen der Organe«, als subjektives Wohlbefinden und als Funktions-, Leistungsfähigkeit, Fitness.

Das »*Schweigen der Organe*« entspricht wahrscheinlich am ehesten der Definition der naturwissenschaftlichen Medizin. Nach dieser Auffassung ist Gesundheit nicht verlässlich spür- oder beschreibbar, sie ist lediglich da als Negation von Kranksein.

»*Subjektives Wohlbefinden*« wird häufig verbunden mit »vital«, »lebenslustig«, »genussfähig«, »innere Zufriedenheit«, »körperliche und geistige Energie«, »Körpervertrauen« etc.

Bei Gesundheit als körperlicher und geistiger *Leistungsfähigkeit* scheint es am meisten um gesellschaftliche Rollenerwartungen, um Normativität, um Gesundheit als »Kapital« zu gehen. Auch viele professionelle Definitionen greifen solche gesellschaftlichen Wertvorstellungen auf und repräsentieren zwangsläufig gängige Auffassungen vom gesunden bzw. »richtigen« Leben. Gesundheit als Kapital, als Wert oder gar »höchstes Gut« suggeriert aber, dass sie erwerbbar, (wieder-)herstellbar, vermarktbar und käuflich ist, ein Phänomen, von dem vor allem der Bücher-, Pharma-, Nahrungsmittel- und Seminarmarkt profitieren.

Die verschiedenen Sichtweisen können, müssen aber nicht in Widerspruch zueinander stehen. Wohlergehen kann durchaus an »Funktionieren« gekoppelt sein, es kann aber auch damit kollidieren.

Von den Teilnehmern werden außerdem die faktischen, *gesellschaftlichen Wertvorstellungen* von Leistung, Erfolg, Kraft, Schönheit und Schlankheit ins Feld geführt und im Gegensatz dazu die Arbeitsbedingungen, die oft alles andere als gesundheitsförderlich sind. Der Kursleiter sollte sich diesen *Widersprüchen* in der Diskussion nicht entziehen, zum Beispiel,

- dass Gesundheit mehr denn je erwartet und, vor allem in beruflichen Kontexten, verlangt wird, dass sie aber mitunter auch, zum Beispiel zu Gunsten von Erfolg, geopfert wird
- dass es Situationen geben kann, in denen individuelles Glück und »Funktionieren« nicht mehr in Deckung zu bringen sind,
- dass im Gegensatz zur weit verbreiteten Meinung der gewonnene Kampf gegen Krankheit oder Beschwerdefreiheit noch lange nicht Gesundheit bedeutet.
- Als provokative Arbeitsthese wird Gesundheit hier als eine Art *persönliche Stilfrage* gesehen, in die ganz private Vorstellungen von körperlicher und geistiger Leistungsfähigkeit, von Genuss und sozialem Eingebundensein gleichermaßen eingehen.

So hört man manchmal von schwer Erkrankten, dass sie durch ihr Leiden wachgerüttelt worden seien, sich endlich um »das eigentlich Wichtige« zu kümmern, und dass sie sich gesünder fühlten als vor ihrer Krankheit.

Als weiterer Aspekt können auch *Altersunterschiede* und *Unterschiede zwischen Männern und Frauen* in ihrem Verhältnis zu Körper und Gesundheit angesprochen werden. Wahrscheinlich werden sich die Männer mit dem hier vertretenen Ansatz einer reflexiven Körperaufmerksamkeit schwerer tun als Frauen. Viele erleben dieses Thema sogar als unangenehm – es sei denn, es geht um Körperbeherrschung, Belastbarkeit und Abhärtung. Es werden jedoch sicher auch Beispiele auftauchen, die für eine stärkere Beachtung natürlicher Bedürfnisse und körperlicher Grenzen sprechen.

Leben Lernen
Klett-Cotta

www.klett-cotta.de/lebenlernen

Sehr geehrte Leserin,
sehr geehrter Leser,

mit dem Kauf dieses Buches haben Sie
Interesse an unserem Programm gezeigt.
Wenn Sie auch in Zukunft unverbindlich
über unsere Neuerscheinungen informiert
werden möchten, dann senden Sie uns diese
Karte ausgefüllt zurück.

Wenn Sie regelmäßig eMail-Nachrichten zu
unseren Novitäten wünschen:
www.klett-cotta.de/newsletter

Absender:

Vorname, Name

Straße

PLZ/Ort

e-mail-Adresse @

Ich habe diese Karte folgendem Buch entnommen:

Ich wurde auf dieses Buch aufmerksam durch:

Mit der Rücksendung dieser Karte erkläre ich mich einverstanden,
daß ich in Ihre Informationskartei aufgenommen werde.
Meine Daten dürfen nicht an Dritte weitergegeben werden.

Antwort

Klett-Cotta Leben Lernen
Leser-Service
Postfach 1060 16

70049 Stuttgart

1.2.6 Problem- und Lösungsanalyse

»Eine Lösung hatte ich, aber die passte nicht zum Problem.«

Die Konkretisierung von Stress- und Bewältigungserfahrungen anhand von Situationsbeschreibungen mit Hilfe der Videotechnik ist ein Kernstück des Gesamtprogramms und Bestandteil jedes Kursbausteins. Auch bei den Diskussionen ist es hilfreich, wenn der Kursleiter »stur« darauf beharrt, lieber über konkrete Beispiele als über diffuse Abstraktionen zu sprechen, damit die Gespräche in der Gruppe nicht auf abstraktem Niveau »versanden«. Wie schon bei der »Wunderfrage« (Kap. III, 1.2.2) ist dieses Insistieren auf Konkretheit und Verbindlichkeit von Sprache für Kursleiter und Gruppenmitglieder manchmal keine leichte Übung.

Bisher wurde deutlich, dass sowohl Gesundheit und Wohlbefinden als auch »Stress« für jeden etwas anderes bedeutet. Deshalb sollte immer wieder konkret benannt werden, was Sie gerade damit meinen, anstatt allgemein von »meinem Stress« zu sprechen. Je genauer ein Problem beschrieben wird, desto konkreter können die Lösungsvorschläge sein. Eine solche konkrete Problem- und Lösungsanalyse ist Ziel der folgenden Übungen.

Die hier exemplarisch dargestellten Vorgehensweisen bei der Problem- und Lösungsanalyse werden während des Kurses in unterschiedlichen Varianten – als Einzel-, Zweier- oder Gruppenübung – immer wieder durchgespielt.

Problemanalyse: Zuwendung zur Situation
(nach Kessler und Gallen 1985)

Im Folgenden geht es um die Beschreibung von konkreten Stresssituationen. Die Teilnehmer machen die Übung zunächst schriftlich und jeder für sich, der Kursleiter vollzieht die einzelnen Schritte an einem Flipchart in Form eines eigenen Beispiels mit *(siehe Abb. B 4)*. Dieses Arbeitsblatt am Flipchart wird über den Kurs hinweg immer um die aktuellen Inhalte erweitert.

Problemanalyse

(Problem) z.B. "Ich fühle mich ständig unter Druck"

#

OPERATIONALISIERUNG
(≙ Videotechnik)

(Situation) z.B. "heute Nacht habe ich kurzfristig drei Termine abgesagt, weil ichs nicht schaffe"

Abbildung B 4: Beispiel Problemanalyse

- Bitte notieren Sie sich auf einem Blatt stichwortartig zwei bis drei Ihrer aktuellen Probleme. *Sie brauchen diese später in der Großgruppe nicht bekannt zu geben, können die Aufgabe also ganz persönlich bearbeiten. Als Zeichen, dass Sie fertig sind, legen Sie einfach den Stift zur Seite ...*
- Wählen Sie eines der Themen aus, mit dem Sie sich in den nächsten Minuten näher beschäftigen möchten (z. B.»ich fühle mich ständig unter Druck«). *Dieses Problem schlägt sich wahrscheinlich in ganz unterschiedlichen, konkreten Situationen nieder. Beschreiben Sie nun eine dieser Situationen, in der dieses Problem zum Tragen kommt, und zwar so genau, dass ich mir das Geschehen vor meinem inneren Auge vorstellen könnte, also mit Orts- und Zeitangabe, beteiligten Personen und Handlung (**Operationalisierung** des Problems; Beispiel: »Gestern Abend saß ich um 22.00 noch am Schreibtisch. Meine Frau kam herein und fragte, ob ich mich noch ein wenig zu ihr setzen wolle. Ich sagte: ›Vergiss es, sonst werde ich nie fertig.‹ Sie verließ wortlos das Zimmer.«). Durch diese Beschreibung wird jedem Zuhörer klar, was Sie damit meinen, unter Druck zu stehen, und was das für Auswirkungen auch in Ihrer Umgebung hat. Diese möglichst objektive Form der Schilderung wird als **Videotechnik** bezeichnet, weil die Situation wie eine Filmszene und ohne Interpretation dargestellt wird.*

  Wer früher fertig ist, kann noch eine zweite, exemplarische Situation beschreiben.

  Möchte jemand den anderen sein Problem und seine Operationalisierung dieses Problems vorstellen?

Mit Hilfe des nach einfachen, verhaltensanalytischen Kriterien aufgebauten Protokollbogens können die Teilnehmer (z. B. bis zur nächsten Sitzung) aktuelle Belastungssituationen systematisch beschreiben *(A 8)*. Die mitgebrachten Beispiele können Grundlage für die weitere Bearbeitung in der Gruppe sein.

Imaginationsübung »Lösung«
(nach S. Signer-Fischer, Seminarbeitrag)

Material: Im Anschluss der Übung kann ein Bild gemalt werden, für diesen Fall sollten Papier und bunte Stifte verfügbar sein.

Bei dieser hypnotherapeutischen Übung werden die Teinehmenden eingeladen, sich auf die innere Suche nach eigenen Fähigkeiten und Ressourcen zu machen, dabei wird besonders auf Körperempfindungen fokussiert.

Setzen Sie sich bequem auf Ihrem Stuhl zurecht, ... wenn Sie wollen, können Sie die Augen gerne schließen ... Kann sein, dass du einiges loslassen willst, seien es Spannungen, seien es Sorgen, ... und nur das behalten, was jetzt gerade richtig ist ... Gedanken gehen lassen oder Bilder oder Geräusche ... Und vielleicht spürst du, wie es in dir Raum gibt, Platz, ... vielleicht auch Freiraum ... Es kann sein, dass ein Teil hier zuhört, was gesagt wird, ... und dass ein anderer Teil längst schon seine eigenen Wege geht, ... und sich vielleicht auf die Suche macht nach etwas, was du gut kannst, ein Geschick oder eine Fähigkeit von dir, ... sei das nun Fahrradfahren, Malen, Witze erzählen, Kochen, Geschichten ausdenken, andere unterhalten ... oder etwas ganz anderes ... Ich nehme an, du kommst bei verschiedenen Fähigkeiten vorbei, wo du denkst: Das kann ich gut ...

Und wenn du willst, einfach eine auswählen und in den Vordergrund nehmen ... Und dich erinnern an eine Situation, wo du diese Tätigkeit ausgeübt hast ... Und wenn du diese Situation gefunden hast, diese Situation noch einmal durchleben, ... in allen Einzelheiten oder in einigen, ... und es ist möglich, manche Sequenzen langsam oder schneller zu wiederholen und gut zu achten, wie es aussieht dort, und gut zu achten, was du hörst ... und gut zu achten, was zu riechen ist ... und gut zu achten, wie sich das anfühlt ...

Und es kann sein, dass du das Beste an dieser Situation herausfindest. Dieser Höhepunkt kann das sein, wo du genau spürst, wie es dir gut geht, wenn es gelingt ... darauf achten, woran du das merkst, wie sich das anfühlt, das Gut-Können, und wo im Körper du das besonders spürst ... Manche spüren das an der Atmung, ... andere vielleicht an einem Gefühl von Wärme, vielleicht in den Händen oder irgendwo im Körper, oder Frische, oder an etwas ganz anderem ... Und wenn du das spürst, darauf achten, wie sich das anfühlt, diese Qualität: ... Warm, ... frisch, ... leicht, ... fest, wie Seidenstoff oder wie Wolle oder sonst etwas ... ob eine Farbe dazu passt oder eine Melodie, ein Wochentag oder eine Zahl ...

Es kann auch sein, dass du von diesen Körperempfindungen ein Foto machst oder das Bild festhalten willst ... und darauf achten, wie du Körperempfindungen gut stärken kannst und, wenn du willst, einen Zugang dazu hast, eine Gedächtnisspur legst ...

Und dann die Situation abschließen, sodass es stimmt, und dich von dem Ort und der Zeit verabschieden und zurückkommen an diesen Ort und in diese Zeit ...

Wenn Sie möchten, können Sie jetzt ein Bild, eine Zeichnung, eine Skizze machen, die zu diesem Körpergefühl passt ...

Und wenn alle damit fertig sind, zeigen Sie Ihr Bild Ihrem Nachbarn oder Ihrer Nachbarin und tauschen sich kurz darüber aus, was Sie mit dieser Zeichnung tun könnten und was Sie wohl am ehesten damit tun werden.

Lösungsanalyse

Die Lösungsanalyse kann nach dem gleichen Muster wie die Problem-analyse erfolgen, nur dass hier (Flow-)Situationen operationalisiert werden, in denen sich die Teilnehmer wohl (entspannt, selbstsicher, kompetent, vital etc.) fühlten.

Zuwendung, Wahrnehmung, Annahme

Der erste grundlegende Schritt zur Veränderung ist die Bereitschaft, sich den äußeren und inneren Faktoren der Ist-Situation (zum Beispiel einer Belastung) erst einmal zuzuwenden und diese ganzheitlich und ohne Wertung wahrzunehmen. Diese *Zuwendung und Wahrnehmung* ist keineswegs selbstverständlich: Die meisten lernen im Verlauf ihres Lebens und spätestens im beruflichen Alltag, körperliche und psychi-sche Signale zu ignorieren oder gar zu verdrängen. Das Ziel, nichts zu spüren, hat leider auch medizinische Tradition. »Ein gesunder Körper schweigt« – wenn der Arzt nichts findet, sind wir gesund (»Negativ-befund«). Diese unipolare Sichtweise, dass ein gesunder Körper sich nicht meldet, dass das Gegenteil von Schmerz zum Beispiel lediglich Schmerz-»Freiheit« sein soll, schränkt unser Empfindungsspektrum auch für angenehme Situationen erheblich ein.

Überforderung wird von vielen lange gar nicht als solche empfunden. Umso bedrohlicher erlebt werden körperliche Symptome, wenn sie in stillen Momenten plötzlich auftauchen, zum Beispiel in einer schlaflosen Nacht. Die Wahrnehmung des Herzschlags ist dann plötzlich mit Ängsten verbunden, und diese haben wiederum eine Beschleunigung des Pulses zur Folge. Ein Teufelskreis von Angst und Beschwerden beginnt. Ziel unserer Übungen ist es, sich auf achtsame Weise den eigenen Reaktionsweisen und denen der anderen zuzuwenden und diese realistisch einzuschätzen. Deshalb nimmt die bewusste Beobachtung meiner selbst, der Situation und der anderen Beteiligten einen breiten Raum in unserem Kurs ein.

Eine weitere Herausforderung stellt das *Annehmen der aktuellen Situation* dar, wie sie nun einmal gerade ist, also die Akzeptanz Ihres Stresserlebens als schlichte Tatsache. »Denken Sie auf keinen Fall an ein kleines gepunktetes Schweinchen« – so ähnlich ist der Versuch, seinen Stress ignorieren zu wollen. Einige haben sich bestimmte Ausweichstrategien in Stresssituationen angewöhnt: die Zigarette, eine weitere Tasse Kaffee, die nächste Ladung Süßigkeiten. Mittelfristig wird die Laune dadurch selten besser, an der Situation ändert sich nichts. Schimpfen, Ausweichen, Verdrängen führen zu Stress mit dem Stress, ähnlich wie es auch eine Angst vor der Angst gibt und letztlich in einen Teufelskreis von Missempfinden und schlechtem Gewissen mündet.

Stresserleben hat eine *biologisch wichtige Funktion,* es ist ein sicheres Anzeichen dafür, dass Handlungsbedarf besteht, um dem Organismus langfristig nicht zu schaden. Für einen bewussten Umgang mit uns selbst und unseren Belastungen ist also weder die Verdrängung noch eine hypochondrische Überbetonung der jeweiligen Situationsmerkmale günstig. Die Fähigkeit, unsere Umgebung einfach wahrzunehmen, wie sie ist, unsere Gefühle und Gedanken zu registrieren, ohne gleich zu werten und zu urteilen, hilft uns dabei, uns nicht noch mehr hineinzusteigern. Diese Zuwendung zu den inneren und äußeren Gegebenheiten macht uns lediglich bewusst, was sowieso da ist, was wir sonst jedoch ausklammern, übergehen oder verallgemeinern. Und wenn ich Sie jetzt darauf aufmerksam mache, merkt vielleicht der eine oder die andere, dass sie sich bewegen

möchte, um bequemer zu sitzen ... Sie spüren die Unterlage des Stuh-
les, die Hände auf den Oberschenkeln, und jetzt, wo ich es sage, auch
die Füße und Ihre Schuhe ...

Die bewusstere Aufmerksamkeit und die damit verbundene Sensibilisierung kann zunächst zu einer vermeintlichen Verschlechterung
Ihres Befindens führen. Das ist natürlich nicht der Fall. Sie spüren lediglich deutlicher das, was da ist, und können sich dann entscheiden, ob
Sie darauf reagieren möchten oder nicht.

Warming up: Überblick

- Vorstellen des Kursleiters und Kennenlernen der Teilnehmer

- Wünsche der Teilnehmer an den Kurs, Operationalisierung der individuellen Erwartungen

- Klärung von Gruppenregeln und von organisatorischen Fragen

- Begriffsklärungen: Stress, Stressoren, Stressreaktionen, Gesundheit

- Erste Problem- und Lösungsanalyse

Abbildung A 5: Baustein »Warming up«: Überblick

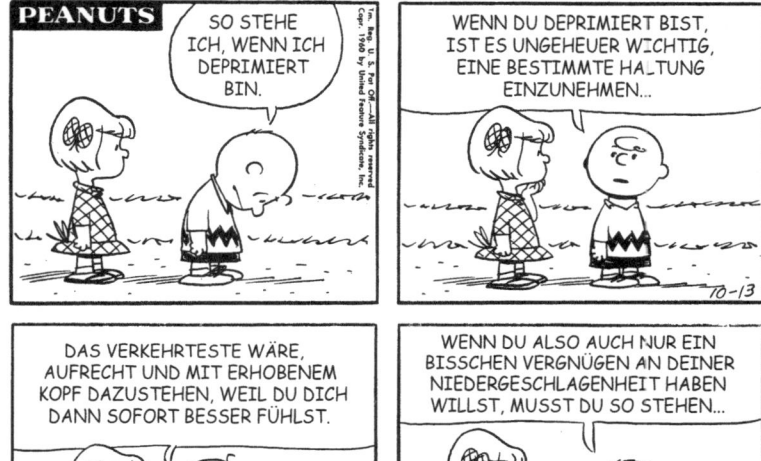

Abbildung A 7: Peanuts

Übungsblatt: Situationsbeschreibung

Problem:

....

....

....

Eine typische Situation, in der sich dieses Problem äußert
(Ort, Zeitpunkt, Verhalten der Beteiligten – Videotechnik)

....

....

....

....

....

Eine typische Situation, in der sich dieses Problem äußert
(Ort, Zeitpunkt, Verhalten der Beteiligten – Videotechnik)

....

....

....

....

....

Abbildung A 8: Übungsblatt: Situationsbeschreibung

2. Körper

2.1 Überblick und Ziele *(A 9)*

In diesem Baustein *(s. auch A 9)* können die Teilnehmer mehr Verständnis für die körperlichen Auswirkungen von anhaltender Überlastung entwickeln und motiviert werden, körperliche Signale angstfrei wahrzunehmen und positiv zu beeinflussen. Sie lernen eine Entspannungsmethode, sollen aber auch in der Lage sein, im Alltag situativ körperlichen Stresssymptomen entgegenzuwirken. Der praktische Teil beginnt mit Übungselementen zur *(Selbst-)Aufmerksamkeit* und zur *(Körper-)Wahrnehmung*, die dann um Übungen aus der *Progressiven Muskelrelaxation* (PMR, Jacobson 1996) erweitert werden. Außerdem werden Anregungen für zusätzliche *Augenübungen* (z. B. für Bildschirmarbeiter), *Aktivierungs-* und *Bewegungselemente* und Tipps zur *Pausengestaltung* gegeben. Bei homogenen Patientengruppen kann dieser Baustein um passende Zusatzelemente ergänzt werden, zum Beispiel Informationen und Übungen zur Regulierung von Atmung, Herz-Kreislaufsystem, Verdauung, Schlaf usw.

Die Ziele sind:

- Sensibilisierung für körperliche Belastungs- und Entspannungssignale
- Kenntnis der physiologischen Zusammenhänge bei Belastung und Entspannung
- Erlernen einer Kurzentspannungsmethode
- Einsatz differenzieller Entspannungs- und Bewegungsübungen im Alltag

2.2 Praktisches Vorgehen und Übungen

2.2.1 Zuwendung und Wahrnehmung: Der Körper reagiert immer mit
   Körperliche Stressmerkmale
   Reise durch den Körper (Sensory Awareness), Langfassung

📖 Körperreaktionen
👥 Unser Körper im allgemeinen Sprachgebrauch

2.2.2 Einüben einer Kurzentspannungsmethode für den Alltag

📖 Informationen zur Progressiven Muskelrelaxation (PMR)
👥 Wahrnehmungsübung »Hände«, »Arme«, »Schultern«
👥 Wahrnehmungsübung »Kopf«
👥 PMR »Hände und Schultern«
👥 Wahrnehmungsübung »Gesicht«
👥 Sensory Awareness und PMR »Gesicht«
👥 Wahrnehmungsübung »Atmung«
👥 Wahrnehmungsübung »Gesäß«, »Beine«, »Füße«
👥 Sensory Awareness und PMR »Gesäß«, »Beine«, »Füße«

2.2.3 Augenübungen

👥 Sensory Awareness: Mit dem Körper sehen
👥 Palmieren
👥 Yoga für die Augen
👥 Fantasiereise »Baum«

2.2.4 Aktivierungs- und Bewegungsübungen

2.2.1 Zuwendung und Wahrnehmung: Der Körper reagiert immer mit

Bei der Vermittlung von Entspannungsverfahren werden als Ziele meistens Ruhe, Erholung, Ausgeglichenheit angegeben, und diese Zustände werden assoziiert mit »nichts spüren und denken«. Solche Erwartungen werden durch die medizinische Behandlungstradition eher bestätigt: Ein gesunder Körper schweigt, und nichts zu spüren ist ein Zeichen von Gesundheit. Viele merken gar nicht, wann sie angespannt oder verspannt sind und entsprechende Gegenmaßnahmen ergreifen könnten. Auch bei schwer wiegenden Erkrankungen kommt es vor, dass die Diagnose die Betroffenen wie »aus heiterem Himmel« trifft, sie haben keine oder nur unspezifische Symptome wahrgenommen. Mit den folgenden Übungen werden die Teilnehmer ermutigt, sich körperlichen Veränderungen bewusst zuzuwenden, sie angstfrei wahrzunehmen und sie bei Bedarf zu beeinflussen.

Körperliche Stressmerkmale

Geh du voran, sagte die Seele zum Körper, denn auf mich hört er ja nicht –
In Ordnung, sagte der Körper, ich werde krank werden, dann hat er Zeit für dich.

Goethe, aus Faust

Die erste Übung dieses Bausteins *(s. auch A 10)* schließt an die Problemanalyse (siehe Kap. III., 1.2.6) an. Die Teilnehmer werden wieder aufgefordert, sich eines ihrer Probleme gedanklich vorzunehmen und eine typische Situation zu visualisieren, in der dieses Problem zum Tragen kommt. Zusätzlich notieren sie nun, ob sie bei der Imagination dieser Belastungssituation irgendwelche Körperempfindungen wahrnehmen oder ob sie sich an Körperempfindungen erinnern *(A 10)*. Ohne auf die Situation selbst einzugehen, sammelt der Kursleiter die zugerufenen Nennungen körperlicher Belastungszeichen am Flipchart (zum Beispiel: Verspannung der Schultern, Druckgefühl im Bauch, Kloß im Hals, Schwitzen, feuchte Hände, Zittern etc., *siehe Abb. B 5*).

Auf diese Sammlung unangenehmer Körperempfindungen kommen wir später, beim »Wissensbaustein Körperreaktionen«, wieder zurück. Wir sehen jedoch schon hier, dass auch die intensive Vorstellung einer unangenehmen Situation stresstypische Körperreaktionen auslösen kann. Dieser Zusammenhang besteht natürlich auch bei der intensiven Beschäftigung mit angenehmen Situationen, wenn wir uns zum Beispiel wohl und entspannt fühlen. In diesem Baustein werden wir verschiedene Übungen zur Nutzung unserer Wahrnehmungs- und Imaginationsfähigkeiten machen.

Reise durch den Körper (Sensory Awareness), Langfassung

Die Wahrnehmungsübung »Reise durch den Körper« wird hier in der Langfassung vorgestellt und kann während des Kurses in verkürzter und/oder abgewandelter Form immer wieder eingesetzt werden. Sie eignet sich besonders als Einstimmung vor den PMR-Übungen. Man verwendet dann Ausschnitte für die Körperteile, die in der PMR gerade eingeübt werden. Die Teilnehmer werden jedes Mal aufgefordert, sich

Abbildung B 5: Körperliche Stressmerkmale

mit genügend *Abstand* voneinander *im Kreis* auf Stühle zu setzen und eine bequeme Sitzhaltung einzunehmen. Der Kursleiter teilt kurz mit, *welche Art der Übung* (Körperwahrnehmung, PMR, beides) mit welchem Fokus er durchführen möchte. Beim ersten Mal zeigt er auch, wie (in Zukunft immer) die *Aktivierung* nach den Übungen erfolgt, nämlich: »*Bewegen Sie die Fingerspitzen, Arme anziehen, tief atmen, Augen auf*«.

Setzen Sie sich bequem hin, die Hände liegen locker auf den Oberschenkeln. Einige wollen vielleicht jetzt schon die Augen schließen, andere fixieren einfach einen Punkt vor sich, zum Beispiel auf dem Boden. Früher oder später gehen die Augen oft ganz von alleine zu … Ich möchte Sie einladen zu einer Reise durch den Körper. Dabei geht es lediglich darum, in Gedanken den Körper durchzugehen und aufmerksam darauf zu achten, ob und wie Sie auch wirklich bequem sitzen. Und wenn Sie in Gedanken auf diese Reise mitgehen wollen, gehen Sie jetzt mit Ihrer Aufmerksamkeit zu Ihren Händen …,
… achte darauf, wie die Hände auf den Oberschenkeln aufliegen …, manche Stellen sind wahrscheinlich wärmer, andere kühler … Achte darauf, wie sich der Stoff anfühlt, auf dem sie liegen und wo sie keine Berührung mit der Unterlage haben …, bleibe mit deiner Aufmerksamkeit ganz bei den Händen …
Und jetzt geh in Gedanken weiter, die Unterarme entlang, über die Ellenbogen zu den Oberarmen und zu den Schultern. Achte darauf, wie sich Oberarme und Schultern anfühlen, ob sie auch wirklich locker herabhängen …,
und nun zum Nacken und zum Kopf … Achte darauf, wie du eine bequeme Haltung für den Kopf findest, und wenn du etwas verändern willst, tue das mit kleinen Bewegungen …,
und geh mit deiner Aufmerksamkeit zur Stirn …, achte darauf, wie deine Stirn sich anfühlt, die Augen …, lass die Augen dahin fallen, wo es am angenehmsten ist, achte darauf, wie die Wangen sich anfühlen, die Lippen, achte auf die Lage der Zunge im Mund …, die Stellung der Lippen, … und lass immer wieder los, wenn du etwas Festes, Angespanntes spürst …
Geh weiter mit deiner Aufmerksamkeit zur Brust und zum Rücken, achte darauf, wo du die Stuhllehne berührst und ob du auch wirklich

bequem sitzt …, achte auf das Gesäß und achte darauf, wo du dein Gewicht am meisten spürst, eher auf der rechten oder auf der linken Seite, … achte darauf, was du von deinen Oberschenkeln spürst, außer da, wo die Hände auf den Oberschenkeln aufliegen, und lass immer wieder los, wenn du etwas Festes, Angespanntes spürst …

Achte auf die Knie, die Waden, die Füße, … bis in die Zehenspitzen …

Und diese Übung, das erzähle ich dir schon jetzt, ist selbst schon eine wirksame Form der Entspannung: Dich einfach hinzusetzen oder hinzulegen und in Gedanken den Körper durchzugehen, … und immer wieder loslassen, wenn du etwas Festes, Angespanntes spürst. Und vielleicht merkst du sogar schon jetzt, dass du beim Ausatmen immer noch etwas mehr loslassen kannst …

Und geh mit deiner Aufmerksamkeit dahin, wo es für dich am angenehmsten ist …, ich weiß nicht, wo du am ehesten spürst, dass du loslassen kannst. Manche spüren es am Atmen …, wie du beim Ausatmen noch mehr loslassen kannst, andere spüren vielleicht ein Wärmegefühl, eine Schwere oder Leichtigkeit oder etwas ganz anderes …, und du wahrscheinlich längst deine eigene Art gefunden hast, wie du noch etwas mehr entspannen kannst …

Und um zurückzukommen, gehen Sie mit der Aufmerksamkeit wieder zu den Händen …

Bewegen Sie die Fingerspitzen, Arme ausstrecken, tief atmen, Augen auf.

Im Anschluss können die Teilnehmer rückmelden, wie es ihnen ergangen ist und ob sie während der Übung körperliche *Veränderungen* angenehmer oder unangenehmer Art gespürt haben. Auch diese Nennungen werden auf Flipchart mitgeschrieben (zum Beispiel: vermehrter Speichelfluss, häufiges Schlucken, Wärmegefühle, Schwereempfinden etc., *siehe Abb. B 6*). Einige erleben vielleicht schon zu diesem Zeitpunkt tiefe Entspannungsgefühle, finden diese angenehm oder äußern *Ängste* vor Kontrollverlust. Durch Öffnen der Augen oder Ballen der Fäuste können sie die Tiefe der Entspannung jederzeit selbst bestimmen und regulieren. Natürlich können auch *unangenehme Sensationen* auftreten wie Verspannungsgefühle im Nacken, Muskelzucken, Probleme, die Augen zu schließen. Auch diese Wahrnehmungen werden mit dem Hinweis positiv konnotiert, dass es bei dieser Übung vor allem um das Spüren

Entspannungsreaktionen

körperlich

Schlucken

Puls ↓

tiefer Atem

"Wohlig"

Wärmegefühl

Prickeln in der Haut

Schultern hängen

Bauchgeräusche

Muskelzucken

Speichelfluss

weiche Muskeln

Schwere

Blutdruck ↓

Kopf- Nackenmuskeln entspannt

Abbildung B 6: Körperliche Entspannungsmerkmale

von Unterschieden und noch nicht primär um Entspannung gehe. Durch diese Vorgehensweise werden die Teilnehmer und der Kursleiter vom Leistungsdruck entlastet, der besonders beim Erlernen vom Entspannung kontraindiziert ist.

Wenn wir unsere Aufmerksamkeit bewusst auf körperliche Vorgänge lenken, spüren wir diese natürlich deutlicher als sonst oder vielleicht sogar zum ersten Mal, und manche dieser Körpersensationen können zunächst sogar unangenehm sein. Dass wir sie bemerken, ist jedoch eine Voraussetzung für ihre Veränderung. Es ist auch nicht notwendig, dass die Augen geschlossen sind – am besten lassen Sie die Augen dahin fallen, wo es für Sie am angenehmsten ist. Wenn Sie das Gefühl haben, die Kontrolle zu verlieren oder dass der Blutdruck »absackt«, können Sie jederzeit die Augen öffnen und die Fäuste schließen und loslassen (»pumpen«), um sich auf diese Weise kurz zu aktivieren. Wenn Sie möchten, steigen Sie dann bei der nächsten Übung wieder ein.

 Körperreaktionen

Mit Blick auf die inzwischen gesammelten körperlichen Stress- und Entspannungsmerkmale *(Abbildungen B 5 und B 6)* erhalten die Teilnehmer nun einige Informationen zur Physiologie mit dem Ziel, diese Körperreaktionen besser verstehen zu können. Der folgende Text fasst die wichtigsten Informationen in umgangssprachlicher Form zusammen (nach Kaluza 2004, S. 15–25, weitergehende Informationen z. B. bei Huether 1997; Bauer 2004). Für die Teilnehmer werden die wichtigsten Stichworte wieder am Flipchart zusammengestellt.

■ **Das menschliche Nervensystem *(siehe Abb. B 7)***

Das menschliche Nervensystem besteht aus zwei Teilen: einem willkürlich steuerbaren *(motorischen, zentralen)* und einem autonomen, unwillkürlichen oder *vegetativen* Teil. Während der erstere, wie der Name sagt, alle willentlich beeinflussbaren Funktionen (Denken, Sprechen, Bewegung) steuert, ist der letztere, entwicklungsgeschichtlich viel ältere Teil für alle Abläufe im Organismus zuständig, die »automatisch« stattfinden und einer willkürlichen Veränderung zunächst nicht

Abbildung B 7: Nervensystem

zugänglich sind (Verdauung, Herztätigkeit, Blutdruck, Körpertemperatur etc.). Dieser Teil ist vor allem bei der Entstehung von stressbedingten, körperlichen Funktionsstörungen von Interesse. Deshalb gehen wir hier noch etwas näher auf ihn ein.

Das *vegetative Nervensystem* besteht einerseits aus verschiedenen Hirnarealen, von denen vor allem der *Hypothalamus* im Zwischenhirn eine zentrale Rolle spielt, und aus zwei verschiedenen Nervenbahnen, die mittels elektrischer Impulse und Hormone alle Körperfunktionen steuern, also für das innere Milieu unseres Organismus zuständig sind. Diese Nervenbahnen sind der *Sympathikus,* der eher für Aktivierung und Energiemobilisierung zuständig ist, und der *Parasympathikus (Vagus),* der bei Erholung, Entspannung und Regeneration vorrangig aktiviert ist. Im Normalfall bestimmt ein ausgeglichenes Verhältnis von Aktivierung und Entspannung unser Leben (»*Homöostase«,* Cannon 1929), das sich sowohl im Tag-Nacht-Rhythmus als auch in Tagesschwankungen, anatomischen Merkmalen und physiologischen Vorgängen (Anlage unserer Körpermuskulatur, Ein-, Ausatmung, Herzmuskeltätigkeit) niederschlägt *(A 11).*

■ **Veränderungen der Körperfunktionen unter Stress und unter Entspannung**

Unser Organismus befindet sich also in einem Fließgleichgewicht, das andauernd den Veränderungen der äußeren und inneren Welt ausgesetzt ist und zu dessen Erhaltung er ständig Anpassungsleistungen erbringt. Bei starken, plötzlichen oder überraschenden Veränderungen in der Umwelt oder im Organismus tritt eine *Stressreaktion* (»*Notfallreaktion«,* Cannon 1929) auf. Dies ist eine Abweichung der Körperfunktionen von der normalen Schwankungsbreite. Ein Beispiel: Nehmen wir an, ich wollte gestern Abend meine Unterlagen für diesen Kurs zusammenpacken und stellte fest, dass ich diese in der Praxis 50 km entfernt liegen gelassen hatte. Was geschah, als ich das bemerkte? Ich war zunächst kurzfristig reaktionsunfähig, in der Zeichnung als kurze vagotone Auslenkung *(Schrecksekunde)* dargestellt. Diese Schockphase ist u. a. charakterisiert durch arteriellen Unterdruck, Unterzuckerung des Blutes, Vermehrung der Lymphozyten im Blut. Unmittelbar danach setzt eine starke sympathikotone Aktivierung (Notfallreaktion) ein. Durch die Ausschüttung von Adrenalin aus der Nebennierenrinde werden Betriebsstoffe wie Glucose (Glukoneogenese) und freie Fettsäuren (Lipolyse) mobilisiert, Herztätigkeit und Atmung werden stimuliert, der Blutdruck erhöht, Gehirn, Lunge, Leber und Herz sowie Skelettmuskeln werden besser durchblutet. Umgekehrt verengen sich die Blutgefäße in der Haut und an der Körperperipherie. Auch die Verdauungsorgane drosseln ihren Energieverbrauch, und Hunger, Durst und Sexualtrieb werden unterdrückt.

Dieses körperliche Aktivierungsprogramm reagiert seit Jahrtausenden auf alles, was unser Organismus als Herausforderung oder Bedrohung einstuft, und es hatte für bewegungsfähige Lebewesen schon immer eine Überlebensfunktion. Tatsächlich reagieren wir auf das Zeichen »Gefahr« immer noch so wie auf den Löwen in der Savanne, d. h., der Organismus stellt Energie bereit, um auf die Bedrohung zu reagieren. Gegenüber dem Löwen bedeutete dies: Fight or flight. Ist die Gefahr vorüber bzw. lässt die Stressreaktion nach, kommt eine parasympathische Aktivierung zum Tragen: Puls und Blutdruck sinken, die muskuläre Spannung lässt nach, die Verdauung kommt in Gang…

An diesem Punkt bietet es sich an, gemeinsam mit den Teilnehmern zusammenzufassen, welche Veränderungen der Körperfunktionen bei *Aktivierung* (Kampf-, Fluchtimpuls) und bei *Entspannung* ablaufen, um den Antagonismus von Sympathikus und Parasympathikus weiter zu verdeutlichen *(A 12)*.

Die körperliche Stressreaktion ermöglicht also ein flexibles Reagieren auf aktuelle Gefahrensituationen, indem sie den Organismus in optimaler Weise auf eine körperliche Bewältigungssituation vorbereitet. Im Bereich Herz-Kreislaufsystem, Atmung, Stoffwechsel und Muskulatur werden die erforderlichen Vorgänge angeregt, regenerative und reproduktive Funktionen wie Verdauung, Sexualität, Wachstum etc. werden gehemmt. Zurück zu unserem Beispiel: Womöglich eilte ich zu meinem Auto, um die erwähnten Unterlagen in der Praxis zu holen. Das bedeutete fast zwei Stunden Zeitverlust, außerdem war Hauptverkehrszeit. Wir können vermuten, dass in dieser Zeit die Aktivierungsreaktion des Organismus anhielt, d. h., er befand sich, biologisch gesprochen, in andauernder Kampf- oder Fluchtbereitschaft. In dieser *Widerstands- oder Aktivierungsphase* tragen Nerven und stressabhängige Hormone (z. B. Kortisol) die Information »Gefahr« in alle Körperregionen, um die Voraussetzungen für anhaltende Handlungsbereitschaft zu schaffen und um eine Stabilisierung der stressinduzierten Stoffwechselvorgänge zu erreichen. Der Organismus stellt sich durch Ankurbeln der Immunabwehr (Anregung der Produktion von weißen Blutkörperchen im Knochenmark), Betäubung des Schmerzempfindens und Produktion des entzündungshemmenden Hormons Kortisol auf eine längere Belastungsphase ein.

Vielleicht kam ich ja doch noch frühzeitig nach Hause, habe alle anderen Vorbereitungen erledigt und verbrachte einen geruhsamen Abend vor dem nächsten Arbeitstag – dies war dann eine *Erholungsphase*, um mich zu regenerieren und um neue Kräfte zu sammeln. Vielleicht ging es jedoch nach meiner Rückkehr gerade so weiter: Ich blieb bis in die Nacht am Schreibtisch »hängen«, sank irgendwann spät und völlig erschöpft ins Bett, konnte aber noch lange nicht schlafen, weil ich noch so viel im Kopf hatte. So wird aus Entspannung *Erschöpfung* (*siehe A 11*, Auslenkung der Aktivierungskurve nach unten). Der Erschöpfungsschlaf wird nicht als erholsam empfunden und die Belastung bleibt bestehen, da der Stressor letztlich nicht beseitigt werden konnte.

Bei einem für längere Zeit aufrechterhaltenen Widerstandsniveau stellt sich der Organismus zwar auf einen erhöhten Energieaufwand ein und entwickelt zunächst eine Resistenz gegenüber dem ursprünglichen Stressor, aber er wird gleichzeitig auch anfälliger gegenüber anderen Stressoren. Die Aktivierung geht nicht mehr auf das normale Ruheniveau zurück, Erholung erfolgt immer langsamer bzw. bleibt unvollständig. Durch die anhaltende Ausschüttung von Kortisol kommt es zur Immunsuppression und erhöhter Krankheitsanfälligkeit (Hyperkortisolismus) oder aber zur Hemmung der Kortisolausschüttung mit überschießenden Abwehrreaktionen (Entzündungen, Allergien etc.). Auf der psychischen Ebene wird dieses psychovegetative Erschöpfungsstadium als Zustand von »Ausgebranntsein« (*»burnout«*) beschrieben.

Es sei hier nur erwähnt, dass die Stressreaktion zwar einerseits vom Gehirn ausgeht, dass die Stresshormone Adrenalin und Kortisol jedoch rückwirkend wiederum weit reichende Auswirkungen auf die Funktionsweise des Gehirns haben können. Je nach Dosis und Wirkungsdauer können sie sowohl förderlich für den Ausbau von Strukturen sein, die zur Problembewältigung notwendig sind, oder aber die Kommunikation von Nervenzellen nachhaltig stören.

Körperliche Stressreaktionen sind also sinnvolle, vormals lebensrettende Maßnahmen des Organismus, um bei (tatsächlicher oder vermuteter) Gefahr Energien für Kampf oder Flucht bereitzustellen. Diese körperliche Aktivierungsreaktion ist heute noch die gleiche wie im Pleistozän – aber die Gefahren und Bedrohungen sind andere, nicht selten die anderen. Allerdings ist es *sozial* gesehen selten vorteilhaft, den Rechner an die Wand zu werfen oder einfach davonzurennen, im Gegenteil: Vordergründig fühlen wir uns sogar zu Höflichkeit, zumindest aber zum Stillhalten verpflichtet, und die bereitgestellten Energien (Zucker, Fett) finden keinen »Aus-druck«. Die Erregung wird »verinnerlicht«, statt in Aktivität umgesetzt zu werden.

Ein weiterer Unterschied zu den Stressoren der Steinzeit ist die *Anzahl und Dauer der heutigen Belastungen*. Die privaten und beruflichen Belastungen sind häufig vielfältig und lang anhaltend, sodass der Organismus physiologisch auf dem Widerstandsniveau verbleibt, ohne jedoch die freigesetzten Energien zu verbrauchen: Die technischen Fortschritte des Maschinenzeitalters haben unseren Körper als Erzeuger von mechanischer Energie fast vollständig entlastet, aber er besteht immer noch zu 40% aus Muskeln. Deshalb hat die anhaltende körperliche Unterlastung gravierende Auswirkungen wie Muskelschwund, Muskel- und Skelettkrankheiten, Herz-Kreislauferkrankungen. Diese zum Teil funktionellen Störungen bis hin zu Organerkrankungen werden deshalb häufig als *Zivilisationskrankheiten* bezeichnet, sie sind nur durch Aktivität im Sinne von Bewegung aufzuhalten. Die Zivilisation hat es außerdem mit sich gebracht, dass gerade unter Dauerbelastung eine Vielzahl von Verhaltensweisen zunimmt, die vorhandene Gesundheitsrisiken eher erhöhen als senken: Essen, Alkohol, Rauchen etc. *(Risikoverhaltensweisen)*.

Es sind also nicht die kurzfristigen, oft nicht einmal dramatische Ereignisse, die letztlich unsere Gesundheit schädigen, sondern anhaltende, als Belastung erlebte, alltägliche Probleme und damit einhergehend ein Zustand kontinuierlicher Erregung, die körperlich nicht genügend abgebaut wird. Meistens werden die Anforderungen höher eingeschätzt als die vorhandenen Ressourcen. Mit welchen Symptomen letztlich jeder Einzelne auf Belastungen bevorzugt reagiert, hängt wahrscheinlich sowohl von angeborenen und erworbenen Verletzlichkeiten als auch von Eigenschaften der Stresssituationen ab.

Anhand der Liste der Körperfunktionen *(A 12)* kann noch einmal gemeinsam rekapituliert werden, wie der »Daueralarm« systemisch den Organismus schwächt und in direktem Zusammenhang mit vielen Beschwerden und Erkrankungen, z. B. des Herz-Kreislaufsystems, Muskel- und Skelettapparats und der Psyche, steht. Bei dieser Diskussion sollten persönliche Beispiele aus der Gruppe und die gesammelten Stress- und Entspannungssymptome der Teilnehmer berücksichtigt werden. Befindlichkeitsstörungen wie z. B. Mundtrockenheit, Erschöpfbarkeit, Verspannungen, Verdauungsprobleme oder ein labiler Hypertonus können nun als physiologische Auslenkungen im Rahmen chronischer Belastung besser verstanden werden. Häufiges Schlucken, tränende Augen und die eigentlich als lästig empfundenen Verdauungsgeräusche während einer Entspannungsübung werden als willkommene Entspannungsreaktion positiv konnotiert.

An dieser Stelle kommt häufig die Frage, warum Einzelne unter Belastung gerade entgegengesetzt reagieren, wie es bisher dargestellt wurde, nämlich mit Schwindel, abfallendem Blutdruck, Durchfall oder vermehrtem Harndrang. Offensichtlich reagieren sie (wahrscheinlich in Zusammenhang mit biologischen, biografischen und kulturellen Faktoren) mit einer verlängerten *parasympathischen Aktivierung (siehe A 11)*. Personen mit diesen Reaktionstendenzen (tendenzielle Vagotoniker) können übrigens auch auf Entspannungsübungen aversiv reagieren: Ihr ohnehin schon niedriger Blutdruck fällt noch mehr ab, sie kommen nach der Entspannung »überhaupt nicht mehr hoch« und fühlen sich eher müde als erfrischt. Ihnen wird empfohlen, die Entspannung im Sitzen zu machen und sich, im Sinne eines Kneipp'schen Prinzips, zur Wiederherstellung der Homöostase intensiv zu aktivieren (zum Beispiel durch Bewegung, ein paar Liegestützen, frische Luft).

Unser Körper im allgemeinen Sprachgebrauch
(Kleingruppen à 4–5 Personen oder Einzelübung, ca. 20 Min.)

Material: für jede Kleingruppe ein Flipchartblatt und dicker Stift

Wie wir gesehen haben, laufen körperliche Stresssituationen nicht bei allen stereotyp gleich ab, auch die Verknüpfung einer bestimmten Stresssituation mit spezifischen Körperreaktionen lässt sich im Einzelfall nicht belegen. Vielmehr entwickelt jeder Mensch unbewusst gewisse individuelle und situationsspezifische »Reaktionsvorlieben«, mit denen er sich jedoch durchaus »vertraut« machen und die er langfristig beeinflussen kann. Wie tief greifend die Zusammenhänge von Befindlichkeit und Körperreaktionen sind, wird bei genauerer Beachtung unserer *Sprachgewohnheiten* deutlich. Die folgende Übung kann in Kleingruppen oder zu Hause gemacht werden und stößt meistens auf große Resonanz bei den Teilnehmern.

Für einen Körperbereich beziehungsweise für ein Organ (z. B. »Atmung«, »Herz«, »Kopf«, »Bauch«) werden umgangssprachliche Redewendungen gesucht, in denen diese Körperteile vorkommen. Bei genauerem Nachdenken lässt sich eine Fülle solcher Bezeichnungen finden, die sich manchmal sogar sympathikotonen oder vagotonen Reaktionsweisen zuordnen lassen (z. B. »das Herz springt bis zum Hals«, »steht still« oder »rutscht in die Hosentasche«; jemand »hat Schiss« oder »etwas liegt wie ein Stein im Magen«, die »Laus läuft über die Leber«, etwas »geht mir an die Nieren« etc.).

Die Ergebnisblätter werden im Raum aufgehängt und gemeinsam gesichtet *(siehe Abb. B 8)*.

2.2.2 Einüben einer Kurzentspannungsmethode für den Alltag

Bei der *Progressiven Muskelrelaxation (PMR)* handelt es sich um die wahrscheinlich am besten untersuchte und am weitesten verbreitete Entspannungstechnik (Grawe et al. 1994). Allerdings haben die zahlreichen Modifikationen und Kurzversionen leider oft nichts mehr mit den

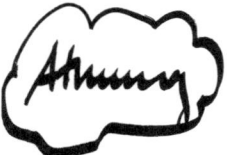

Atmung

Heute herrscht dicke Luft
den Atem verschlagen
Halt die Luft an!
Luftschloß
dir ist die Luft ausgegangen!
Dicke Luft
mir ist ganz mulmig
atemlos

Herz

Mir liegt es am H.
Mir bleibt das H. stehen
Das H. hupft bis zum Hals
Das H. rutscht in die Hosen-
tasche
Herzlos,
Das Herz auf de Zunge
tragen,
ein Herzensmensch
auf Herz und Lunge

Kopf

Ich habe den Kopf voll
Einen dicken K. haben
ein Brett vorm K. haben
um Kopf und Kragen
kopflos, Dickkopf
über den Kopf gewachsen
Augen zu und durch
eine schwere Zunge
Mit dem Kopf durch die
Wand; die Ohren gespitzt
Querkopf

Bauch

ich hab Schiß!
aus dem hohlen Bauch
durch Mark und Bein
eine Laus über die Leber
an die Nieren gehen
zwischen Leber und Milz passt
immer noch ein Pils
mir schlägt das auf den Magen
mir ist ganz flau im Magen

Abbildung B 8: Körper im allgemeinen Sprachgebrauch

ursprünglichen Intentionen des Urhebers (Jacobson 1933) gemein. In der Originalversion des Verfahrens ging es vor allem um die Wiederherstellung des »*Muskelsinns*« als Vermögen, Muskelkraft ökonomisch und sinnvoll einzusetzen, minimale dysfunktionale Verspannungen wahrzunehmen und diesen durch situative Entspannung entgegenzuwirken. Der Übungsaufwand betrug bis zu 50 Einzelsitzungen und wurde im Lauf der Zeit aus pragmatischen Gründen immer kürzer und »technischer«. Inzwischen entnehmen manche Kursleiter die Anweisungen aus Büchern oder lesen sie sogar vor. Dabei wird jedoch unterschätzt, dass lediglich die allgemeine Aufforderung zur Anspannung bestimmter Körperteile in vielen Fällen zu dysfunktionalen und übertriebenen »Aktionen« von Seiten der Übenden bis hin zu Symptomen oder Symptomverschlimmerungen (z. B. bei Schmerzen) und zu Motivationsverlust führen können. Das lediglich technische Erlernen einer Entspannungsmethode impliziert auch nicht automatisch, dass der Proband es bemerkt, *wann* er verspannt ist und *wann* er also die Entspannung einsetzen sollte.

Deshalb wird in diesem Konzept jede einzelne PMR-Übung mit Hinweisen zur genaueren *Wahrnehmung der jeweiligen Körperteile* erklärt und erprobt, bevor sie im Rahmen der Gesamtentspannung zum Einsatz kommt. Auf eine Zusammenfassung verschiedener Einzelübungen wird verzichtet, da sich differenzielle Entspannungseffekte dadurch meistens wieder »verwischen«. Eine *Verkürzung des Übungsaufwands* wird vielmehr dadurch erreicht, dass jeder Teilnehmer die für ihn relevanten Einzelübungen zusammenstellt und i. S. einer differenziellen Indikation praktiziert.

Die hier vorgestellte Version der PMR *(A 13)* kann innerhalb der ersten drei Sitzungen komplett vermittelt und dann im Kursverlauf immer wieder geübt werden. Sie kann in ihrer »Langform« oder als Kurzübung, bestehend aus einzelnen Bestandteilen, durchgeführt werden. Wichtig ist lediglich, dass die Teilnehmer gelernt haben, die jeweiligen Übungen richtig durchzuführen, und dass sowohl der Beginn als auch der Abschluss (die Aktivierung) der Gesamtübung eindeutig festgelegt sind.

Zur Veranschaulichung der einzelnen Muskelgruppen kann anatomisches Bildmaterial sehr hilfreich sein (z. B. aus Sobotta 2004 oder Platzer 2005).

Informationen zur Progressiven Muskelrelaxation (PMR)

■ Grundprinzipien

Im bisherigen Kursverlauf wurde deutlich, dass Entspannungsreaktionen wichtig für die Erholung unseres Organismus sind und dass jeder in der Lage ist, tiefe Entspannung zu erleben. Das *Ziel* der meisten Entspannungsmethoden ist es, bei Bedarf – also willkürlich und relativ schnell – eine zuverlässige Entspannungsreaktion herbeiführen zu können. Die Methode der Progressiven Muskelrelaxation wurde in den Zwanzigerjahren von dem amerikanischen Arzt *Edmund Jacobson* entwickelt, zur gleichen Zeit, als Johannes Heinrich Schultz in Berlin das Autogene Training einführte. Der Unterschied zum Autogenen Training besteht vor allem darin, dass die Entspannung einzelner Muskelgruppen fortlaufend dadurch geübt wird, dass diese vorher angespannt werden *(aktive Entspannung)*. Dies erscheint zunächst vielleicht widersprüchlich, kann jedoch am besten mit der Funktionsweise eines Pendels verdeutlicht werden: Wird es zunächst in eine Richtung gezogen, setzt beim Loslassen eine entsprechend starke Gegenbewegung ein. Dementsprechend wird durch die Anspannung die nachfolgende Entspannung deutlicher empfunden. Sie werden schnell feststellen, dass wir mit diesen Übungen absichtlich und bewusst tun, was uns sonst unbewusst »passiert«, ohne dass wir es merken: uns anspannen. Indem wir die Anspannungen bewusst vollziehen und gezielt wieder loslassen, werden Sie mit fortlaufender Übung im Alltag immer öfter spüren, wann Sie sozusagen den ersten Teil der Übung ausführen – und können dann jeweils loslassen *(differenzielle Entspannung)*. Mit zunehmender Übung wird also die vorherige Anspannung überflüssig, die *Vergegenwärtigung* und das bewusste Loslassen bestimmter Muskelgruppen reicht als situative Entspannung aus. Deshalb ist die PMR also sehr gut geeignet, um in den Alltag integriert zu werden.

Ein weiterer Aspekt bei den Übungen betrifft den so genannten *Muskelsinn*. Damit ist die Fähigkeit gemeint, muskuläre Anspannung sinnvoll und nur dann einzusetzen, wenn sie gebraucht wird. Demgegenüber haben wir uns häufig angewöhnt, motorische Aktivitäten nicht funktional auszuführen und mehr Muskelaufwand zu betreiben, als eigentlich notwendig ist. Manche schreiben am PC mit hochgezogenen Schultern, beißen beim Schreiben auf die Zunge oder im Schlaf die Zähne zusammen. Auch bei einem Bewerbungsgespräch hilft es sicher nicht, wenn Sie die Beine zu einem Knoten verschlingen. Deshalb werden wir beim Üben besonders darauf achten, dass nur die Muskelgruppen angespannt werden, die in der Übung angesprochen sind.

■ Worauf es beim Üben ankommt *(A 14)*

Anspannen und Entspannen: Wesentliches Ziel bei der Übung ist es, Unterschiede zwischen An- und Entspannung wahrzunehmen. Bitte achten Sie beim Anspannen der jeweiligen Muskeln darauf, dass Sie möglichst nur die gefragte Partie anspannen. Die Anspannungsphase dauert zirka 5–15 Sekunden, die Entspannungsphase etwas länger (20–50 Sekunden).

Intensitätsregulierung: Für Anfänger ist es besser, nicht zu stark anzuspannen, sondern lediglich so viel, dass Sie einen Unterschied spüren. Dies gilt besonders dann, wenn Sie beim Anspannen Schmerzen empfinden. Je besser Sie die Übungen beherrschen, desto stärker können Sie eine Muskelpartie differenziell anspannen, ohne dass andere Muskeln »mitbetroffen« sind.

Auf alle Empfindungen achten: Achten Sie sowohl bei der Anspannungs- als auch bei der Entspannungsphase auf alle auftretenden Empfindungen. Diese können ganz unterschiedlich sein: Wärme/Kühle, Kribbeln, Schwere/Leichtigkeit, Schwerelosigkeit etc.

Atmen: Achten Sie darauf, auch während der Muskelanspannung ruhig weiterzuatmen.

Aufmerksamkeitsfokussierung: Manchmal wird Ihre Aufmerksamkeit beim Üben abschweifen, kehren Sie gedanklich einfach wieder zu der betreffenden Muskelpartie zurück und fahren Sie mit der Übung fort.

Aktives Beenden der Entspannung: Nach der eigentlichen Übung können Sie beliebig lange im Entspannungszustand verbleiben. Ich empfehle Ihnen, danach die Entspannung ganz bewusst durch Aktivierung zu beenden, damit auch hier ein eindeutiger Unterschied zwischen Ruhetönung und Aktivität gemacht wird. Die Aktivierung bleibt natürlich aus, wenn Sie danach einschlafen wollen.

Entspannung lässt sich nicht erzwingen: Entspannungsfähigkeit unter Leistungsdruck erreichen zu wollen, ist ein Widerspruch in sich. Gönnen Sie sich Zeit und Geduld.

Übung als Voraussetzung für Erfolg: Wie bei vielen anderen Fertigkeiten (Schwimmen, Schreibmaschine schreiben, Reiten etc.) wird auch Entspannung dann beherrscht, wenn sie richtig gelernt wurde. Deshalb ist zumindest während des Kurses regelmäßige Übung, am besten täglich, empfehlenswert.

Für diejenigen, die ihre Übungen protokollieren möchten, kann ein Verlaufsprotokoll (zum Beispiel A 15) zur Verfügung gestellt werden. Die Besprechung dieser Protokolle in der Sitzung wirkt sich motivierend auf die Übungshäufigkeit aus.

■ Noch einige Stichworte zum Üben

Zeitpunkt: Im optimalen Fall sollten Sie einmal täglich üben. Der Zeitpunkt hängt von Ihrem Tagesplan ab.

Umgebung: Die Umgebung spielt für das Üben letztlich keine Rolle, sofern Sie sich nicht ablenken oder stören lassen. Am Anfang des Trainings ist es günstig, wenn Sie an einem ruhigen Ort üben.

Kleidung: Achten Sie darauf, dass Sie beim Üben nicht durch beengende Kleidungsstücke (Krawatte, Gürtel, hohe Schuhe), durch Brille, Kontaktlinsen oder Uhr in Ihrer Bewegungs- und Konzentrationsfähigkeit eingeschränkt werden.

Sitzen oder Liegen?: Die hier vermittelten Übungen sind hauptsächlich im Sitzen durchzuführen und werden auch in der Sitzposition geübt. Wer im Sitzen entspannen kann, kann es im Liegen auf jeden Fall.

Grundposition: Bevor Sie mit der eigentlichen Entspannung beginnen, sollten Sie sich vergewissern, dass Sie auch wirklich bequem sitzen. Achten Sie darauf, dass Sie sich überall bequem anlehnen können. Die Hände liegen locker auf den Oberschenkeln, die Beine stehen im rechten Winkel und fallen locker auseinander. Achten Sie auf eine bequeme Haltung für den Kopf, lassen Sie die Augen dahin fallen, wo es am angenehmsten ist.

Ich selbst werde bis auf wenige Ausnahmen alle Übungen mitmachen. So können Sie sich bei Bedarf vergewissern, wie die Übung funktioniert. Jede neue Anspannung werde ich mit dem Satz ankündigen: »Wenn ich gleich jetzt sage, bitte erst dann, spannen wir ... (z. B. beide Hände zur Faust) ... *Jetzt*.« Einige von Ihnen werden anfangs bemerken, dass sie schon vor der eigentlichen Anspannung in eine Erwartungsspannung gehen. Bitte achten Sie darauf, dass Sie tatsächlich erst nach dem Kommando anspannen, sonst sind die Anspannungszeiten unterschiedlich lang.

■ Formulierungstipps für den Kursleiter

- ■ Vorher ankündigen, was kommt.
- ■ Wenn ich gleich »jetzt« sage, bitte erst dann ...
- ■ Geh jetzt mit deiner Aufmerksamkeit zu ...
- ■ Achte auf das Gefühl der Anspannung ..., achte auf das Gefühl der Entspannung ... (Fokussierung der Aufmerksamkeit)
- ■ Achte auf die Unterschiede zwischen ... (Sensibilisierung)

■ Einführung der Körperwahrnehmungsübungen

Die Demonstration der einzelnen Übungen der PMR erfolgt in diesem Manual in Verbindung mit Körperwahrnehmungsübungen zu den jeweiligen Körperteilen. Der Kursleiter sollte sich von den Teilnehmern das Einverständnis holen, am Beispiel Einzelner aus der Gruppe zu zeigen, woran Verspannungen manchmal sogar von außenstehenden Beobachtern erkennbar sind. Mit einem Augenzwinkern kündigt er an, die Teilnehmer in die Kunst einzuweihen, überraschend oft richtige Vermutungen darüber äußern zu können, wo jemand verspannt ist und ob er womöglich Nacken-, Schulter- oder Rückenschmerzen hat. Diese Einführung erhöht zunächst die Erwartungshaltung und -spannung in der Gruppe, was sich für »Demonstrationszwecke« gut nutzen lässt.

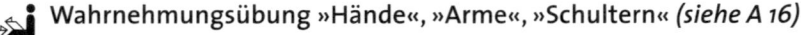

Wahrnehmungsübung »Hände«, »Arme«, »Schultern« *(siehe A 16)*

Aus unterschiedlichen Gründen haben viele es verlernt, Körpersignale wie z. B. muskuläre Verspannungen wahrzunehmen. Dabei beginnen solche Verspannungen oft schon in den **Händen***. So behaupte ich zum Beispiel, dass jetzt, in diesem Augenblick, Herr A. eine Spannung in den Fingern hat. Hat jemand eine Idee, woran das erkennbar ist? … Umgekehrt könnte ich auch fragen:* »*Wie sieht eine entspannte Hand aus?*«

Durch Ausprobieren merken die Teilnehmer, dass schon zum Ausstrecken der Finger eine Spannung notwendig ist und dass eine entspannte Hand immer eine leichte Krümmung aufweist. Eine Teilnehmerin erzählte zum Beispiel in der nachfolgenden Sitzung, dass ihr erstmals aufgefallen sei, wie oft sie »*die Faust in der Tasche*« *ballte.*

Die PMR-Übung funktioniert so, dass Sie auf mein Zeichen beide Hände zur Faust ballen, und zwar so, dass möglichst nur die Hände, keinesfalls aber die Oberarme mit angespannt sind. Wir machen die Übung, jetzt … (zirka 5–7 Sekunden) … und wieder loslassen …

Bei Betrachtung der *Armhaltung* in der Ruheposition wird bei einigen Teilnehmern auffallen, dass sie die Arme gestreckt halten, entspannte Ober- und Unterarme »fallen« jedoch senkrecht herab. Dieser Hinweis mag vielleicht profan erscheinen, ist aber für Patienten mit Spannungsschmerzen oft keineswegs selbstverständlich.

Hinsichtlich der *Schulterhaltung* lassen sich in der Gruppe meistens zwei Phänomene zeigen: Schulterschiefstand und sternale Fehlhaltung. Schulterschiefstand können sich einander gegenübersitzende Teilnehmer unmittelbar gegenseitig zurückmelden. Bei der sternalen Fehlhaltung handelt es sich um »eingesunkene Schultern«, die der Kursleiter in übertriebener Form sitzend und stehend demonstrieren kann. Dabei kann gezeigt werden, dass sich bei dieser Haltung der Kopf nicht auf, sondern vor dem Rumpf befindet und also hauptsächlich von den Nackenmuskeln gehalten werden muss. Lassen Sie hier die Teilnehmer einmal das *Gewicht ihres Kopfes* schätzen (es beträgt durchschnittlich 8 kg!), damit werden chronische Verspannungen der Nackenmuskeln in Zusammenhang mit der Körperhaltung sofort verständlicher. Ziel ist eine Aufrichtung des Körpers, die eine leichte Lordose des Rückens und eine »Rückbewegung« des Kopfes auf den Rumpf zur Folge hat. Die

Korrektur erfolgt in drei Schritten: »Ich ertaste das Brustbein mit zwei Fingern und richte mich auf, indem ich mit dem Brustbein gegen die Finger drücke. Dann drücke ich mit den Fingern das Kinn nach hinten (so als wollte ich ein Doppelkinn machen) und ziehe gleichzeitig den Hinterkopf nach oben. Dies führt zu einer spürbaren, angenehmen Dehnung der Nackenmuskeln, erweckt jedoch bei manchen zunächst die Assoziation, »von oben herab« zu schauen. Vor einem Spiegel kann gezeigt werden, dass das Ergebnis vielmehr eine äußere (und innere) Aufrichtung ist. Diese Haltungskorrektur ist im Alltag besonders wichtig für Autofahrer und Schreibtischarbeiter; sie kann evtl. durch Lordosekissen wirksam unterstützt werden.

Der Einfluss der Körperhaltung auf unser emotionales Befinden ist übrigens auch experimentell belegt (siehe z.B. Stepper 1992): Eine gekrümmte Körperhaltung ist eher mit Gefühlen von Hilflosigkeit und Stresserleben assoziiert, eine aufrechte mit Selbstbewusstsein und positivem Erleben.

Wahrnehmungsübung »Kopf«

(Zweierübung, 5 Min.)

Material: Unterlagen zum Liegen

Bei dieser Übung und mit Anschauungsmaterial zur Kopf- und Nackenmuskulatur kann noch einmal verdeutlicht werden, welches Gewicht die Halswirbelsäule und die Nackenstrecker bei einer dysfunktionalen Kopfhaltung tragen müssen.

Die Übung wird paarweise durchgeführt. Ein Partner legt sich in Rückenlage entspannt auf den Boden, der andere setzt oder kniet sich an sein Kopfende und hebt mit beiden Händen sehr vorsichtig den Kopf hoch, um ihn behutsam und langsam nach rechts und links, oben und unten zu wiegen. Dabei können beide die Augen schließen, um ihre Aufmerksamkeit ganz den kinästhetischen Empfindungen von Wiegen und Gewiegtwerden zuzuwenden. Nach einigen Minuten werden die Wiegenden aufgefordert, den Kopf behutsam abzulegen, beide öffnen die Augen und wechseln die Positionen, ohne miteinander zu sprechen.

Das Heben und das Heben-Lassen des Kopfes kann für beide Beteiligten eine Herausforderung sein. Manchen fällt es schwer, in vollem Vertrauen den Kopf lockerzulassen, sie kommen dem Partner mit einer

Haltespannung entgegen. Der Partner wiederum ist womöglich ängstlich gegenüber diesem verantwortungsvollen Körperkontakt. Entsprechend kann es beim anschließenden Austausch um die jeweiligen Erfahrungen bzgl. Körperwahrnehmung (z. B. Gewicht des Kopfes), Körperkontakt, Vertrauen/Misstrauen gehen.

PMR »Hände und Schultern«

Bei der PMR-Übung für die Hände werden die Hände zur Faust geballt. Die Intensität der Anspannung sollte dabei nur so stark sein, dass ein Unterschied zur Entspannung wahrgenommen wird und dass keine Muskeln über die Unterarme hinaus mit angespannt werden. Für die Schultern machen wir zwei Übungen, weil diese oft verspannt sind. Bei der ersten ziehen wir die Schultern nach oben in Richtung Ohren, die Arme bleiben entspannt hängen, der Kopf bleibt gerade, ... jetzt ... und wieder loslassen. Bei der zweiten Übung drücken wir die Schultern nach hinten unten, so, als sollten sich die Schulterblätter berühren ... jetzt ..., und langsam wieder loslassen.

Wir führen nun die Übungen zusammenhängend durch. Ich beginne mit einer kurzen Sensory-Awareness-Übung für Hände, Arme und Schultern und werde dann mit den PMR-Übungen weitermachen. Setzen Sie sich bequem zurecht, die Hände liegen locker auf den Oberschenkeln ..., gehen Sie mit Ihrer Aufmerksamkeit zu den Händen ... (nun kann eine kurze Übung zur Körperwahrnehmung folgen, siehe oben), ... und jetzt beginnen wir mit den Anspannungsübungen.

Geh mit deiner Aufmerksamkeit zu den Händen, und wenn ich gleich »jetzt« sage, aber bitte erst dann, ballen wir beide Hände zur Faust, jetzt ... Achte auf das Gefühl der Anspannung in den Fingern, in den Daumen, halte die Spannung ein wenig und achte darauf, dass du nur die Hände anspannst ..., und loslassen. Achte auf das Gefühl der Entspannung in beiden Händen ..., und um zu üben, wiederholen wir die Übung, jetzt, ... und wieder loslassen. Achte auf das Gefühl der Entspannung in beiden Händen ...

Jetzt geh weiter mit deiner Aufmerksamkeit über die Unterarme zu den Oberarmen und zu den Schultern, und wenn ich gleich »jetzt« sage, rutschen wir auf dem Stuhl nach vorne und spannen beide Schultern an, indem wir sie nach oben ziehen, jetzt ... Achte auf das Gefühl der

Spannung in den Schultern, Arme hängen lassen, Kopf gerade, halte die Spannung noch ein wenig, … und ganz locker lassen, … achte auf das Gefühl der Entspannung in Schultern, Armen und Händen, und wenn ich gleich »jetzt« sage, spannen wir die Schultern an, indem wir sie nach hinten unten drücken, jetzt …, achte auf das Gefühl der Spannung und halte die Spannung so, wie es für dich gut ist, ohne Schmerzen, … und loslassen, … ganz lockerlassen. Setz dich wieder bequem zurecht und achte jetzt auf die Unterschiede in den Schultern, den Oberarmen, Händen, bis in die Fingerspitzen, … und lass immer wieder los, wenn du etwas Festes, Angespanntes spürst, … und achte darauf, wie du beim Ausatmen noch etwas mehr loslassen kannst …

Und um zu aktivieren, gehen wir mit der Aufmerksamkeit wieder zu den Händen, bewegen die Fingerspitzen, Arme anziehen, tief atmen, Augen auf.

Wahrnehmungsübung »Gesicht« *(siehe A 17)*

Der Kursleiter schaut sich in der Runde um und fragt, welche Muskelleistung z. B. Herr X. immer wieder vollbringen muss, um seine deutlich sichtbaren, waagrechten Stirnfalten zu »erzeugen«. Nach gemeinsamem Ausprobieren wird klar, dass solche Querfalten durch das Hochziehen der Augenbrauen entstehen – eine der Gesichtsübungen der PMR. Die senkrechte Stirnfalte entsteht durch intensives Zusammenziehen der Augenbrauen, bei Bedarf und Interesse eine weitere Übung der PMR. Auf der Folie lässt sich zeigen, dass unsere Augen von Ringmuskeln umgeben sind. Wenn wir die Augen schließen, können wir versuchen, diese Ringmuskeln gleichmäßig zusammenzuziehen … und wieder loslassen, dies ist ebenfalls eine Übung. Und nun geht die Aufmerksamkeit zum Mund: »*Frau C., wo befindet sich Ihre Zunge in diesem Moment? Wo bei den anderen?*« Nach anfänglicher Verwunderung werden die meisten feststellen, dass sich ihre Zunge mehr am Gaumen als in der Mitte oder unten im Mund befindet und dass einige Teilnehmer die Zunge bei Konzentration sogar gegen den Gaumen pressen. Es wird empfohlen, die Zunge in der Pause oder zu Hause (auch morgens nach dem Aufstehen) einmal genauer zu betrachten: Tiefe Abdrücke der Zähne an den Zungenseiten (sog. Girlandenzunge) sind ein Hinweis auf häufiges Anspannen bzw. Pressen der Zunge gegen den Gaumen. Mit Staunen hören auch viele Teilnehmer, dass sich die Zähne außer beim Essen nie berühren sollten und dass ein entspannter Mund leicht geöffnet ist. Die Assoziationen dazu sind zunächst nicht Entspannung, sondern »entgleiste Gesichtszüge« oder gar »Blödheit«. Die entsprechende (zusammengefasste) PMR-Übung lautet:»Wir spannen den Mund an, indem wir die Zunge gegen den Gaumen pressen, die Mundwinkel nach hinten ziehen und die Zähne zusammenbeißen, jetzt ...« Bei Schwierigkeiten mit der Durchführung können daraus drei Einzelübungen gemacht werden.

 ## Sensory Awareness und PMR »Gesicht«

Die Sensory-Awareness-Übung kann der PMR sowohl voran- als auch nachgestellt sein. Beachten Sie bitte, dass bei den PMR-Übungen für das Gesicht die Teilnehmer die Anspannungslänge selbst bestimmen können.

*Bevor wir die PMR-Übungen für das Gesicht durchführen, beginnen wir wieder mit einer **Körperwahrnehmungsübung**. Gehen Sie mit Ihrer Aufmerksamkeit zum Kopf, achten Sie, wie Sie durch minimale Bewegungen eine bequeme Kopfhaltung finden, ... und dann geh mit deiner Aufmerksamkeit zum Hinterkopf, zur Kopfdecke und zur Stirn, ... achte einfach nur darauf, wie deine Stirn sich anfühlt, ... und die Augen, ... lass die Augen dahin fallen, wo es am angenehmsten ist, ... achte darauf, wie sich die Wangen anfühlen, ... der Mund, ... achte auf die Lage der Zunge im Mund, die Stellung der Lippen, ... und lass immer wieder los, wenn du etwas Festes, Angespanntes spürst ...*

Und nun beginne ich mit den PMR-Übungen fürs Gesicht
Geh mit deiner Aufmerksamkeit zur Stirn, und wenn ich gleich »jetzt« sage, spannen wir die Stirn an, indem wir die Augenbrauen nach oben ziehen, jetzt ... achte auf das Gefühl der Anspannung und halte die Spannung so stark und so lange, wie es für dich angenehm ist, ... und lass dann die Stirn wieder ganz locker ... Achte auf das Gefühl der Entspannung, und manchen kann es hilfreich sein, sich die Stirn als leere, glatte Fläche vorzustellen ... Jetzt gehen wir mit der Aufmerksamkeit weiter zu den Augen, und wenn ich gleich »jetzt« sage, spannen wir die Augen an, indem wir die Ringmuskeln um die Augen gleichmäßig zu-

sammenziehen, jetzt ..., und jeder und jede lässt los, wenn es für dich richtig ist ... Und wir gehen weiter zum Mund, und wenn ich gleich »jetzt« sage, spannen wir den Mund an, indem wir die Zunge gegen den Gaumen pressen, die Lippen zusammenkneifen und die Mundwinkel nach hinten ziehen, jetzt ... achte auf das Gefühl der Anspannung, so lange und so stark, wie es für dich richtig ist, ... und ganz lockerlassen. Achte auf das Gefühl der Entspannung ..., lass die Augen dahin fallen, wo es am angenehmsten ist, und lass immer wieder los, wenn du was Festes, Angespanntes spürst, ... und achte darauf, wie du beim Ausatmen noch etwas mehr loslassen kannst ...

Und um zu aktivieren, gehen wir mit der Aufmerksamkeit wieder zu den Händen, bewegen die Fingerspitzen, Arme anziehen, tief atmen, Augen auf.

Wahrnehmungsübung »Atmung«

Zur Atmung und für den Bauch wird bei dieser Kurzversion keine PMR-Übung eingeübt, vielmehr wird während aller Übungen immer wieder auf die Beobachtung und Aufrechterhaltung des Atmens hingewiesen. Die Schlüsselfunktion der Atmung bei Entspannung und Stress kann leicht demonstriert werden:

Wenn ich gleich »jetzt« sage, spannen Sie bitte alle bewusst erreichbaren Muskeln auf einmal an ... Jetzt, ... und wieder loslassen. Was ist gerade mit Ihrer Atmung passiert?

Das Phänomen des »stockenden Atems« kennen wir sowohl von körperlichen als auch von psychischen Belastungssituationen: Wir halten entweder den Atem ganz an oder atmen schnell und flach, mit der sog. Brustatmung. Unser Gehirn verbraucht 25% des Gesamtsauerstoffs und reagiert besonders empfindlich auf den so entstehenden Sauerstoffmangel. Umgekehrt ist eine regelmäßige, tiefe Bauch- (oder Zwerchfell-)Atmung eine wesentliche Technik asiatischer Kampfsport- und Entspannungsarten. Sie können diese Atmung »ertasten«, indem Sie eine Hand auf den Bauch eine Handbreit oberhalb des Nabels, die andere auf den Brustkorb legen und einfach darauf achten, wie der Atem, ganz von allein, ein- und ausströmt ... Und wie mit zunehmender Entspannung der Atem tiefer und regelmäßiger wird, ohne dass Sie aktiv etwas tun müssen ...

Bei allen Entspannungsübungen werde ich immer wieder darauf hinweisen, dass Sie ruhig und regelmäßig atmen und dass Sie bei Muskelanspannung nicht gleichzeitig die Luft anhalten müssen.

 ## Wahrnehmungsübung »Gesäß«, »Beine«, »Füße«

Der Kursleiter macht die Teilnehmer nun auf ihre Bein- und Fußhaltung aufmerksam. Besonders Frauen (vor allem die, die Röcke tragen) neigen dazu, die Knie zusammenzudrücken, bei einer entspannten Beinhaltung hingegen fallen diese locker auseinander. Durch bewusstes Zusammendrücken der Knie gemeinsam mit den Teilnehmenden wird diese Anspannung akzentuiert und kann über das Gesäß bis in den Lendenwirbelbereich ausstrahlen. Eine Spannung von Oberschenkeln, Becken und unterem Rückenbereich entsteht durch Zusammenkneifen der Pobacken. Diese Spannung wird durch zusätzliches Anheben der Beine noch verstärkt und ist eine Übung der PMR. Der Antagonismus zwischen Schienbein- und Wadenmuskeln wird durch Anheben von Zehen bzw. Fersen erspürt, eine Anspannung der Zehen wird durch Einrollen erreicht.

 ## Sensory Awareness und PMR »Gesäß«, »Beine«, »Füße«

…, nun geh mit deiner Aufmerksamkeit zur Brust und zum Rücken, achte darauf, wo du die Stuhllehne berührst und ob du auch wirklich bequem sitzt, achte auf das Gesäß und achte darauf, ob du dein Gewicht mehr auf der rechten oder auf der linken Seite spürst und wie sich dein Gewicht auf der Stuhlfläche verteilt … Achte darauf, was du von deinen Oberschenkeln spürst, außer da, wo die Hände auf den Oberschenkeln aufliegen, und lass immer wieder los, wenn du etwas Festes, Angespanntes spürst … Achte auf die Knie, die Waden, die Füße, … spüre, wo deine Füße den Boden berühren und wo sie Abstand zum Boden haben, … bis in die Zehenspitzen …

Und nun beginne ich mit den PMR-Übungen
Geh mit deiner Aufmerksamkeit zum Gesäß und zu den Oberschenkeln …, und wenn ich gleich »jetzt« sage, spannen wir Gesäß und Oberschenkel an, indem wir die Beine ausstrecken und den Po dabei zusammenkneifen (die Füße bleiben dabei ganz locker hängen), jetzt … Achte auf das Gefühl der Anspannung, halte die Spannung ein

wenig ..., und loslassen, ganz locker ... Achte auf den Unterschied zwischen Anspannung und Entspannung, und wir wiederholen die Übung, jetzt ..., und wieder lockerlassen ... Jetzt gehen wir mit der Aufmerksamkeit weiter von den Oberschenkeln zu den Knien und zu den Unterschenkeln, und wir spannen diese an, indem wir die Fersen in den Boden drücken und die Zehen nach oben ziehen, jetzt ... Achte auf das Gefühl der Anspannung vor allem am Schienbein und in der Oberseite des Fußes, halte die Spannung ..., und loslassen ... Achte auf das Gefühl der Entspannung im Gesäß, in den Oberschenkeln und Unterschenkeln ..., und um die Waden anzuspannen, drücken wir die Zehen in den Boden und ziehen die Fersen Richtung Decke, jetzt ... Halte die Spannung ein wenig, und um deutlich den Unterschied zu spüren, wiederholen wir die Übung, jetzt ... und wieder ganz lockerlassen ...

Zum Abschluss kann auch hier eine Zeit lang in der Entspannung verweilt werden, bis der Kursleiter wieder auf die Hände und schließlich auf die Aktivierung fokussiert.

2.2.3 Augenübungen *(A 18)*

Sehvermögen und Sehen ist ein komplexer, ganzheitlicher Vorgang, an dem muskuläre, kognitive und gefühlsmäßige Aspekte beteiligt sind. Beim normalen Sehen schweift das Auge frei umher und wird ausgewogen hinsichtlich *Akkommodation* (Anpassung auf unterschiedliche Entfernungen) und *Adaptation* (Anpassung an unterschiedliche Helligkeitsgrade) gefordert. Allerdings versuchen wir schon bei *Unsicherheiten in der Körperbalance,* uns mit den Augen in der Umgebung »festzuhalten«, und beanspruchen unser visuelles System mehr als notwendig (siehe z. B. Hätscher-Rosenbauer 1996). Außerdem werden im heutigen Alltags- und Arbeitsleben die Augen oft *einseitig belastet.* Dies ist in besonderem Maß bei Bildschirmarbeit der Fall. Aufgrund der eindeutigen Ergebnisse arbeitsmedizinischer Studien, wonach mit der Dauer und Einseitigkeit von Bildschirmtätigkeiten schon nach zwei Stunden pausenlosen Arbeitens Beschwerden und Beeinträchtigungen (Ermüdung, Sehschärfeminderung, Farbsinnstörungen, Akkommodations- und Adaptationsstörungen) auftreten, ist der Arbeitgeber sogar gesetzlich verpflichtet, die Tätigkeit am Bildschirm so zu organisieren, dass sie regelmäßig durch andere Tätigkeiten oder durch Pausen unterbrochen wird *(Bildschirmarbeitsverordnung)*. Die Verantwortung für die Durchführung solcher belastungsreduzierender Maßnahmen liegt natürlich letztlich beim Ausführenden selbst. Als Faustregel gilt: Nach einer Stunde Arbeitszeit am Bildschirm ist eine Arbeitsunterbrechung bzw. Verlagerung der Aufmerksamkeit von 5–10 Minuten Pause sinnvoll. Solche regelmäßigen kurzen Pausen haben mehr Erholungswert als wenige lange.

Verspannungen des Körpers beeinflussen ebenfalls in vielfältiger Weise das Sehen. Sie können zum Beispiel im Kiefer den Nervus oculomotoris, der für die Augenbeweglichkeit mitverantwortlich ist, und in den Nackenmuskeln die Durchblutung des gesamten Sehorganismus beeinträchtigen. Hier sei auf die Übungen für Nacken und Gesicht in diesem Kapitel verwiesen. Auf ergonomische Vorkehrungen kann in diesem Rahmen nur mit Literaturangaben hingewiesen werden (Neuhaus 2002; Landau 2003; Kubitschek und Kirchner 2005).

Entspannungstechniken finden erst langsam Eingang in die Augenheilkunde, es liegen jedoch erste Ergebnisse über ihre Wirksamkeit vor (z. B. über signifikante Senkung der intraokularen Druckwerte bei Glaukom, Kaluza und Strempel 1994).

Im Folgenden sind einige Ausgleichsübungen zum Thema »Augen und Sehen« (Augenmuskulatur, visuelle vs. kinästhetische Wahrnehmung, bildhafte Vorstellungskraft) zusammengestellt, mehr zum Thema finden Sie z. B. bei Gollub und Haak (1998) und Ostermeier-Sitkowski (2000).

 ### Sensory Awareness: Mit dem Körper sehen
(10–15 Min., nach Brooks 1991)

Die folgende Übung ist ein einfaches Experiment über die Funktion des Sehens beim Stehen und über die Bedeutung, die visuelle Wahrnehmung für uns hat. Die meisten von uns wurden ja von Kindheit an dazu aufgefordert, genau hinzusehen, die Augen offen zu halten, aufzupassen, so dass wir uns die kinästhetische Wahrnehmung zugunsten der visuellen weitgehend abgewöhnt haben.

Für die folgende Übung ist es empfehlenswert, die Schuhe auszuziehen.

*Ich möchte Sie nun bitten, einfach aufzustehen, wie Sie das schon viele tausend Mal in Ihrem Leben gemacht haben, sich einen Platz im Raum zu suchen und bewusst zum Stehen zu kommen. Achten Sie einfach einmal darauf, **wie** Sie stehen, … und wenn du möchtest, kannst du den Zugang nach außen schließen und die Augen zumachen … du brauchst deine Augen ja nicht zum Stehen, du kannst einfach spüren …: Worauf du stehst …, die Struktur, die Temperatur, den festen Boden … Stehst du mit beiden Füßen oder mehr auf einem, spürst du jeweils den ganzen Fuß oder Teile, stehst du eigentlich auf den Füßen oder auf dem Boden? …*

Und wenn du möchtest, kannst du mit deiner Aufmerksamkeit nach oben wandern, zu den Knien, … und weiter zum Becken … Wie hoch ist das Becken vom Boden entfernt, was spürst du vom Bauch, vom Gesäß? …

Und wenn du möchtest, lege die Hände auf den Kopf, spüre deine Haare, die Kopfhaut, die Begrenzung durch die Hände und Füße: Was ist dazwischen lebendig? Irgendwo tritt Luft ein und aus, das Körpergewicht verteilt sich von Knochen zu Knochen, von Muskel zu Muskel, Flüssigkeiten zirkulieren, Stoffwechselvorgänge und Nerven sind aktiv …

Wenn du nun möchtest, kannst du ein Bein seitlich anwinkeln und in Kniehöhe an die Innenseite des anderen Beins aufstützen … Kannst du die Augen noch geschlossen halten oder brauchst du sie dafür? Lass dir Zeit, wieder zum Stehen zu kommen, dann kannst du es auch mit dem anderen Bein versuchen …

Und zum Schluss wieder zum ruhigen Stehen kommen … Und die Augen öffnen.

Manche werden mit Erstaunen oder gar Erschrecken feststellen, dass schon das Stehen mit geschlossenen Augen sehr gewöhnungsbedürftig ist und dass ihnen das einbeinige Stehen, anders als in der Kindheit, gar nicht mehr gelingt.

Palmieren
(nach Gollub 1998)

Palmieren kann jederzeit zur Entspannung der Augen und zur kurzfristigen Regeneration der Netzhaut eingesetzt werden.

Reiben Sie die Hände, bis sie warm sind, und lassen Sie den Kopf in die muschelartig geformten Hände hineinsinken. Schließen Sie die Augen und verdecken Sie die Augäpfel, ohne dass die Augenlider von den Handflächen berührt werden. Atmen Sie ruhig weiter und lassen Sie alle Muskeln im Gesicht, Schultern und Händen ganz locker. Genießen Sie die Dunkelheit, und wenn Sie diesen Effekt noch verstärken wollen, stellen Sie sich die Farbe »Schwarz« oder einen schwarzen Gegenstand vor ... Achten Sie darauf, wie Sie beim Ausatmen noch etwas mehr entspannen können ...

Um die Übung zu beenden, nehmen Sie langsam die Hände herunter und öffnen behutsam die Augen.

 ## Yoga für die Augen

Diese Übung aus der Praxis des Hatha-Yoga eignet sich als Konzentrationsübung sowie zur Stärkung der Augenmuskulatur. Achten Sie darauf, dass Brillenträger ihre Brillen abnehmen, und weisen Sie Kontaktlinsenträger auf mögliche Schwierigkeiten hin.

Setzen Sie sich bequem zurecht ..., wer will, kann die Augen schließen, ... achte darauf, dass du eine bequeme Haltung für den Kopf findest, und lass die Augen dahin fallen, wo es am angenehmsten ist ...

Bleib mit deiner Aufmerksamkeit bei den Augen ...

Nun bewege beide Augen nach oben, so weit es geht, als wolltest du senkrecht über deinen Kopf schauen ..., halte die Spannung ein wenig, und versuche nun das Gegenteil: Bewege deine Augen möglichst weit nach unten, als wolltest du unter dein Kinn sehen ... Wiederhole diesen Wechsel von oben nach unten fünfmal und lass die Augen danach wieder dahin fallen, wo es am angenehmsten ist, um auszuruhen ... (30 Sekunden)

Öffne nun die Augen wieder und bewege sie so weit wie möglich nach rechts, dann nach links, ebenfalls jeweils fünfmal. Stelle dir dabei vor, dass du hinter dich sehen willst ... und lass die Augen dann wieder in einer bequemen Stellung ausruhen ... (30 Sekunden)

Nun schau mit den Augen von oben links nach unten rechts ... Mach das wieder fünfmal und lass danach die Augen in einer bequemen Position ausruhen ... (30 Sekunden)

Und nun schau von rechts oben nach links unten ... Mach das wieder

fünfmal und lass die Augen danach in einer bequemen Stellung ausru-
hen … (30 Sekunden)
Jetzt bewege deine Augen im Uhrzeigersinn kreisförmig. Beginne oben
in der Mitte … Mach das wieder fünfmal und lasse die Augen dann
ausruhen … (30 Sekunden)
Nun reibe die Hände schnell und stark aneinander, bis sie ganz warm
werden. Schließ die Augen und lege die angewärmten Hände gewölbt
über die geschlossenen Augen, sodass die Wärme der Handinnenflä-
chen auf die Augen strahlt. Lass die Augen die Wärme der Hände auf-
nehmen … (10 Sekunden)
Öffne nun die Augen im Dunkeln und lasse sie die Wärme und Gebor-
genheit genießen … (20 Sekunden)
Öffne langsam die Augen und lasse sie die Helligkeit des Lichtes vor-
sichtig aufnehmen …

Fantasiereise »Baum«
(nach Rehfisch et al. 1989)

Bei der folgenden Fantasiereise werden körperliche Entspannung, Konzentration und Übung der visuellen Vorstellungskraft miteinander verbunden.

Setzen Sie sich bequem zurecht, wenn Sie wollen, können Sie schon jetzt
die Augen schließen … Und du weißt schon lange, wie du auf deine Art
allmählich zur Ruhe kommen kannst …
Und wenn du möchtest, lass das Bild eines Baums vor deinem inneren
Auge entstehen …, vielleicht ist das ein Baum, den du kennst, den du
schon irgendwo gesehen hast, vielleicht ist es auch ein Bild von einem
Baum …, und schau ihn dir genau an …
Wie er aussieht …, wie groß er ist …, in welcher Umgebung er
steht …
Schau dir die Umgebung genauer an, was siehst du dort alles? … Und
wieder den Baum: Die Äste, … die Blätter, … der Stamm, die Rinde …
Und stell dir seine Wurzeln vor, … wie weit sie in die Erde ragen, …
wie sie sich immer mehr verzweigen …, und spüre den Halt, den sie
dem Baum geben …, wie er fest mit ihnen in der Erde verwurzelt ist …
Und stelle dir vor, wie der Baum mit diesen Wurzeln das Wasser aus
dem Boden aufnimmt und es in Nährflüssigkeit umwandelt, die durch

die Wurzeln fließt …, den Stamm, … die Äste, … bis in die Blätter …,
und spüre die Kraft, die durch die Nährflüssigkeit im Baum auf-
steigt …

Und nun stelle dir vor, es ist Frühling, … vielleicht schmilzt gerade der
letzte Schnee, … die ersten Knospen sprießen, … und vielleicht kannst
du sogar schon spüren, wie die Sonne etwas wärmer wird …, und da-
rauf achten, wie das Leben um den Baum herum erwacht … Vielleicht
Vögel …, die Landschaft um den Baum … Dein Baum im Frühling:
Sein Stamm, … die Äste, … die Blätter, wenn er welche hat …, viel-
leicht sogar Blüten, … ihre Farben und ihren Geruch …

Und nun geh weiter in den Jahreszeiten, … und es wird wärmer und
Sommer, vielleicht sogar ein richtig heißer Sonnentag … Dein Baum
im Sommer … Wie sieht die Landschaft aus, … der Himmel? Der
Baum? Sein Stamm, … die Äste, … die Blätter …, vielleicht auch
Früchte, wenn er welche hat …?

Geh weiter in den Jahreszeiten und achte darauf, wie es Herbst wird …
Es wird kühler, vielleicht Winde … Wie sieht er aus, dein Baum im
Herbst: Sein Stamm, … die Äste, … die Blätter, wenn er welche hat …,
wie sieht der Baum aus, wie ist die Landschaft um den Baum, die Far-
ben, das Wetter? …

Und nun geh weiter in der Jahreszeit, in den Winter, dein Baum im
Winter …

Vielleicht Kälte? Schnee? Wie sieht dein Baum im Winter aus, sein
Stamm, … die Rinde, … die Äste, … und der Himmel, wie sieht er
aus? Die Landschaft um den Baum herum? Und jetzt, wo ich das sage,
vielleicht irgendwo verweilen wollen, vielleicht sogar unter deinem
Baum … und mit den Gedanken dahin gehen, wo es dir am an-
genehmsten ist, in die Jahreszeit, die dir am angenehmsten ist … Und
dir die Zeit nehmen, die du brauchst …

Um irgendwann zurückzukommen, an diesen Ort und in diese Zeit.

2.2.4 Aktivierungs- und Bewegungsübungen

Belastungssymptome bringen wir meistens mit einem »Zuviel« in Zusammenhang: zu viel Arbeit, zu viel Zeitdruck, zu viel Anstrengung.
Wie schon im Wissensbaustein ausgeführt wurde, können sie aber auch
aus einem »Zuwenig« entstehen, z. B. wenn wir stereotype oder wenig

anspruchsvolle Tätigkeiten verrichten oder an langweiligen Sitzungen teilnehmen müssen, aufgrund mangelnder Bewegung oder zu langsamem Arbeitstempo. In solchen Fällen sind Übungen zur Energetisierung, Aktivierung und besserer Sauerstoffversorgung hilfreicher als Schonung und Antriebslosigkeit, die sonst mit Entspannung verwechselt wird.

Jeder Kursleiter hat eigene Ideen, wie er körperliche Aktivierung anbieten will, deshalb hier und in den folgenden Bausteinen nur einige Beispiele, um sich und die Teilnehmer wieder »auf Trab« zu bringen.

Holzhacken (10- bis 15-mal, ca. 1–2 Min.)
Breitbeinig stehen, die Arme nach oben recken und die Finger miteinander verschränken. Mit (lautem) Ausatmen die Arme nach unten zwischen den Beinen durchschwingen. Beim Aufrichten wieder einatmen, nach hinten oben ausholen und wieder nach unten schwingen.

Venenpumpe (1–2 Minuten, im Sitzen und Stehen anwendbar)
Drücken Sie sich mit den Fußspitzen zusammen oder wechselweise so hoch wie möglich vom Boden weg, wiederholen Sie die Übung, sooft Sie wollen. Im Sitzen können Sie abwechselnd die Fersen und die Fußspitzen nach oben ziehen.

Abrollen und Hüpfen
Im Stehen den Kopf langsam, Wirbel für Wirbel abrollen, dann weitergehen, den Oberkörper beugen und sich langsam vom Gewicht des Kopfes und der Arme nach unten ziehen lassen, bis die Hände (fast) den Fußboden erreichen. Den Po nach oben recken, ohne die Knie ganz durchzudrücken, den Kopf einfach hängen lassen und tief ein- und ausatmen. Nach einiger Zeit richten Sie sich langsam wieder auf, Wirbel für Wirbel, und jeder nimmt sich die Zeit dafür, die er braucht. Zum Schluss richten Sie wieder den Oberkörper und den Kopf auf, bis Sie angenehm und gerade stehen.
Zum Abschluss dieser Übung stellen Sie sich noch einmal breitbeinig hin und hüpfen auf beiden Beinen. Wenn Sie wollen, können Sie dabei gern Töne von sich geben.
Mögliche Fragen nach der Übung: Wie haben Sie das erlebt? War es eher ein Beugen oder ein Sich-hängen-Lassen? Machten Sie nach jedem Sprung eine Pause oder sprangen Sie ununterbrochen?

Schulterkreisen
Legen Sie die Finger auf die Schultern und kreisen Sie mit den Ellbogen vorwärts, rückwärts und gegengleich.
Übrigens ist »Gähnen wie ein Löwe« nicht die schlechteste Art, um an Sauerstoff zu kommen ...

2.3 Möglichkeiten der Veränderung

Stress per se ist nicht schädlich – im Gegenteil: Aktivierung hält uns geistig und körperlich in Bewegung, Herausforderungen sorgen für Entwicklung. Was macht dann krank? Zusammengefasst sind dies die anhaltende *Missachtung organismischer Belastungssignale*, der *mangelnde Verbrauch freigesetzter Energie*, die *Dauer von Belastungen*, damit einhergehend *fehlende Erholung* und *Schwächung der Immunabwehr sowie Risikoverhaltensweisen (s. auch A 19)*.

Aus den Inhalten des Bausteins lassen sich die praktischen Konsequenzen und Möglichkeiten für Veränderung unmittelbar ableiten *(s. a. A 19)*.

■ Bei sorgfältiger Führung des Energie-»Haushalts« werden die Reserven nie voll verbraucht, sondern rechtzeitig »aufgefüllt«. Das klingt einfacher, als es ist, bedeutet es doch, *körperliche Signale wahr- und ernst zu nehmen* und zeitnah entsprechende Maßnahmen zu ergreifen. Das heißt, bei Anzeichen von Erschöpfung oder Überforderung wird rechtzeitig mit *Pause, Entspannung* oder *Erholung* reagiert, bei Müdigkeit oder Langeweile mit *Aktivierung* und *Bewegung*.
■ Bereitgestellte Energien werden körperlich umgesetzt bzw. abreagiert. Aufgrund des physiologischen Wissens wird deutlich, dass die Gewohnheit mancher Zeitgenossen, bei Ärger erst einmal um den Block zu gehen, energetisch sinnvoll ist und dass auch schon der Verzicht auf den Fahrstuhl durchaus eine funktionale Möglichkeit des *Spannungsabbaus* darstellt, wohl wissend, dass ein Problem dadurch nicht gelöst ist. Die bekannten Appelle für mehr Bewegung sind stressphysiologisch begründbar. »Unter dieser Perspektive ist Stress als Bewegungshunger aufzufassen – und als Bewältigungsmuster gibt es kein anderes Mittel als Bewegung« (Dörner 2004, S. 133).

Besonders für Menschen unter innerem und äußerem Daueralarm ist das Angewöhnen neuer, *kontinuierlicher Bewegungsgewohnheiten* wie abendliche Spaziergänge, Gartenarbeit oder die konsequente Nutzung des Fahrrads wahrscheinlich nachhaltiger und alltagstauglicher als kurzfristige, gewalttätige Diät- und Fitnessprogramme.

■ Die Fähigkeit, sich in Anspannungssituationen zumindest körperlich relativ schnell »abzuregen« bzw. zu erholen, stellt dazu keine Alternative, sondern eine zusätzliche Notwendigkeit dar. *(Kurz-) Entspannungstechniken* sind hier nachweislich wirkungsvoll und alltagstauglich.

Körper: Überblick

- **Zuwendung und Wahrnehmung:**
  Sensory-Awareness-Übungen zu
  verschiedenen Körperteilen

- **Wissensbaustein**
  Vegetatives Nervensystem, körperliche
  Stress- und Entspannungsreaktionen

- **Einüben einer Kurzentspannungs-**
  methode für den Alltag (PMR)

- **Augenübungen**

- **Aktivierungs- und Bewegungsübungen**

Abbildung A 9: Baustein »Körper«: Überblick

Übungsblatt: Selbstbeobachtung »Körperempfindungen«

Problem:

....

....

....

Situationsbeschreibung (Ort, Zeitpunkt, Verhalten der Beteiligten – Videotechnik)

....

....

....

....

Körperempfindungen

....

....

....

....

....

Abbildung A 10: Übungsblatt: Selbstbeobachtung »Körperempfinden«

■ Gleichgewicht der vegetativen Reaktionen (Homöostase)

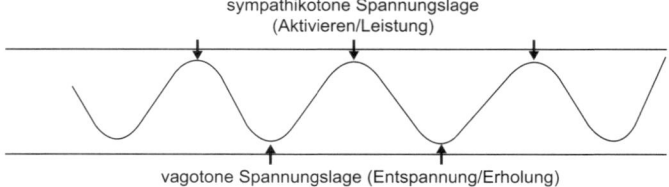

sympathikotone Spannungslage
(Aktivieren/Leistung)

vagotone Spannungslage (Entspannung/Erholung)

■ Stadien der Stressreaktion

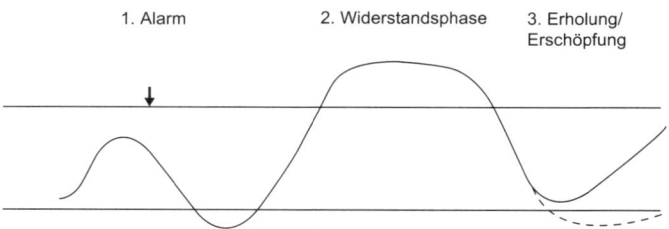

1. Alarm   2. Widerstandsphase   3. Erholung/
                                                    Erschöpfung

■ Schreck- oder Schockreaktion

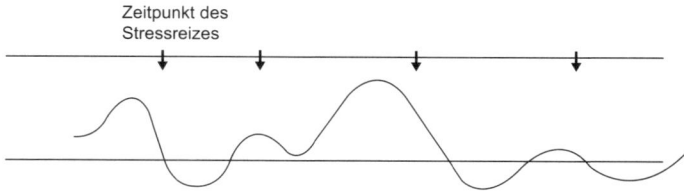

Zeitpunkt des
Stressreizes

■ Kampf- oder Fluchtreaktion

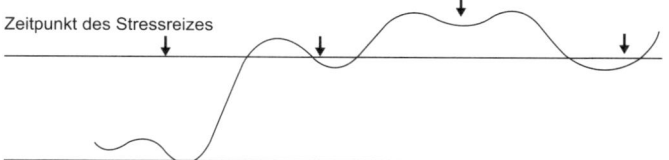

Zeitpunkt des Stressreizes

Abbildung A 11: Veränderung der Körperfunktion unter Stress und unter Entspannung

Veränderungen der Körperfunktionen unter Aktivierung und unter Entspannung

	Sympathikus	Parasympathikus
Pupille, Lidspalte	erweitert	verengt
Speichelfluss	vermindert	erhöht
Schweiß	kalt, klebrig	warm, dünnflüssig
Herzschlagfolge, Kontraktionskraft, Erregungsleitung	erhöht	langsamer, gesenkt
Durchblutung von Skelettmuskulatur, Herz, Lunge, Gehirn	stärker	schwächer
Skelettmuskulatur	angespannt	entspannt
Durchblutung von Verdauungsorganen, Haut, Genitalien, Schleimhäuten	schwächer	stärker
Gerinnungsfähigkeit des Blutes	stärker	schwächer
Fettsäuren	Freisetzung (Lypolyse)	vermindert
Blutdruck	Anstieg	Abfall
Atmung	schneller, tiefer, Bronchien erweitert	langsamer, flacher, Bronchien verengt
Beweglichkeit und Muskelspannung von Speiseröhre, Magen, Darm	vermindert	erhöht
Sekretion von Magensäure	vermindert	erhöht
Verdauung	gehemmt	angeregt
Leber	Zuckerabbau (Glukoneogenese)	gestoppt
Bauchspeicheldrüse, Insulin	gehemmt	angeregt
Nieren	gehemmt	angeregt
Gallenblase	erschlafft	zusammengezogen
Harnblase	Zurückhalten des Urins	Entleerung
Sexualorgane	Hemmung der Libido, geringere Durchblutung	Erektion, Lubrikation, Schwellung
Gesamtstoffwechsel	insgesamt angeregt, Energieverbrauch erhöht (Katabole Stoffwechsellage)	unverändert, tendenziell verlangsamt
Immunsystem	vorübergehender Anstieg von Killerzellen im Blut	
Schmerzerleben	Stressanalgesie	

Abbildung A 12: Veränderungen der Körperfunktionen unter Aktivierung und unter Entspannung

Übungen zur Progressiven Muskelrelaxation (PMR)

- Ballen der Fäuste – Loslassen

- Hochziehen der Schultern – Loslassen

- Schultern nach hinten unten ziehen – Loslassen

- Augenbrauen hochziehen – Loslassen

- Augen zusammenziehen – Loslassen

- Backenzähne aufeinander / Zunge gegen den Gaumen / Mundwinkel nach hinten ziehen – Loslassen

- Beine nach vorne strecken und Oberschenkel- und Gesäßmuskeln anspannen – Loslassen

- Fersen in den Boden drücken, Zehen nach oben ziehen – Loslassen

- Zehen in den Boden drücken, Fersen nach oben ziehen – Loslassen

Bitte beachten:
Bei allen Übungen wird beim Anspannen weitergeatmet. Nur die Muskeln anspannen, die angesprochen sind. Viel Erfolg!

Abbildung A 13: Übungen zur Progressiven Muskelrelaxation (PMR)

Worauf es beim Üben ankommt

- Anspannen und Entspannen

- Intensitätsregulierung

- Auf alle Empfindungen achten

- Atmen

- Konzentration / Aufmerksamkeitsfokussierung

- Aktives Beenden der Entspannung

- Entspannung lässt sich nicht erzwingen

- Üben als Voraussetzung für Erfolg

Abbildung A 14: Worauf es beim Üben ankommt

Verlaufsprotokoll zum Üben

Name: ....

Datum	Übungsart	Tageszeit	Bemerkungen zum Übungserfolg, Empfindungen

Abbildung A 15: Verlaufsprotokoll zum Üben

Rumpf-Arm-Muskeln

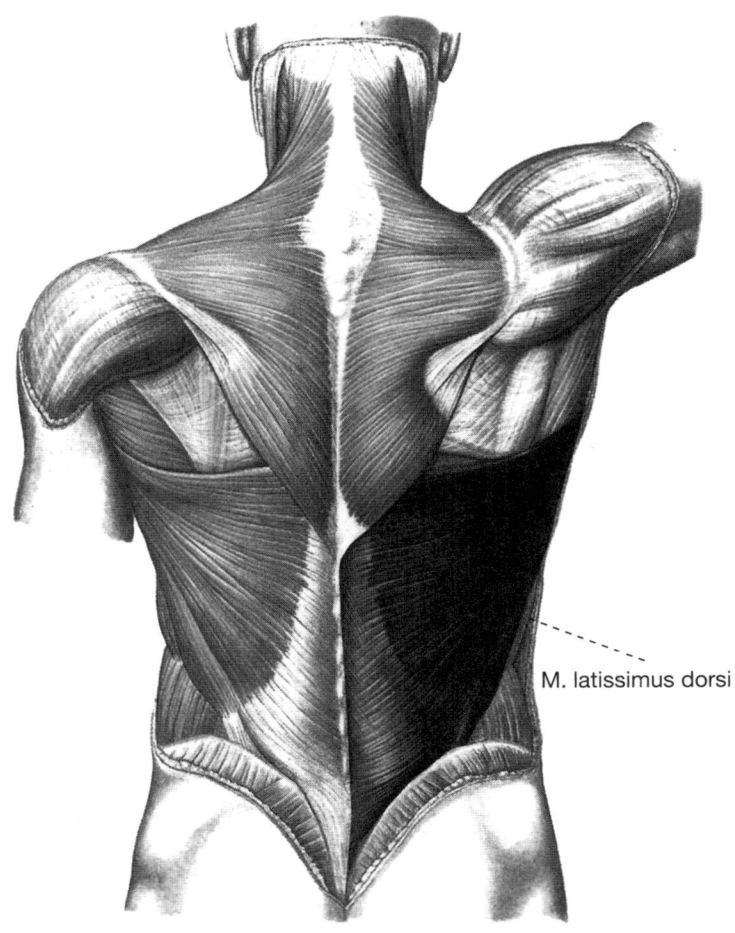

M. latissimus dorsi

Ansicht von hinten   © Elsevier GmbH, München

Abbildung A 16: Rumpf-Arm-Muskeln

Gesichtsmuskeln und Kaumuskulatur

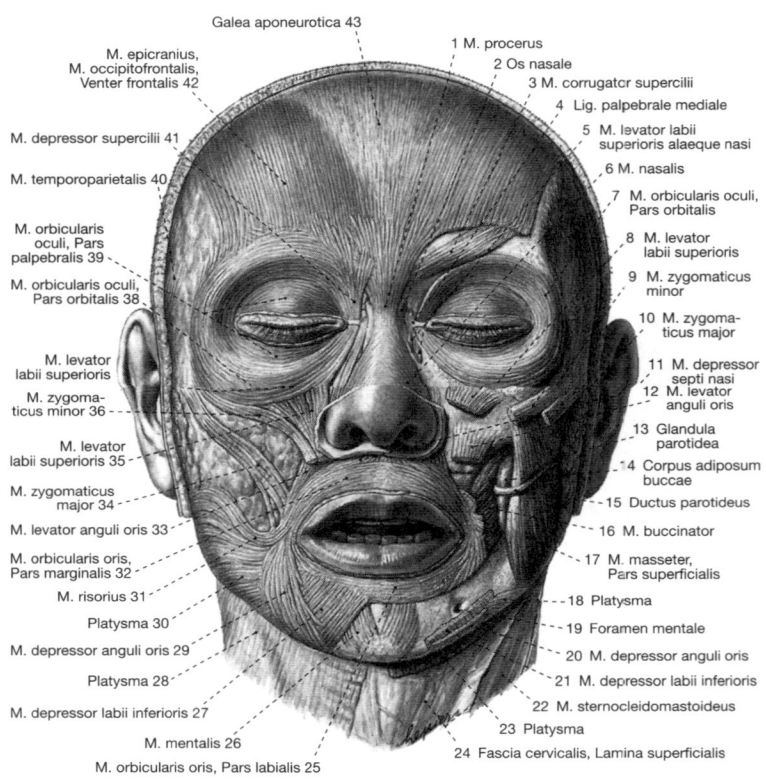

Galea aponeurotica 43

M. epicranius,
M. occipitofrontalis,
Venter frontalis 42

M. depressor supercilii 41

M. temporoparietalis 40

M. orbicularis
oculi, Pars
palpebralis 39

M. orbicularis oculi,
Pars orbitalis 38

M. levator
labii superioris

M. zygoma-
ticus minor 36

M. levator
labii superioris 35

M. zygomaticus
major 34

M. levator anguli oris 33

M. orbicularis oris,
Pars marginalis 32

M. risorius 31

Platysma 30

M. depressor anguli oris 29

Platysma 28

M. depressor labii inferioris 27

M. mentalis 26

M. orbicularis oris, Pars labialis 25

1 M. procerus
2 Os nasale
3 M. corrugator supercilii
4 Lig. palpebrale mediale
5 M. levator labii
superioris alaeque nasi
6 M. nasalis
7 M. orbicularis oculi,
Pars orbitalis
8 M. levator
labii superioris
9 M. zygomaticus
minor
10 M. zygoma-
ticus major
11 M. depressor
septi nasi
12 M. levator
anguli oris
13 Glandula
parotidea
14 Corpus adiposum
buccae
15 Ductus parotideus
16 M. buccinator
17 M. masseter,
Pars superficialis
18 Platysma
19 Foramen mentale
20 M. depressor anguli oris
21 M. depressor labii inferioris
22 M. sternocleidomastoideus
23 Platysma
24 Fascia cervicalis, Lamina superficialis

Ansicht von ventral

Abbildung A 17: Anatomie: Gesichtsmuskulatur

Äußere Augenmuskeln

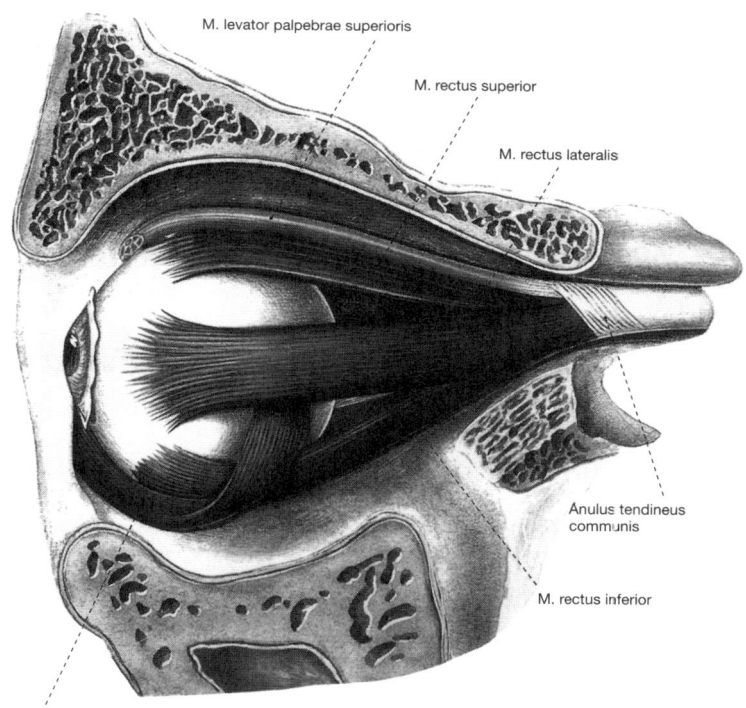

M. levator palpebrae superioris

M. rectus superior

M. rectus lateralis

Anulus tendineus communis

M. rectus inferior

M. obliquus inferior

Ansicht von links lateral

Abbildung A 18: Anatomie: Äußere Augenmuskeln

Zusammenfassung Körper: Möglichkeiten der Veränderung

- **Wahrnehmung und Berücksichtigung körperlicher Belastungssymptome**

- **Wissen um eigene Reaktionstendenzen**

- **Bewegung und körperliche Aktivität**

- **Ausreichende Entspannung und Ruhephasen**

- **Kurzentspannung im Alltag**

- **Alle 90 bis 120 Minuten eine Minipause oder Aktivitätsverlagerung**

- **Achten Sie auf Ihre Risikoverhaltens- weisen** (Essen, Alkohol, Nikotin, Koffein)

Abbildung A 19: Zusammenfassung Körper: Möglichkeiten der Veränderung

3. Gedanken

3.1 Überblick und Ziele *(A 20)*

> *Nicht die Dinge selbst beunruhigen die Menschen,*
> *sondern die Vorstellungen von den Dingen.*
> Epiktet, 50–138 n. Chr.

Selbstverständlich spielen bei menschlichen Reaktionen auf bestimmte Stimuli oder Ereignisse die Bewertungen und Interpretationen dieser Ereignisse eine große Rolle. Deshalb reagieren verschiedene Personen auf dieselbe Situation höchst unterschiedlich, je nachdem, wie sie diese Situation (primäre Bewertung) und ihre eigenen Bewältigungskompetenzen (sekundäre Bewertung) einschätzen. In beiden Phasen der Informationsverarbeitung sind stressverschärfende Mechanismen denkbar, zum Beispiel mangelnde Wahrnehmung positiver Situationsaspekte oder eigener Ressourcen, selektive Wahrnehmung der negativen Aspekte einer Situation/Person oder einseitige Interpretationen. Im ersten Teil dieses Bausteins geht es um die Bewusstmachung und Veränderung solcher stressverschärfenden, *situationsbezogenen Kognitionen.*

Wenn sich nun in unterschiedlichen Situationen gleichartige Bewertungsmuster stereotyp wiederholen, scheinen dabei bestimmte Grundannahmen bzw. Bewertungsschemata eine Rolle zu spielen. Diese wurden im Lebensverlauf erworben und durch familiäre und gesellschaftliche Normen geprägt. Sie werden bei bestimmten Ereignissen meistens unbewusst und automatisiert reaktiviert. So mag zum Beispiel die Kritik des Vorgesetzten ein Schema der Selbstabwertung triggern, das in der Kindheit durch Reaktionen der Erwachsenen auf schulische Probleme geprägt wurde (»ich bin sowieso ein Versager«). Solche situationsübergreifenden, stressverschärfenden *Denkstile und Einstellungen* in Bezug auf sich und andere wirken wie sich selbst erfüllende Prophezeiungen und werden deshalb immer wieder als »wahr« erlebt. Sie sind besonders resistent gegenüber Veränderungen. Dennoch lassen sie sich relativieren oder gar verändern, wenn sie in einer vertrauensvollen Umgebung von akzeptierten Personen in Frage gestellt, gemeinsam überdacht und ernsthaft diskutiert werden und wenn dabei neue Erfahrungen gemacht werden können. Dies wird im zweiten Teil des Bausteins versucht. Durch Austausch, Diskussion und Übungen sollen Prozesse der Sensibilisierung und der kritischen Überprüfung internalisierter (Vor-)Urteile in Gang gesetzt und die Frustrationstoleranz und Selbstwirksamkeitserwartung positiv beeinflusst werden.

Es kommen unter anderem Wahrnehmungsübungen, Strategien aus der rational-emotiven Therapie (Ellis 1997), der Transaktionsanalyse (Berne 2001) und aus der Hypnotherapie zum Einsatz. Die Wissensbausteine fassen einige Aspekte aus diesen Konzepten in Kurzform zusammen und können vom Kursleiter für theoretische Inputs genutzt werden. Im ersten Teil des Kursabschnitts (3.2.1 und 3.2.2) geht es um kurzfristige, kognitive Veränderungsstrategien (Zuwendung, Distanzierung, kognitive Umstrukturierung, Selbstinstruktion), im zweiten Teil (3.2.3 und 3.2.4) um eher längerfristige Einstellungsänderungen.

Die Ziele sind:

- Bewusstmachen und Reflexion der transaktionalen Verknüpfung von äußeren Ereignissen, Kognitionen, Emotionen und Handlungen
- Sensibilisierung für die stressverstärkende und für hilfreiche Kognitionen, Einstellungen und Motive
- Erproben und Üben verschiedener Möglichkeiten der kognitiven Umstrukturierung zur kurzfristigen Belastungsbewältigung
- Bewusstwerden, Diskussion und »Aufweichung« situationsübergreifender Einstellungen und Haltungen
- Selbstakzeptanz und Toleranz gegenüber anderen Meinungen
- Übernahme von Verantwortung für das eigene Denken und Handeln

3.2 Praktisches Vorgehen und Übungen

3.2.1 Zuwendung, Wahrnehmung, Distanzierung: Die Gedanken sind immer dabei

- Wahrnehmungsübung »Geräusche«
- Wahrnehmungsübung »Gedanken«
- Selbstbeobachtung »Gedanken«

3.2.2 Situationsbezogene Kognitionen

- Problem- und Lösungsdusche
- Problemanalyse aus einem anderen Blickwinkel
- Wie man neue Perspektiven gewinnt
- Bewegungsübung Perspektivenwechsel
- Die beiden Seiten der Medaille
- Was tun, wenn's »brennt«?
- Imaginationsübung »Flugreise«

3.2.3 Motive und Einstellungen als stabile Kognitionen

- Zuhören
- Disputation
- Vorurteile
- Gruppengespräch über innere Antreiber und Erlauber
- Die drei Ich-Zustände der Transaktionsanalyse
- Eltern-, Kind-, Erwachsenen-Ich
- Ressourcenrad

3.2.4 Realistische Selbsteinschätzung und Selbstverantwortung

- Müssen und Wollen
- Wie stehe ich zu meiner Arbeit?
- Achtsamkeit und Toleranz

3.2.1 Zuwendung, Wahrnehmung, Distanzierung: Die Gedanken sind immer dabei

Auch in diesem Baustein spielen Übungen zur Wahrnehmung und Achtsamkeit als metakognitive Ansätze im Sinne von Aufmerksamkeitssteuerung eine wichtige Rolle. Manche Teilnehmer haben zunächst wenig Verständnis dafür, dass sie sich inneren und äußeren (Stör-)Reizen bewusst zuwenden sollen. Eigentlich erhoffen sie sich doch als Ziel, zum Beispiel von Entspannung, »nichts mehr zu denken oder zu spüren« oder bestimmte Störfaktoren eben nicht mehr wahrzunehmen *(CD-A 21)*.

Dies ist eine unrealistische Erwartung, da wir weder unseren Kopf noch äußere Störquellen einfach »ausschalten« können. Wir können jedoch mit spontan störenden Phänomenen, die nicht unmittelbar beeinfluss-

bar sind (Geräuschkulisse, Warteschlange, Stehen im Stau etc.), viel besser klarkommen, wenn wir uns innerlich darauf einstellen und gleichzeitig körperlich entspannen (verdeckte Konfrontation). Mit diesem Annehmen der Realität ist meistens schon eine entlastende Distanzierung verbunden. Menschen, die neben einem Kirchturm oder an Bahngleisen wohnen, wissen davon zu berichten. Auch gegenüber negativen Empfindungen und Gefühlen kann eine Toleranz für das momentane Erleben entwickelt werden, ohne es gleich gutzuheißen. Viele Probleme werden ja dadurch verstärkt, dass sie nicht so sein dürfen, wie sie sind. Nun geht es darum, diese Ist-Soll-Differenz nicht sofort ändern zu wollen, sondern die Dinge erst einmal geschehen und eventuell auch wieder loszulassen. Die Akzeptanz dessen, was nun einmal gerade (da) ist, hat nichts mit Resignation zu tun. Sie ermöglicht jedoch eine Klärung, worum es eigentlich geht, und verhindert, dass wir uns in einen negativen Teufelskreis von Gedanken und Gefühlen hineinsteigern. Statt automatisch zu reagieren, machen wir uns die auftretenden Gedanken und Gefühle bewusst und haben so mehr Freiheit, zu entscheiden, ob und wie wir reagieren möchten.

Wahrnehmungsübung »Geräusche«

Die folgende Übung eignet sich besonders dann, wenn in der Gruppe Themen wie Geräuschbelästigung, Konzentrationsschwierigkeiten oder Ablenkbarkeit auftauchen. Dies geschieht meistens in Zusammenhang mit der Geräuschkulisse des Gruppenraums oder wenn einzelne Teilnehmer über Störungen bei den häuslichen Übungsversuchen der PMR berichten. Bitte achten Sie als Kursleiter darauf, in der Übung die Geräusche anzusprechen, die aktuell tatsächlich gerade vorhanden sind.

Setzen Sie sich bequem zurecht, wer will, kann die Augen gerne schließen …, und achten Sie darauf, dass Sie wirklich bequem sitzen …
Und wenn du willst, achte jetzt einfach auf alle Geräusche, die du im Augenblick gerade wahrnimmst: … Hier im Raum …, das Ticken der Uhr, … Geräusche der Heizung, vielleicht Atemgeräusche deiner Nachbarin oder dein eigenes Atmen, … die Stimme …, die Schritte vor der Tür …, und vielleicht auch Geräusche von draußen …, das Lauterwerden eines nahenden Autos, … und wieder Leiserwerden, Stimmen auf der Straße, das Vogelgezwitscher …

Und wenn du willst, kannst du in Gedanken einfach mitgehen, … in eine Situation …, vielleicht hast du sie schon einmal erlebt, vielleicht kannst du es dir auch gut vorstellen, dass du in einem Zimmer übernachtest und einschlafen willst, und da gibt es ein Waschbecken, und der Wasserhahn tropft …, und das lässt sich auch nicht ändern … du wälzt dich hin und her und ziehst das Kissen über den Kopf oder die Decke, und du wirst nur noch wacher dabei …,

und es eine angenehme Vorstellung sein kann, sich bequem hinzusetzen oder hinzulegen und ganz bewusst auf das Tropfen zu achten …, diesen ganz eigenen Ton und diesen ganz eigenen Rhythmus …, und früher oder später gehen die Gedanken dann ganz von alleine weg und die Augen ganz von alleine zu …

Und während ich diese Geschichte erzähle, ist dir vielleicht gar nicht aufgefallen, welche Geräusche hier drin …, und draußen …

Und du in Gedanken einfach dahin gehen kannst, wo es dir am angenehmsten ist …

Und das ist das Gemeinsame an Körperempfindungen, Gedanken, Geräuschen: Ein ständiges Kommen und Gehen, Lauter- und Leiserwerden, … und nichts dich zu stören braucht …

Und du inzwischen auch weißt, wie du dich selbst am besten aktivieren willst, und du nimmst dir die Zeit, die du dafür brauchst …

Möchte jemand sagen, wie es ihm/ihr mit der Übung ergangen ist?

Wahrnehmungsübung »Gedanken« *(CD-A 22)*

Manche Teilnehmer beklagen, dass sie beim Entspannen nicht bei der Sache seien, weil ihnen so viel im Kopf herumgehe. Die folgende Übung fokussiert hauptsächlich auf Kognitionen und soll zeigen, dass körperliche Entspannung unabhängig von äußeren und inneren Störquellen möglich ist. Sie kann in Kombination mit der Wahrnehmungsübung »Geräusche« oder mit einer Körperwahrnehmungsübung (wie hier) verwendet werden. Bei der Nachbesprechung kann wieder erwähnt werden, dass es beim Entspannen nicht darum geht, nichts zu denken (wie es auch nicht wünschenswert ist, nichts zu spüren oder zu fühlen), und dass auch ein arbeitender Kopf gleichzeitig körperlich entspannen kann.

Setzen Sie sich bequem zurecht, so wie Sie es schon kennen. Achten Sie darauf, dass Sie wirklich bequem sitzen, achten Sie auf die Hände, wie sie locker auf den Oberschenkeln aufliegen, Ihre Arme, die Schultern, wie sie locker herabhängen, achten Sie darauf, dass Sie eine bequeme Haltung für den Kopf finden ...

Und vielleicht spürt der eine oder die andere schon jetzt, wie du beim Ausatmen noch ein wenig mehr loslassen kannst ...

Und ich weiß nicht, welche Gedanken dir gerade durch den Kopf gehen, ... ob sie das Seminar betreffen, das, was davor war, oder das, was noch kommt, etwas Vergangenes oder Zukünftiges, eher Privates oder Berufliches ...

Und es vielleicht eine angenehme Vorstellung sein kann, im Freien zu sitzen, an einem schönen, sonnigen Tag, und du hast dir einen Platz gewählt, dort und so, wie du es am liebsten hast. Vielleicht sitzt du mitten in der Sonne, vielleicht eher irgendwo im Halbschatten, so jedenfalls, dass du die Wärme für dich angenehm spürst ...

Und irgendwann merkst du, wie Wolken die Sonne verdecken, ... und es tut gut zu wissen, sie werden weiterziehen, ... und die Gedanken genauso vorbeiziehen lassen wie Wolken am Himmel, ...manche bleiben etwas länger, ... manche ziehen einfach so vorbei, ... ein ständiges Kommen und Gehen, ... und nichts dich zu stören braucht ... Und es gut ist zu wissen, dass du bei allem, was dir durch den Kopf geht, gleichzeitig angenehm körperlich entspannen kannst ...

Und mit den Gedanken dahin gehen, wo es dir am angenehmsten ist ...

Und du vielleicht erst jetzt wieder auf deine Umgebung achtest, die Geräusche, jetzt, wo ich es sage ... und zurückkommst in diesen Raum hier und in diese Zeit jetzt ...

Zu den Händen, ... bewegen Sie die Fingerspitzen, Arme anziehen, tief atmen, Augen auf.

Möchte jemand etwas zu der Übung sagen?

 ## Selbstbeobachtung, Gedanken *(CD-A 23)*

Diese Übung greift die Situationsanalyse wieder auf *(siehe A 8 und A 10)*, dieses Mal mit dem Ziel der *Bewusstmachung*, welche Gedanken als »Hintergrundmusik« unsere alltäglichen Verrichtungen begleiten.

Die Teilnehmer werden gebeten, wieder eine typische Stresssituation der letzten Tage nach bereits geübter Manier aufzuschreiben. Sie können auch ein sehr persönliches Beispiel nehmen und brauchen die konkrete Situation später vor der Gruppe nicht zu berichten.

Notieren Sie wieder in Stichworten eine Stresssituation der letzten Tage, wie Sie es von den bisherigen Übungen gewohnt sind. Bitte beachten Sie, dass es sich nicht um ein existenzielles Problem, zum Beispiel eine schwere Krankheit oder einen Todesfall, handeln sollte. Wenn Sie die Situation ganz konkret mit Hilfe der Videotechnik protokolliert haben, notieren Sie bitte, welche Gedanken und Vorstellungen Ihnen in dieser Situation durch den Kopf gegangen sind. Was hat Sie aufgebracht/aufgewühlt/belastet? Was haben Sie innerlich gesagt?

Die Kognitionen sollen spontan artikuliert werden. »Ich kam mir doof vor« oder »das hat mir gestunken« ist schon eine abgeschwächte Metaposition im Vergleich zu: »ich wusste doch gleich, dass ich's nicht schaffe« oder »wenn er so weitermacht, schmeiß ich ihm alles vor die Füße«.

Wenn alle fertig sind, notiert der Kursleiter die Kognitionen der Teilnehmer auf einer vorbereiteten Folie unter den Überbegriffen »Flucht«, »Kampf« oder »Schreck« *(CD-A 24; siehe Abb. B 9)*, ohne dass er auf die auslösenden Situationen einzugehen braucht.

Vermeiden oder Verharmlosen hat auf der körperlichen Ebene zunächst einen positiven Effekt – zumindest solange der Stressor noch zeitlich weit entfernt oder nicht zu wichtig ist. In vielen Fällen gelingt die Ablenkung jedoch nicht vollständig, und spätestens, wenn die Zeit knapp wird, schlägt das innere und äußere Ausweichen in distanzloses Übersteigern um. Das Übersteigern der negativen Aspekte einer Situation oder der eigenen Bewältigungskapazität ist auch Merkmal der Kampf- und Schreckgedanken, wobei bei Kampfgedanken im ersten Fall meistens die anderen das Ziel des Angriffs sind, bei Schreckgedanken die eigene Person.

Beachten Sie, dass dieselbe Aussage je nach Kontext, Betonung oder Mimik des Sprechers ganz unterschiedliche Bedeutungen haben kann: »Schon wieder der« könnte gemeint sein im Sinne von »schon wieder der Idiot« (Kampf) oder »am liebsten würde ich mich verkriechen« (Schreck). Hier wird wieder deutlich, wie Gedanken und Sprache ihre individuelle Bedeutung erst in Verbindung mit den parallel auftretenden Emotionen bekommen. Hier einige Beispiele:

Abbildung B 9: Flucht-, Kampf-, Schreckgedanken

Fluchtgedanken: »Das lass ich erst mal liegen«, »vielleicht klappt es ja morgen besser«
Schreckgedanken: »Das pack ich nie«, »warum erwischt es immer mich«
Kampfgedanken: »Dieser Vollidiot«, »denen zeig ich's«, »da kann er lange warten«.

3.2.2 Situationsbezogene Kognitionen

> *Um klar zu sehen, genügt oft ein Wechsel der Blickrichtung.*
> A. de Saint-Exupéry

Eine Ausgangsüberlegung systemischer Interventionen ist, dass es keine vom Beobachter unabhängige Wirklichkeit gibt, sondern dass Wirklichkeiten abhängig vom Kontext und von subjektiven Wahrnehmungs- und Denkmustern konstruiert werden. Ob ein Glas Wasser als halb voll oder als halb leer gesehen wird, hat mit solchen eher positiven oder negativen Rahmungen des Ereignisses zu tun. Gelangt man von der eher negativen zur positiven Sicht oder umgekehrt, hat eine Umdeutung stattgefunden. Umdeutungen (*Reframing*, engl. Frame = Rahmen) sind Alltagskompetenzen, die uns allen geläufig sind, und fast jeder Witz funktioniert nach diesem Prinzip, dass ein kontextbezogenes Ereignis in einen neuen, überraschenden Zusammenhang gestellt wird. Fragen nach alternativen Möglichkeitskonstruktionen und Reframing können hilfreich sein, ausschließlich negativ konnotierte Verhaltensweisen oder Eigenschaften aus einem anderen Blickwinkel zu sehen und in der Vorstellung angstfrei verschiedene Optionen durchzuspielen (siehe zum Beispiel Schlippe und Schweitzer 1996; Simon und Rech-Simon 2000; Bandler und Grinder 2005). Gemäß dem Leitsatz systemischer Methodik »Handle stets so, dass du die Anzahl der Möglichkeiten vergrößerst« (Foerster 1993) können mit den folgenden Übungen auf spielerische Art neue Wahrnehmungs- und Handlungsoptionen für Probleme erprobt werden. Sie können natürlich nicht auf die individuellen Probleme der Teilnehmer zugeschnitten sein, und nicht jede Methode ist für jedes Problem geeignet! Dennoch lohnt es sich, die Strategien mit allen zu erproben und sich immer wieder darüber auszutauschen, welche Methode für welche Person und in welcher Situation hilfreich sein könnte.

Problem- und Lösungsdusche
(Großgruppe oder Kleingruppen à 5; 20–30 Min.)

Arbeitsmaterial: Metaplanwand, verschiedenfarbige Filzschreiber

Mit dieser Übung kann verdeutlicht werden, wie wir unsere Wirklichkeit selbst gestalten, welche Veränderungsmöglichkeiten es gibt und welch hohen Stellenwert die persönliche Wahrnehmung für die erlebte Wirklichkeit hat. Es werden sowohl Ideen zur Problemerzeugung als auch zur Problembewältigung durchgespielt. Durch sog. *Verschlimmerungsideen* wird den Beteiligten bewusst, dass sie sehr wohl eine aktive Rolle bei der Aufrechterhaltung von Problemen haben. *Lösungsorientierte Kommentare* zielen auf eine Erweiterung des problemfokussierten Blickwinkels hin zur Wahrnehmung von Ressourcen. Dabei geht es nicht um eine Veränderung der Problemsituation, sondern um eine andere Bewertung und eventuell um ein verändertes Verhalten des Ratsuchenden selbst.

Die Übung kann in der Großgruppe oder in Kleingruppen mit ca. fünf Personen durchgeführt werden. Im ersten Fall kann der Kursleiter ein Gruppenmitglied bitten, als »Co« die Nennungen auf der Metaplanwand mitzuschreiben, damit er sich besser auf den Gruppenprozess konzentrieren kann. Wenn Sie sich für Kleingruppen entscheiden, kann der jeweilige Protagonist selbst oder ein anderer Teilnehmer die Moderation übernehmen. In diesem Fall sollte die Operationalisierung der zu bearbeitenden Probleme vorher im Plenum stattfinden, weil die Moderatoren damit eventuell überfordert sind. Sie protokollieren die Ergebnisse der Kleingruppe auf einem Arbeitsblatt, achten auf die Zeit und den Übungsablauf. Hier ein Beispiel aus der Großgruppe *(siehe Abb. B 10):*

Ich möchte Ihnen nun eine spielerische Übung vorschlagen, bei der sich ein Gruppenmitglied von uns anderen bzgl. seiner Stressgedanken beraten lassen kann. Möchte jemand ein Problem bzw. eine Belastungssituation vorstellen?

Die Übung gibt wieder einmal Anlass, die Problemoperationalisierung in der Gesamtgruppe zu üben. Ein Teilnehmer schildert in 2–3 Sätzen sein Problem und dann eine typische Situation, in der sich das Problem äußert. Der Kursleiter oder Protokollant hält beides auf der Metaplan-

Problem: Viele Arbeiten auf einmal ...

Situation: Der Meister ruft an: "Bis morgen müssen Sie unbedingt noch eine zusätzliche Arbeit fertigmachen!"

Problemdusche

Du blöder Depp
Das pack ich nie
Das geht nach oben, wenn wir nicht fertig werden
er läßt mich hängen
wieder von vorne...
das pack ich nicht mehr lange
wahrscheinlich bin ich zu alt
die wollen mir's zeigen
die haben es drauf angelegt, mich loszuwerden...
ich werde gemobbt
das kann kein Zufall sein
ich bin hier immer die Dumme
mit mir kann man das ja machen
Selber Schuld.

Lösungsdusche

ich kenne meinen Job
das hab ich schon öfter gepackt
auch ich schaff mal was nicht
das haut mich nicht gleich um
ich beziehe die Kollegen mit ein...
mal sehn, was sich machen läßt
ich mach's, so gut ich kann
meint es das wirklich ernst oder kann ich verhandeln?
Deswegen verlier ich nicht meinen Job
morgen sieht's wieder anders aus

Abbildung B 10: Problem-, Lösungsdusche

wand fest, die Gruppenmitglieder geben Rückmeldung, ob sie sich die Situation genau vorstellen können. Die Verschriftung von Problem und Beispielsituation ist sehr empfehlenswert, damit sich die spätere Diskussion nicht verzettelt.

Entgegen unserer üblichen Neigung, in einem solchen Fall viele gute Ratschläge zu geben, werden wir jetzt Gedanken sammeln, die diese Situation für Sie als Betroffenen verschlimmern, dramatisieren, ja »katastrophal« machen könnten. Zu den Teilnehmern: Nennen Sie hemmungslos möglichst kreative, aber negative Gedanken, die dazu beitragen könnten, dass diese Situation eskaliert oder desolat und schrecklich endet. Dabei ist jede Art der Übertreibung erlaubt. Jeder sollte mindestens einen Vorschlag machen.

Dass sie Ideen zur Verschlimmerung von Problemen produzieren sollen, kann bei den Teilnehmern anfangs Skepsis auslösen – nach der Übung sind die meisten vom Sinn dieser Methode überzeugt. Erfahrungsgemäß macht es Spaß, absurde, komische, gemeine und destruktive Vorschläge ohne Zensur loszuwerden. Das fördert die Kreativität, und manchmal können dabei sogar neue Gedanken zur Gestaltung der Gegenwart entstehen. Die Teilnehmer erleben, dass man Probleme sehr wohl selbst erzeugen, aufrechterhalten oder verschlimmern kann.

Der Kursleiter/Moderator kann sich natürlich auch an der Übung beteiligen, nach ca. 15–20 Nennungen bricht er ab.

Nun werden Gedanken geäußert, welche die Situation erleichtern könnten. Nehmen wir an, unsere Gedanken sind lediglich Hypothesen und Vorstellungen über die Welt. Wie realitätsnah, hilfreich, logisch sind sie eigentlich? Könnte es in dieser Situation auch andere, hilfreichere Gedanken geben, mit denen die Situation einfacher zu bewältigen wäre? Sammeln Sie nun eine Fülle von Ratschlägen, wie sich die Sicht auf das Problem positiv verändern könnte. Dabei geht es mehr um Vielfalt als um die Qualität Ihrer Nennungen. Bewerten oder diskutieren Sie die Ratschläge nicht. Jetzt beginnt die »Lösungsdusche«.

Nach der Phase übertriebener Problembeschreibung fallen lösungsorientierte Kognitionen meistens leichter. Dabei wird der verbreiteten Neigung zu »guten Ratschlagen« Rechnung getragen, durch die Fülle an Ideen ist der Ratsuchende jedoch ganz frei, zu wählen, welche er sinnvoll findet. Er sollte sich jedoch alle Vorschläge kommentarlos anhören.

Auch hier werden 15–20 Nennungen notiert. Zum Schluss gibt der Protagonist Rückmeldung an die Gruppe, wie es ihm während der Übung mit der Katastrophen- und Lösungsdusche erging.

Das Problem wird durch diese Übung zwar nicht verringert, erscheint für den Protagonisten jedoch oft in einem anderen Licht. Manchmal stellt er mit Erschrecken fest, wie nah seine Katastrophengedanken den übertriebenen Beschreibungen aus der Gruppe sind, manchmal muss er schmunzeln, und mitunter entstehen sogar Ideen für Veränderung. Mit dem Übungsblatt »Gedankenspiel« *(A 25)* kann die Übung auch einzeln und zu Hause ausprobiert werden.

Problemanalyse aus einem anderen Blickwinkel
(Zweierübung, nach Herwig-Lempp 2004, S. 78; 15 Min.)

Bei dieser Zweierübung berichtet jeweils einer seinem Gesprächspartner über eine Stresssituation, die er erlebt hat (zirka 5 Minuten). Als Strukturierungshilfe können Sie das Arbeitsblatt zur Situationsanalyse (A 8) zu Hilfe nehmen. Nun das Besondere der Übung: Sie stellen sich hinter den eigenen Stuhl und berichten über sich in der dritten Person. Um den Einstieg zu erleichtern, könnten Sie die Übung beginnen mit: »Hier sitzt Heinz. Er hat letzte Woche eine Situation erlebt, die er jetzt berichten möchte. Er war gerade … Der Partner hört zu und achtet darauf, dass der Erzähler in der dritten Person bleibt. Er kann auch Verständnisfragen stellen, aber ebenfalls in der dritten Person, zum Beispiel: »Was hat Heinz gedacht, als das Gespräch zu Ende war?
Nach 5–10 Minuten wird kommentarlos geendet mit dem Satz: »Das ist es, was er erzählen wollte«, und der Übungspartner ist dran.
Wenn noch Zeit bleibt, können Sie sich darüber austauschen, wie es für Sie war, die eigene Geschichte aus einer anderen Perspektive zu erzählen.

Dies ist eine relativ anspruchsvolle Übung zur inneren Distanzierung von einem Geschehen. Manche finden Gefallen daran, über sich selbst aus der Distanz zu berichten, andere fühlen sich durch die Vorgabe im Erzählen »gebremst«. Die meisten werden feststellen, dass sie ihre Geschichte anders erzählen, als sie es in der Ich-Form getan hätten. Es wird jedenfalls deutlich, wie mehr Nähe oder Distanz zu einem Geschehen unseren Blick darauf verändern kann.

 ## Wie man neue Perspektiven gewinnt
(Einzelübung in der Großgruppe; 20 Min.)

Haben Sie heute schon eine neue Wirklichkeit konstruiert?
Paul Watzlawick

Probleme verfestigen sich vor allem dann, wenn es keine Alternative mehr zu geben scheint. In der systemischen Gesprächsführung wurden deshalb vielfältige Methoden entwickelt, um neue Sichtweisen zu ermöglichen, dabei spielen verschiedene *Frageformen* eine besondere Rolle. Sie dienen nicht nur der Informationsgewinnung, sondern schaffen auch neue Ideen, indem sie die gewohnte Sicht auf die Dinge verstören und die Bandbreite vorhandener Denk- und Verhaltensweisen vergrößern. Dies geschieht zum Beispiel durch die schon oben erprobte Verschlimmerungsfrage, den Blick zurück aus der Zukunft, die Besinnung auf frühere ähnliche Situationen oder dadurch, dass man sich in eine andere Person hineinversetzt. Alle Fragen haben das Ziel, eine Metaposition zum Problem zu ermöglichen und die Aufmerksamkeit auf Ressourcen und Entwicklungsmöglichkeiten zu lenken. Das Prinzip der Lösungsorientierung steht in pragmatischem Gegensatz zu sog. Defizit-Konzepten. Die Gefahr dieses Vorgehens liegt auf der Hand, wenn dieser spielerische Perspektivenwechsel unreflektiert zu einem positiven Technizismus verkürzt wird. Bei bestimmten Problemen wie schweren Lebensereignissen (Krankheit, Tod, Trennung) oder anhaltenden Konflikten ist es mit einem anderen Blick auf die Dinge oder oberflächlicher Symptombeseitigung nicht getan, und der Einsatz lösungsorientierter Fragen kann hier völlig deplatziert sein. Die Klienten fühlen sich dann zu Recht unverstanden, manipuliert und mit positivem Denken abgespeist. Deshalb sei dem Kursleiter auch hier eine moderierende, kritische und mit den Teilnehmern offen abwägende Haltung empfohlen, in welchen Situationen solche Fragen hilfreich sind. Die Viabilität (Passung) der Interventionen wird auch hier von den Betroffenen selbst bestimmt und hergestellt.

Nun möchte ich Sie zu einem kleinen Gedankenexperiment hinsichtlich eines Ihrer derzeitigen Probleme einladen. Sie können herausfinden, ob bestimmte Sichtweisen auf einen problematischen Sachverhalt durch Perspektivenwechsel verändert, die emotionale Beteiligung relativiert und neue Ideen kreiert werden können.

Bitte notieren Sie in Stichworten ein Problem, das Sie mit dieser Übung bearbeiten wollen. Es sollte sich nicht um eine schwer wiegende Fragestellung oder um ein existenzielles Thema handeln. Wie immer ist es hilfreich, wenn Sie im zweiten Schritt eine typische Situation notieren, in der sich dieses Problem äußert ...

Im Folgenden werde ich Ihnen zu Ihrer Stresssituation einige Fragen stellen. Bitte notieren Sie Ihre Antworten ebenfalls in Stichworten. Wer fertig ist, legt als Zeichen dafür seinen Stift auf den Tisch.

Die Fragen sind:

- Was wäre jetzt, in dieser Situation, noch schlimmer?
- Wie wirst du selbst im Nachhinein, mit zeitlichem Abstand, darüber denken?
- Hast du schon einmal eine ähnliche/schwierige Situation bewältigt und wie hast du das gemacht?
- Kannst du an dieser Situation auch etwas Positives sehen?
- Woran würdest du jemand anderen erinnern, der in diese Situation gerät?
- Was würde jemand sagen oder tun, den du in dieser Hinsicht für sehr kreativ hältst und den du sehr schätzt?
- Gibt es etwas (ganz anderes), das dir wichtig ist und das dir Sicherheit verleihen kann?

Am Schluss der Übung legt der Kursleiter die Fragen noch einmal auf Folie vor (CD-A 26). Fragen an die Gruppe können sein: Wie ist es Ihnen mit den Antworten auf die Fragen ergangen? Welche Fragen waren hilfreich, Ihre Problemsituation mit anderen Augen zu sehen, welche Fragen waren eher überflüssig oder gar ärgerlich?

Bei der anschließenden Diskussion wird deutlich, dass diese Übung je nach Problemsituation individuell ganz unterschiedlich geschätzt wird. Einige werden begeistert und entlastet sein, andere ertrüstet, weil sie die Schwere ihres Problems nicht gewürdigt finden. In diesem Fall ist es empfehlenswert, Differenzierungen zwischen dieser Methode und den weit verbreiteten Ratschlägen zum »*Positiven Denken*« herauszuarbeiten.

*Mit Letzteren wird allzu oft suggeriert, Probleme seien mit den »richtigen« Gedanken schon lösbar, die ausschließliche Beschäftigung mit den positiven Aspekten einer Situation helfe uns über diese Situation hinweg, und durch »die richtige Eigenprogrammierung« sei alles machbar. Negatives psychisches Befinden ist aber immer ein vielschichtiges Geschehen, und äußere Ereignisse, Verhaltensweisen anderer, körperliche Einschränkungen etc. sind durch gedankliche Veränderung nicht einfach aus der Welt zu schaffen. Der Versuch, alles rosig darzustellen oder kritiklos »positiv« zu denken, wäre bei bestimmten Problemen nicht nur unangemessen, sondern auch taktlos. Die **Fähigkeit zum Perspektivenwechsel** kann jedoch sehr hilfreich sein bei Alltagsproblemen, bei denen wir nicht selten aus einer Mücke einen Elefanten machen und situativ die negativen Auswirkungen von Ereignissen überschätzen.*

 Bewegungsübung »Perspektivenwechsel«
(ca. 5 Min.)

Zur Aktivierung schlage ich eine kurze Bewegungsübung vor. Bitte erheben Sie sich von Ihren Plätzen und gehen Sie im Raum umher. Wann immer Sie wollen, bleiben Sie stehen, halten inne und betrachten eine oder mehrere Personen gleichzeitig aus einer möglichst ungewöhnlichen Perspektive. Bitte sprechen Sie nicht dabei.
Beginnen Sie zum Beispiel damit, dass Sie auf jemanden zugehen und ihn betrachten, indem Sie sich ganz nach vorn bücken und nach hinten durch die Beine auf ihn schauen … Sie können auf Stühle steigen, sich auf den Boden oder auf Tische legen usw. Finden Sie ganz verschiedene Möglichkeiten, andere aus einer ungewöhnlichen Perspektive zu betrachten …

Danach kommen alle wieder im Kreis zusammen. Mögliche *Fragen an die Teilnehmer* sind: *Welche Erfahrungen haben Sie bei dem Spiel gemacht? Welche Perspektive wich von der üblichen am meisten ab? Welche Perspektive haben Sie vermieden? Was bedeuten Perspektiven für unsere Art der Welt-Wahrnehmung?*

Die beiden Seiten der Medaille
(Einzel- oder Zweierübung, 20–30 Min.)

Bei dieser Übung werden die oben vorgestellten Fragetechniken explizit auf eine zwischenmenschliche Konfliktsituation angewendet. Ziel ist auch hier, zusätzliche Sichtweisen und Denkprozesse anzuregen.

Die folgende Übung ist dazu geeignet, allein oder – wie in unserem Fall – mit Hilfe einer zweiten Person, eine Konfliktsituation mit einer Person aus dem privaten oder beruflichen Leben von verschiedenen Seiten zu beleuchten. Einer von Ihnen fungiert ausschließlich als Interviewer. Er oder sie stellt die vorgegebenen Fragen, hält mit eigenen Erlebnissen oder Meinungen ganz zurück, achtet jedoch sorgfältig darauf, dass der Gesprächspartner wirklich auf die Fragen eingeht und beim Thema bleibt. Nach 10 (oder 15) Minuten wird gewechselt.

Der Text auf dem Übungsblatt *(CD-A 27)* lautet:

Wähle eine Person aus deiner beruflichen oder privaten Umgebung aus, mit der die Beziehung derzeit problematisch ist oder mit der du womöglich sogar einen Konflikt hast. Bitte beschreibe kurz diese *Person* und deine *Beziehung* zu ihr und beantworte dann folgende Fragen:

- Was an eurer Beziehung ist *problematisch*?
- Was an eurer Beziehung ist *unproblematisch*?
- *Wann* und *wo* ist das problematisch, wann und wo nicht?
- Wie würde *diese Person dich* und ihre *Beziehung zu dir* beschreiben?
- Wie *erklärst du* dir die Problemsituation?
- Wie würde *die andere Person* die Problemsituation erklären?
- Wofür ist das, was da läuft, *wichtig*, wofür ist es *unwichtig*, wofür ist es *gut*, und wofür ist es *schlecht*?
- Was könntest du selbst tun, um das Problem zu *verschlimmern*, und was könntest du selbst tun, um das Problem zu *verbessern* oder gar zu *lösen*?
- Was spricht *für eine Veränderung*, was *dagegen*?
- Wie geht es dir jetzt, nachdem du dir diese Gedanken gemacht hast?

In der Großgruppe kann darüber diskutiert werden, ob der Konflikt durch die Übung in anderem Licht erscheint und ob sich daraus eine verändernde Wirkung auf das eigene Erleben oder gar Verhalten ergibt.

Was tun, wenn's »brennt?«

Für plötzlich und unerwartet auftretende, aber mittel- bis langfristig vorhersehbare Belastungssituationen, z. B. Arbeitsbedingungen mit intensivem Zeitdruck (Prüfung) oder mit starkem Wechsel von Langeweile und Hektik (Messwarten, Polizeidienst etc.) empfehlen Meichenbaum und Turk (1976) die Ausarbeitung von *Selbstinstruktionen*. Dabei handelt es sich um innere Anweisungen an sich selbst, um die Situation besser durchzustehen. Ähnlich wie die Affirmationen bzw. Vorsatzformeln aus dem Autogenen Training erinnern uns Selbstinstruktionen daran, welche Ressourcen und Kontrollmöglichkeiten wir haben und wie wir die Situation durchstehen wollen.

Diese Anweisungen sollten auf eigenen Erfahrungen und Kenntnissen beruhen, die uns unter dem Druck einer akuten Belastungssituation leider nicht einfallen oder erst dann, wenn alles vorbei ist (»eigentlich weiß ich genau, dass diese Hektik alles nur schlimmer macht, aber ...«). Die mentale Vorbereitung auf solche Situationen und schon die Beschäftigung mit möglichen Selbstinstruktionen sensibilisiert für das frühzeitige Bewusstwerden »alter« Reaktionstendenzen und macht neue Verhaltensweisen möglich und mit der Zeit selbstverständlich. Die Selbstinstruktionen werden nicht (wie im Autogenen Training oft üblich) vom Leiter vorgegeben und sollten auch nicht den Charakter von unrealistischen Vor-Sätzen im Sinne von positivem Denken haben. Die Teilnehmer erhalten lediglich Tipps zur Formulierung solcher Selbstinstruktionen (siehe unten): Sie können individuell entweder in die Entspannungsübungen integriert, aber auch auf Zetteln in der Hosentasche mitgeführt oder im Schreibtisch verstaut, an den Badezimmerspiegel oder die Eingangstür gepinnt werden. Beispiel: Ein Kursteilnehmer, der unter Anspannung häufig stotterte, entschied sich für die Selbstinstruktion: »Eins nach dem anderen«, wobei er jedes Wort mit den Fingern mitzählte und sich dadurch nicht verhaspelte.

Hier einige Tipps für die *Formulierung von Selbstinstruktionen*:

■ *Positive Formulierung.* Wahrscheinlich weiß jeder aus eigener Erfahrung, wie gerade der Vorsatz, etwas nicht zu tun, dazu führte, genau dies zu tun. Tatsächlich ist es inzwischen auch wissenschaftlich erwiesen (siehe z. B. Gollwitzer 1999), dass die Formulierung von sog. Annäherungszielen konkreter vorstellbar sind als ein »nicht« und dass die positive Ausrichtung auf einen konkreten Zielzustand oder ein konkretes Verhalten uns auch mehr in unserem Kompetenz- und Kontrollerleben anspricht als negativ formulierte Vorsätze. Statt »ich soll nicht, werde nicht, kann nicht« beschreiben Sie konkret, was Sie tun werden oder was sein wird. Beispiel: »ich werde nicht stottern« vs. »eins nach dem anderen«.

- Eine *ernste Absicht* ausdrücken. Die Formulierung »ich werde versuchen ...« enthält schon die Möglichkeit, »ich mach es sowieso nicht«. Eine Vorsatzformel beschreibt, was Sie tun werden.
- *Realistischer Vorsatz* für die *unmittelbare Zukunft*. Im Gegensatz zu manchen Ansätzen des positiven Denkens stellen die Vorsatzformeln realitätsnahe und unmittelbare Handlungen dar, deren Realisierbarkeit ausschließlich unter der eigenen Kontrolle liegen.
- *Eine Formulierung* verwenden. Die Verwendung der immer gleichen Formulierung prägt sich besser ein und wird dadurch verinnerlicht.

Imaginationsübung »Flugreise«
(nach Susy Signer-Fischer, Seminarbeitrag)

In den bisherigen Übungen wurden verschiedene Methoden des Reframing bewusst erprobt und geübt. Die folgende Imaginationsübung ermöglicht eine indirekte Beschäftigung mit dem Thema auf metaphorischer Ebene bei gleichzeitiger körperlicher Entspannung. Mit Hilfe der Imagination einer Flugreise können einzelne Schritte des Reframing (Distanzierung, Perspektivenwechsel, Relativierung) bildlich vergegenwärtigt und körperlich erfahrbar werden. Sie ist gut für den Abschluss eines Übungsabschnitts bzw. vor einer Pause geeignet.

Zum Abschluss möchte ich Sie zu einer Imaginationsübung einladen. Dies ist eine Entspannungsform, bei der Sie in körperlicher Entspannung einer geleiteten Fantasie nachgehen können. Natürlich steht es Ihnen völlig frei, sich auf Ihre ganz eigene Art zu entspannen und in Gedanken einfach dahin zu gehen, wo es Ihnen am angenehmsten ist ... Setzen Sie sich bequem zurecht, wie Sie es inzwischen schon kennen. Wer will, kann die Augen schließen ... und einfach darauf achten, wie

du schon deine ganz eigene Art gefunden hast, loszulassen und zu ent-
spannen … Und wenn du willst, kannst du in Gedanken deine eigenen
Wege gehen, … und ein anderer Teil kann auch mitgehen und sich auf
den Weg machen auf die Suche nach einem guten Platz, von wo aus du
starten kannst für eine kleine Flugreise …

Ich weiß nicht, wie der Platz aussieht, und ich weiß nicht, ob du über-
haupt ein Flugobjekt brauchen wirst oder ob du vielleicht ganz andere
Pläne hast, … und wenn du ein Flugobjekt brauchst, kann es ein Bal-
lon sein oder eine kleine Propellermaschine oder vielleicht ein Teppich
oder etwas ganz anderes …

Und wenn es für dich richtig ist, einfach starten und abheben, genauso
hoch, wie es jetzt gerade gut ist, und genauso weit und so schnell, und
wenn du willst, eine kleine Flugreise machen …

Ich weiß nicht, wo du fliegen wirst, ob es bewohnte Landschaft ist oder
Natur, … ob realistisch oder nur ein Bild … und spüren, wie sich das
Fliegen anfühlt und wie du dich bewegst im Element Luft und wie alles
von hier oben aussieht …

Gewisse Dinge werden kleiner, andere klarer, … wie die Formen sind,
die Farben, und wenn du willst, diesen Flug an einen Ort lenken, wo du
gern noch vorbeikommen willst. Und ich weiß nicht, wie du das
machst: Ob du da kreisen möchtest, Bahnen ziehst oder stehen bleibst,
die Höhe veränderst oder sonst etwas … und vielleicht gehört hast, was
zu hören ist, und gesehen, was zu sehen ist, und dann deinen Flug wie-
der auf einen Platz lenkst, sei es der Startplatz oder ein anderer, der
gut zum Landen geeignet ist, und darauf achten, auf welche Art du
hinunterkommst …

Und aufgesetzt, … und wie sich das anfühlt, … den Boden zu spüren,
vielleicht aus- oder absteigen und dich umsehen, … bevor ihr euch von
jener Zeit und von jenem Ort wieder verabschiedet … und zurück-
kommt in diesen Raum und in diese Zeit.

3.2.3 Motive und Einstellungen als stabile Kognitionen

*Wenn es nur eine Wahrheit gäbe, könnte man
nicht hundert Bilder über dasselbe Thema malen.*

Pablo Picasso

Einstellungen, Überzeugungen und persönliche Motive (z B.»Männer
weinen nicht«,»Ausländer sind gefährlich«,»am besten macht man alles
allein«) stehen oft »hinter« den alltäglich auftretenden Gedanken und
bestimmen diese wesentlich mit. Solche Einstellungen sind *gelernte Reaktionsmuster*, die relativ stabil sind und deren Gültigkeit im Einzelfall
selten überprüft wird. Dadurch wird Komplexität reduziert und unsere
Reaktionsmöglichkeit beschleunigt. Je nachdem, durch welche Brille
wir unsere Umgebung wahrnehmen, kann diese unser Blickfeld jedoch
auch einengen oder einfärben. Menschen mit Depressionen werden
zum Beispiel leicht Indizien dafür finden, dass sich keiner (um sie)
kümmert. Sie filtern aus ihrer Umgebung die Informationen heraus, die
sie zur Bestätigung dieser Grundannahme brauchen (Beck 1979). Aus
ähnlichen Gründen bleiben *Vor-Urteile* so stabil: Wir werden eher nach
Informationen suchen, die diesen Urteilen entsprechen, als uns durch
andere Hinweise beirren zu lassen. Einstellungen sind also *ich-nah,* ihre
einseitige und generalisierende Tendenz ist dem Betroffenen nicht unmittelbar einsichtig, ihre Infragestellung wird häufig sogar als Bedrohung des Ichs erlebt, und folglich werden sogar Abwehrmaßnahmen
gegenüber widersprechenden Informationen ergriffen. Also nehmen
wir allzu oft das wahr, was wir wahrnehmen wollen, und wir interpretieren unsere Erfahrungen so, dass sie unsere Vorurteile über uns selbst
und die Welt immer neu bestätigen *(sich selbst erfüllende Prophezeiung).*
Diese Art, unsere Umgebung wahrzunehmen und zu interpretieren, hat
natürlich Vorteile. Sie ist zeitsparend, schützt vor Reizüberflutung und
Selbstverunsicherung. Es ist einfacher und bequemer, das eigene Stresserleben eher auf äußere Ereignisse als auf diese komplexen Überzeu-
gungssysteme zurückzuführen. Der Preis ist mangelnde Flexibilität und
Fairness bis hin zu Rigidität und Intoleranz. Die Auseinandersetzung
mit hinderlichen Grundeinstellungen (sog. *irrationalen Ideen* nach Ellis,
1997) ist ein relativ anspruchsvolles und zeitforderndes Unterfangen,
das oft einen großen Anteil einzeltherapeutischer Zeit in Anspruch
nimmt. Im Zweiergespräch der kognitiven Verhaltenstherapie finden

sich Elemente der folgenden Übungen im so genannten *Sokratischen Dialog* wieder. Es geht darum, lieb gewordene Bewertungen und Denkmuster als Hypothesen über sich und die Welt zu betrachten, die hinterfragt und überprüft werden können. Ziel der Übungen ist es, die Teilnehmer dafür zu sensibilisieren, dass manche selbstverständlich gewordene Lebenseinstellungen nicht nur stressverschärfend, sondern sogar irrational sind, und dass sie folglich auch rational widerlegt und revidiert werden können. In einer akzeptierenden, nicht wertenden Atmosphäre kann zumindest der Anfang gemacht werden, dass sich eine neue, zunächst intellektuelle Einsicht als *emotionale Einsicht* internalisiert. Mit Achtsamkeit als Haltung und Bereitschaft, innere und äußere Gegebenheiten immer wieder neu zu betrachten, werden wir uns mit ungeprüften Vermutungen öfter zurückhalten und mit weniger Vorbehalten an unsere Umgebung herantreten. Diese *Neu-Gier* wird sich auch auf unsere sozialen Beziehungen auswirken, nämlich in einer größeren Bereitschaft, anderen zuzuhören, ihnen nach Missverständnissen eine neue Chance zu geben und versöhnlicher mit ihren Fehlern umzugehen.

 Zuhören
(nach C. Rogers 2002; Kleingruppen mit 4–6 Teilnehmern, ca. 45 Min.)

> *Zwei Monologe ergeben noch kein Gespräch.*
> N. Bobbio

Die Art und Weise, wie wir zwischenmenschliche Kontakte und Beziehungen gestalten, bestimmt unser alltägliches Befinden, das private Glück, aber auch berufliches Fortkommen wesentlich mit. Kommunikationstrainings sind fester Bestandteil von Beratung, Therapie und Erwachsenenbildung und stellen einen eigenen Themenbereich dar (siehe z. B. Schulz von Thun 1999). Das folgende, bekannte Interaktionsspiel wird hier vorgeschlagen, um die Teilnehmer für ihr eigenes *Kommunikationsverhalten* und das der anderen zu sensibilisieren. *Ziele* können sein: einander genauer zuzuhören, sich prüfen, ob die Botschaften anderer sinngemäß verstanden wurden, bevor darauf reagiert wird, sich selbst beim Sprechen bzgl. Dauer und Fokus disziplinieren. Übergeordnetes Thema ist in unserem Zusammenhang, wie belastend es einerseits ist, sich von anderen unverstanden und übergangen zu fühlen, und wie schwer es den meisten fällt, selbst einen Beitrag für eine stressfreiere Kommunikation zu leisten.

Wir haben darüber gesprochen, wie stabil einmal gewonnene Meinungen und Einstellungen sein können. Daran ändern auch Diskussionen mit anderen oft nichts. Ein wesentliches Merkmal zwischenmenschlicher Kommunikation ist nämlich auch hier die allgemeine Tendenz zur Bewertung bei fast jeder sprachlichen Äußerung. Wenn heute nach dieser Sitzung jemand zu Ihnen sagen wird: »Das war heute aber ziemlich langweilig«, *dann werden Sie wahrscheinlich fast unweigerlich mit einer eigenen Bewertung antworten – aus Ihrem persönlichen Bezugsrahmen heraus. Diese Bewertungstendenz steigert sich noch bei emotionalen Situationen, und die Beteiligten haben irgendwann das Gefühl, gar nicht mehr über die Sache und ständig aneinander vorbei zu reden. Sie wiederholen nur in Variationen ihre Behauptungen, ohne dass einander wirklich zugehört, geschweige denn aufeinander eingegangen wird. Jeder ist nur damit beschäftigt, was er selbst als Nächstes sagen wird. Der einzige Weg aus dieser Sackgasse ist: zuhören unter Verzicht auf die Wertung aus eigener Sicht, probehalber den Standpunkt des anderen einnehmen, verstehen wollen, was er meint und wie ihm zu Mute ist. Das klingt ziemlich einfach, aber bei der nächsten Übung werden Sie die Erfahrung machen, dass das schon hohe Kunst der Kommunikation ist.*

Dazu brauchen Sie bei der Diskussion nur folgende Grundregel zu beachten: Jeder Diskussionsbeitrag muss dadurch eingeleitet werden, dass der Sprecher sinngemäß wiederholt, was sein Vorredner gesagt hat. Dabei reproduziert er nicht einfach den Redebeitrag des Vorredners, sondern bemüht sich, den gefühlsmäßigen Hintergrund des Gesagten zu berücksichtigen und den Sinn wiederzugeben. Der eigene, weiterführende Beitrag darf erst erfolgen, wenn der Vorredner mit der Umschreibung seines Beitrages einverstanden ist. In der Großgruppe werden wir uns darüber austauschen, wie Sie sich und andere erlebt haben.

Der Kursleiter bietet zwei bis drei Themen an, die in der Öffentlichkeit aktuell sehr kontrovers und emotional diskutiert werden (z.B. Kopftuchverbot an Schulen, aktive Sterbehilfe, Strafe oder Therapie bei Gewaltverbrechen). In den Kleingruppen sollten unterschiedliche Meinungen zum gewählten Thema vertreten sein.

Rechnen Sie damit, dass die Kommunikationsregel schon nach kurzer Zeit nicht mehr eingehalten wird. Der Kursleiter kann zwischen den Kleingruppen hin- und hergehen und selbst auf den Gruppenprozess achten, diese Aufgabe kann auch an einen Teilnehmenden delegiert werden.

Nach 30 Minuten kommt die Großgruppe wieder zusammen, der Kursleiter legt die folgenden Fragen als Folie auf. Wer sich zu einer der Fragen äußern möchte, kann dies in wenigen Sätzen tun, ohne dass die anderen Teilnehmer noch einmal darauf eingehen. Der Kursleiter achtet jedoch darauf, dass sich die Beiträge ausschließlich auf die jeweilige Frage beziehen.

Fragen zur Übung sind (CD-A 28):

■ Auf welche Weise unterschied sich diese Diskussion von einem normalen Gespräch?
■ Habe ich anders als sonst kommuniziert und was war der Unterschied?
■ Was ist mir bezüglich meiner eigenen Zuhör- und Sprechgewohnheiten aufgefallen?
■ Wie habe ich (offen oder versteckt) auf Teilnehmer reagiert, die die Grundregel nicht beachteten?
■ Welches Gesprächsverhalten von anderen erleichtert mir das Zuhören, welches erschwert es eher?
■ Was hat die Art, wie wir miteinander kommunizieren, mit Stress zu tun?
■ Welche Konsequenzen möchte ich persönlich aus diesem Experiment ziehen?

Erfahrungsgemäß werden als positive Aspekte des Experiments genannt, dass die Diskussion weniger emotionsgeladen war als sonst oft üblich, dass die Meinungen nachvollziehbarer wurden und dass manche sogar ihre Meinung revidiert haben.

Disputation
(Kleingruppen à 4 Personen, 25 Min.

Zweifel ist der Anfang der Weisheit, nicht ihr Ende.

George Iles

Die Teilnehmer diskutieren in Kleingruppen einige weit verbreitete Einstellungen und Motive (»Man kann niemand vertrauen«, »es gibt immer eine perfekte Lösung«, »starke Menschen brauchen keine Hilfe« usw., siehe *A 29*). Die *Ziele* der Übung sind: Prüfung der Realitätsnähe dieser Behauptungen, Skepsis gegenüber absoluten, verallgemeinernden, unbedingten Aussagen, Flexibilität bezüglich eigener Meinungen, wenn neue Informationen vorliegen.

Bei dieser als »Disputation« bezeichneten Technik geht es um die Logik, Beweisbarkeit und Zweckmäßigkeit bestimmter Bewertungen und Lebensphilosophien, die weit verbreitet und manchmal sogar gesellschaftlich anerkannt und gefördert sind. Diese Einstellungen zeichnen sich meistens durch ihre allgemein gültige, absolute Formulierung aus. Jede Gruppe erhält ein Arbeitsblatt mit einigen solchen eingeschliffenen Lebenseinstellungen. Bitte diskutieren Sie miteinander, welche Argumente für und gegen diese Ideen sprechen, ob Sie sie befürworten, und wenn nicht, ob Sie sie rational entschärfen können. Bitte achten Sie darauf, dass Sie nicht lediglich mit einer unbelegbaren Behauptung widersprechen, sondern dass Sie Argumente wählen, die logisch nachvollziehbar sind. Auch wenn Sie einer Behauptung spontan zustimmen, versuchen Sie dies rational zu begründen. Bitte bestimmen Sie einen Moderator, der Ihre wichtigsten Argumente dokumentiert und der auf die Zeit achtet.

Auf dem Auswertungsblatt *(CD-A 30)* sind als Hilfestellung einige Fragen aufgelistet.

Wenn Sie dieser Meinung sind:

- Woher haben Sie diese Meinung?
- Woher wissen Sie das? Können Sie ein Beispiel nennen? Gibt es einen Beweis?
- Wie logisch und realitätsnah ist die Bewertung? Wie nützlich ist sie? Was hat sie für Auswirkungen?

153

- Wie werden Sie sich langfristig fühlen/verhalten, wenn Sie weiter an dieser Meinung festhalten?

Wenn Sie nicht dieser Meinung sind:

- Woher haben andere wohl diese Meinung?
- Können Sie die Meinung logisch und realitätsnah widerlegen?
- Können Sie ein Gegenbeispiel nennen, gibt es sogar einen Gegenbeweis?
- Was ist der Nutzen davon, sich von dieser Meinung zu verabschieden?

Nach der Übung wird das Übungsblatt als Folie aufgelegt, die Moderatoren stellen die Ergebnisse zu den einzelnen Punkten vor.

Für weitere Gruppenarbeiten oder die Bearbeitung zu Hause:

Irrationale Ideen (nach Ellis 1997, *CD-A 31*)

Irrationale Ideen im Alltag: *Achten Sie bewusst auf Behauptungen in Ihrem persönlichen Alltag, die mehr auf Einstellungen als auf konkreten Erfahrungen beruhen. Wenn Sie möchten, legen Sie davon eine Liste an und bringen Sie diese mit.*

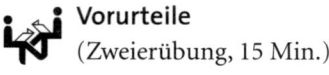

Vorurteile
(Zweierübung, 15 Min.)

> *Überzeugungen sind gefährlichere Feinde der Wahrheit als Lügen.*
> F. Nietzsche

Von Stereotypen und Überzeugungen ist es nicht mehr weit zu Vorurteilen. Handelt es sich bei Ersteren um die kognitive Komponente von Voreingenommenheit, so kommt bei Vorurteilen eine affektive und bei der Diskriminierung eine Verhaltenskomponente hinzu. In der Sozialpsychologie werden *Vorurteile* als negativ getönte Einstellung gegen eine Gruppe von Menschen definiert, die im Einzelfall nicht auf ihre Gültigkeit überprüft wird und relativ änderungsresistent ist. Vorurteile sind Teil unseres normalen menschlichen Funktionierens: Niemand kann nur aufgrund von überprüften Informationen und eigenen Erfahrungen handeln, wir brauchen Vereinfachungen in einer immer komplexer und komplizierter werdenden Welt. Für solche mentalen Abkürzungen sind wir umso anfälliger, je geforderter und ablenkbarer wir sind – und gleichzeitig werden wir durch Vorurteile selbst in unserer Leistung beeinträchtigt, meistens sogar ohne es zu merken: Blonde Studentinnen lösten Aufgaben schlechter, nachdem man ihnen Blondinenwitze erzählt hatte, Frauen, die mit Vorurteilen über weibliche Fahrkunst konfrontiert waren, parkten übertrieben langsam ein, und allein die Frage nach Alter, Geschlecht und Hautfarbe vor einer Prüfung aktiviert alle Vorurteile, die mit diesen Merkmalen verbunden sind. Vorurteile verhindern also, dass Menschen ihre Möglichkeiten voll ausschöpfen. Sie erzeugen Druck und werden zu einer selbsterfüllenden Prophezeiung, wenn ihnen nicht bewusst gegengesteuert wird.

Mit Verallgemeinerungen und Vor-Urteilen bewusster umzugehen, reduziert zwischenmenschlichen Stress. Die wichtigste Voraussetzung, nicht rigide und voreingenommen zu werden, ist die Fähigkeit und Bereitschaft, sich in andere Menschen hineinzuversetzen (Empathie), die Welt mit ihren Augen zu sehen, Perspektivenwechsel vorzunehmen. Die folgende Übung ist ein hilfreiches Experiment, um Vorurteile deutlich zu machen und sie in Konfrontation mit einer anderen Position abzuschwächen.

Wir alle sehen die Welt aus der Perspektive unserer Erfahrungen. Wir können Vorurteile nicht vermeiden, und je weniger wir Gelegenheit haben, sie durch Erfahrung zu korrigieren, desto stabiler werden sie. Bei der folgenden Übung können Sie ganz bewusst und übertrieben eigene oder fremde Urteile und Vorurteile äußern und mit anderen Positionen vergleichen.

Der Kursleiter bietet der Gruppe Gegensatzpaare an (Beispiele sind: Mann – Frau, heterosexuell – homosexuell, alt – jung, Deutscher – Türke, Unternehmer – Angestellter/Arbeiter, Norddeutscher – Süddeutscher, Biertrinker – Weintrinker, Vegetarier – Fleischesser, Christ – Moslem). Die ganze Gruppe teilt sich in Paare auf, von denen jeder jeweils einer der Subgruppen angehören sollte oder so tun möchte, als ob dies der Fall wäre. Wer übrig bleibt, schließt sich als Beobachter einem Paar an.

Beide teilen einander abwechselnd mit, was jeder oder »man« über die Gruppe denkt, zu der der Partner gehört. Dies darf spontan, frech, übertrieben und ohne Zensur geschehen, wohl wissend, dass viele dieser

Behauptungen eindeutig falsch sind. Regel: Bei dem entstehenden Dialog wird der andere nicht beim Sprechen unterbrochen (10 Min.). Anschließend sprechen die beiden Partner über ihre Gefühle und Reaktionen (ca. 5 Min.). Dann kommen alle Teilnehmer im Plenum zusammen und teilen einander mit, was sie bemerkenswert fanden.

Auswertung der Übung Vorurteile (CD-A 32):

■ Wo kommen Vorurteile her?
■ Auf welchen Ereignissen oder Überlieferungen in Familien/im gesellschaftlichen Umfeld beruhen sie?
■ Waren Sie selbst schon einmal Opfer von Vorurteilen? Wie ging es Ihnen und wie haben Sie reagiert?
■ Was hat das Thema »Vorurteile« mit Stress zu tun?

 Gruppengespräch über innere Antreiber und innere Erlauber
(30 Min., siehe auch Mücke 2004, S. 76)

Als »innere Antreiber« werden in der Transaktionsanalyse stressverursachende, *stereotype Selbstanforderungen* bezeichnet. Oft handelt es sich um Forderungen, die man als Kind erhalten und zur eigenen Sache gemacht hat, um Konflikte mit den Großen zu vermeiden. Solche unbewussten, in der Biografie geprägten Schemata liegen oft auch dem Umgang mit eigenen Emotionen zugrunde (»Wut darf man nicht zeigen«, »Wenn du traurig bist, bist du ein Schwächling« etc.). Diese inneren Verbote können so weit gehen, dass entsprechende Emotionen zwar da sind, aber gar nicht mehr gespürt werden. In diesem Übungsabschnitt ist das Thema, welchen Einfluss frühe Erfahrungen in der persönlichen Lebensgeschichte auf unsere heutigen Einstellungen und Gefühle haben und wie diese sich auf den Umgang mit Belastungen auswirken können – als Ressourcen, aber auch im Sinne internalisierter, unhinterfragter Forderungen und Ansprüche.

Als Kinder sind wir existenziell und emotional von den Eltern abhängig. Wir alle kennen das schöne Gefühl, wenn sie sich für uns interessierten und uns lobten, und wir wissen, wie schmerzlich es war, dieses Gefühl zu vermissen oder wenn sie uns gar abgelehnt haben. Kindern bleibt nichts anderes übrig, als sich mit den Erwartungen der »Großen«

zu arrangieren. Dies gelingt am ehesten, wenn sie sich bestimmte **Regeln und Anforderungen** zu eigen machen. Diese Regeln stammen natürlich wiederum aus der (Erfahrungs-)Geschichte der Eltern und hatten dort auch Sinn und Berechtigung. Sie werden jedoch, manchmal sogar über Generationen hinweg, so verinnerlicht, dass sie bis ins eigene Erwachsenenalter wirken, selbst wenn man darunter gelitten hat (zum Beispiel: »Man muss seinen Teller leer essen«).

Da die Zufriedenheit der Eltern ein grundlegendes Bedürfnis des Kindes ist, macht es sich nicht nur ihre tatsächlichen, sondern auch **vermeintliche Aufträge** zu einem Teil der eigenen Identität. Zum Beispiel: »Mein Vater wollte immer studieren, aber als Nachkriegskind war es ihm nicht möglich. Ich muss schaffen, was er nicht erreicht hat.« Hier wirken die unerfüllten Träume und Hoffnungen der Eltern stärker als die eigene Motivation und Begeisterung für eine Sache, unabhängig davon, dass ihre Urheber inzwischen räumlich weit weg leben oder vielleicht sogar gestorben sind. Das Ziel der Übung ist es, sich diese sog. inneren Antreiber bewusst zu machen und sie aus heutiger, altersgemäßer und erwachsener Sicht neu zu überprüfen. **Es geht um die Fragen:** Welche Regeln und Erwartungen aus meinem Herkunftssystem sind noch in mir lebendig, welche möchte ich aus meiner heutigen Position heraus hinterfragen und von welchen möchte ich mich verabschieden? Deshalb möchte ich Sie einladen, in Gedanken zurückzugehen in Ihre Kindheit und Jugend und sich zu erinnern, welche Forderungen, Gebote, Verbote oder Verhaltensanweisungen Sie früher wahrgenommen haben. Manche davon sind uns noch im Ohr, weil es sich um umgangssprachliche Sprüche und prägnante Sätze handelt: »Erst die Arbeit …« »Ein Indianer kennt keinen Schmerz« etc., andere wurden vielleicht gar nicht explizit ausgesprochen, sie gingen selbstverständlich in Fleisch und Blut über, wurden »mit der Muttermilch« aufgenommen: »Man spielt sich nicht in den Vordergrund«, »Was werden die Nachbarn denken?«, »Du bist nur etwas wert, wenn du …« etc. (siehe CD-A 33).

Der Kursleiter schreibt die Nennungen der Teilnehmer auf die eine Hälfte eines großen Blattes. Diese Sammlung ist Grundlage für eine Diskussion in der Gruppe, welche dieser Sätze zu inneren Antreibern geworden sind, mit denen wir uns und anderen manchmal das Leben schwer machen und die wir sogar den eigenen Kindern weitergeben.

Ziel der Übung ist es, deutlicher zwischen inneren und äußeren Anforderungen und eigenen Bedürfnissen und Möglichkeiten zu unterscheiden und bewusste, selbst bestimmte Entscheidungen über eigene Lebensprinzipien zu fällen. Manche Teilnehmer werden ihre Prinzipien auch verteidigen und sie weiterhin für sich selbst als sinnvoll erachten, sie sollten dann aber mögliche negative Folgen selbstverantwortlich in Kauf nehmen (zum Beispiel: »Erst die Arbeit und dann das Vergnügen«). Der Kursleiter moderiert die Diskussion am roten Faden entlang: »*Was hat das alles mit Stress zu tun?*«
Zum Schluss schlägt er eine *Runde* vor. Wer möchte, kann dabei auf die folgenden *Fragen* eingehen:

- »Ist Ihnen einer Ihrer eigenen ›inneren Antreiber‹ aufgefallen?
- Erinnern Sie sich, wo er herkommt? Wo war er bisher hilfreich? Wann hat er Ihnen das Leben schon einmal erschwert?
- Wie möchten Sie sich als Erwachsener dazu stellen und möchten Sie dem Antreiber ein Argument aus Ihrer eigenen Erfahrung (›Erlauber‹) entgegensetzen?« *(CD-A 34; B 11)*

Diese Runde sollte nicht mehr in eine Diskussion münden, sondern für jeden eine Selbstreflexion vor der aufmerksamen Gruppe ermöglichen.
Der »Erlauber« ist wirkungsvoll, wenn es sich dabei um ein erwachsenes, selbstbestimmtes Argument und nicht nur um eine Gegenbehauptung handelt. Eine trotzige Umkehrung empfundener Einschränkungen in ihr Gegenteil (»mich schert es nicht, was die Nachbarn denken«) bestätigt eher, wie lebendig die elterlichen Regeln und Forderungen noch sind. In manchen Fällen hilft auch ein gelassenes »mal so, mal so« weiter. Damit werden die Regeln der Herkunftsfamilie nicht abgewertet, sie bleiben Verhaltensmöglichkeiten eines Repertoires, über das situationsabhängig verfügt werden kann.

Für weitere Gruppenarbeiten oder die Bearbeitung zu Hause:

👥 Innere Antreiber und Gegenargumente *(CD-A 35):* Diskussion vorgegebener Antreibersätze

👥 Meine Antreibersätze *(CD-A 36):* Reflexion persönlicher Antreibersätze

Innere Antreiber

Mädchen machen sich nicht schmutzig!

Wo ein Wille ist, ist auch ein Weg.

Man spielt sich nicht in den Vordergrund!

Was werden die Nachbarn denke?

Man isst seinen Teller leer.

Innere Erlauber

Wenn haben Jungs ein Oor- recht auf Dreck?

Manchmal stimmt das. Aber ich keine viele Beispiele, wo man nicht alles durch Wollen erreichen konnte

Wenn ich etwas Besonderes geleistet habe, dann freue ich mich, wenn das gestätigt wird.

Manchmal macht es auch Spass, ein bischen aufzufallen.

Wenn ich satt bin, möchte ich was lie- gen lassen.
... Aber nur, wenn ich mir selbst ge- nommen habe

Abbildung B 11: Antreiber

Wie der Name sagt, beschäftigt sich die Transaktionsanalyse (TA, Berne 2001; Stewart und Joines 2000) mit der Analyse zwischenmenschlicher Interaktionen. Nach diesem Ansatz ist es hilfreich für das bessere Verständnis menschlicher Kommunikation, von verschiedenen »Ich-Zuständen« auszugehen, die unser Verhalten in bestimmten Situationen beeinflussen. In der Umgangssprache bezeichnet man diese Ich-Zustände als Eltern-Ich, Erwachsenen-Ich und Kind-Ich.

Das *Eltern-Ich* vertritt Normen, Regeln, Gebote und Verbote, Sitten und Gebräuche, die wir von erwachsenen, meistens den elterlichen Bezugspersonen übernommen haben. Je nachdem, ob wir diese Bezugspersonen *unterstützend* und *fürsorglich* oder *kritisch, fordernd* und *strafend* erlebt haben, macht sich das Eltern-Ich in alltäglichen Anforderungssituationen als nährend-fürsorglich oder als kritisierend, einschränkend, mahnend bemerkbar. Beispiele: Eine unterstützende innere (und äußere) Stimme könnte sagen: »Was können wir tun, um diesen Fehler zukünftig zu vermeiden?«, ein (über-)fürsorglicher Satz ist: »Lass, ich mach das schon für dich«, eine kritische Stimme und »innerer Antreiber« könnte sein: »man darf nicht ...«, »man muss immer daran denken, dass ...«, »das kannst du sowieso nicht« etc. Die Nichtbefolgung dieser innerer Prinzipien und Vorschriften erzeugt zwar oft Schuldgefühle, sie werden im Bewusstsein jedoch selten hinterfragt.

Das *Kind-Ich* vertritt alle natürlichen Impulse und Verhaltensweisen, die Kinder gewöhnlich zeigen. Diese können *natürlich, spontan* und *unkontrolliert* (zum Beispiel »Ich will sofort ...«), *intuitiv, kreativ, manipulativ* (zum Beispiel: »Lass es uns doch einfach ausprobieren«), aber auch *angepasst, zaudernd* und *brav* sein (zum Beispiel: »Ich bin lieber still«). Bei unseren Reaktionen aus dem »Kind-Ich« heraus befinden wir uns gefühlsmäßig oft im »Heimkino« früh gemachter Erfahrungen, und wir wundern uns dann später selbst über unser Verhalten in bestimmten Situationen.

Das *Erwachsenen-Ich* vertritt *das planende, vernünftige Abwägen,* den eigenen Standpunkt unter Einbeziehung der eigenen Lebenserfahrungen und Entscheidungen. Hier werden Informationen gesammelt, abgewogen und flexibel genutzt. Mit dieser Instanz können wir entscheiden, welcher der anderen Ich-Zustände zum Zuge kommt, und wir können deren Reaktionen auch hinterfragen (zum Beispiel: »Sind hier Schuldgefühle wirklich angebracht?«). Ein Ergebnis dieses inneren Prozesses könnte zum Beispiel sein: »Trotz einiger Nachteile habe ich mich dazu entschlossen,...«

Nach dem hier vorgestellten Persönlichkeitsmodell geht es einem Menschen gut, bei dem die drei Ich-Zustände in einem ausgeglichenen Verhältnis zueinander stehen und alle drei inneren Berater zu gegebener Zeit und in passender Umgebung zum Zuge kommen. Ist das Kind-Ich blockiert, hat ein Mensch wenig Freude am Leben, verhält sich oft rigide und unflexibel. Ohne Eltern-Ich hätte er keine Moral und kein Gewissen und ohne Erwachsenen-Ich keinen Bezug zur Realität. Bestenfalls übernimmt das Erwachsenen-Ich die volle Verantwortung über unseren Kontakt zur Außenwelt und über unsere Reaktionen. Es hält inne, wägt ab und entscheidet, welchen Impulsen der verschiedenen Ich-Zustände in welchen Situationen Rechnung getragen wird. Es weiß einzuschätzen, wann es ausgelassen und impulsiv sein kann und wann es besser ist, kindlichen Trotz, Groll oder Übermut hintenanzustellen. In bestimmten Situationen mag man sich so entscheiden, wie es vielleicht auch Vater oder Mutter getan hätte, in anderen Fällen mag man aufgrund der inzwischen gemachten eigenen Erfahrungen zu ganz neuen Ergebnissen kommen. Frei ist nach diesem Modell eine Person, die sich in ihrem Handeln an eigenen Präferenzen ausrichtet und selbstverantwortlich bestimmt, auf welche Weise sie ihr Leben verbringen will.

Eltern-, Kind-, Erwachsenen-Ich
(*A 37*, Einzel- oder Zweierübung, 10–15 Min.)

Um sich mit den Botschaften aus den verschiedenen Ich-Zuständen etwas vertrauter zu machen, diskutieren Sie bitte in Zweiergruppen die folgenden Aussagen und ordnen diese einem der Ich-Zustände zu.

Beim anschließenden Austausch in der Großgruppe wird empfohlen, anhand persönlicher Beispiele der Teilnehmer wieder den Zusammenhang zum Thema »Stress« herzustellen.

Ressourcenrad

(Einzelübung innerhalb der Großgruppe, 20 Min.)

Bei dieser Übung können Sie sich die Einflüsse wichtiger Bezugspersonen noch bewusster machen.

Der Kursleiter zeichnet ein Raster mit 6 Kreisen und 6 Segmenten auf einer Stellwand auf und bittet die Teilnehmer, dies auf einem Blatt Papier ebenfalls zu tun *(Abb. B 12)*. Im Innenkreis steht: *Ich und meine Aufgabe*. In den Segmenten des nächsten Kreises steht: *Vater – Mutter, Freund – Freundin, Lehrer – Ausbilder, Vorgesetzter – Vorgesetzte*. Im freien Segment des dritten Kreises steht: *Eigenschaften*. Die Teilnehmer werden nun gebeten, die Segmente für jede Person mit deren Eigenschaften auszufüllen. Wer fertig ist, legt das Schreibgerät nieder. In das nächste freie Segment wird geschrieben: Implizite/explizite Botschaft, Beeinflussen mich diese Botschaften noch positiv oder negativ? In welchen Situationen? Was habe ich von dieser Person gelernt und möchte ich mitnehmen? So wird der Gesamtkreis langsam aufgebaut. Nach der Übung ist ein Blitzlicht empfehlenswert, wie es den Teilnehmern mit der Übung ergangen ist und ob sie den anderen eine Erfahrung mitteilen möchten.

3.2.4 Realistische Selbsteinschätzung und Selbstverantwortung

Ellis (1997) beschreibt verschiedene Formen von »*heißen*« *Kognitionen*, die zu anhaltenden, negativen und belastenden Emotionen führen. Diese Bewertungen betreffen vor allem das Übersteigern von Wünschen und Forderungen (Muss-Denken), globale negative Selbst- und Fremd-Bewertung (»ich kann nicht singen«), niedrige Frustrationstoleranz (»ich kann es nicht ertragen, wenn andere zu laut reden«) und Katastrophendenken (»es ist absolut schrecklich, wenn …«). Bei so genannten *warmen, d.h. realistischen und flexiblen Bewertungen* entstehen adäquate, realistische, negative Emotionen (»es ist mir jetzt sehr unangenehm, dass …«, »es ist mir sehr wichtig, aber ich muss es nicht haben«, oder: »es ist schwer, aber ich kann es aushalten«). Ziel der folgenden Übungen ist die Bewusstmachung von »heißen« Kognitionen und ihre Diskussion in der Gruppe.

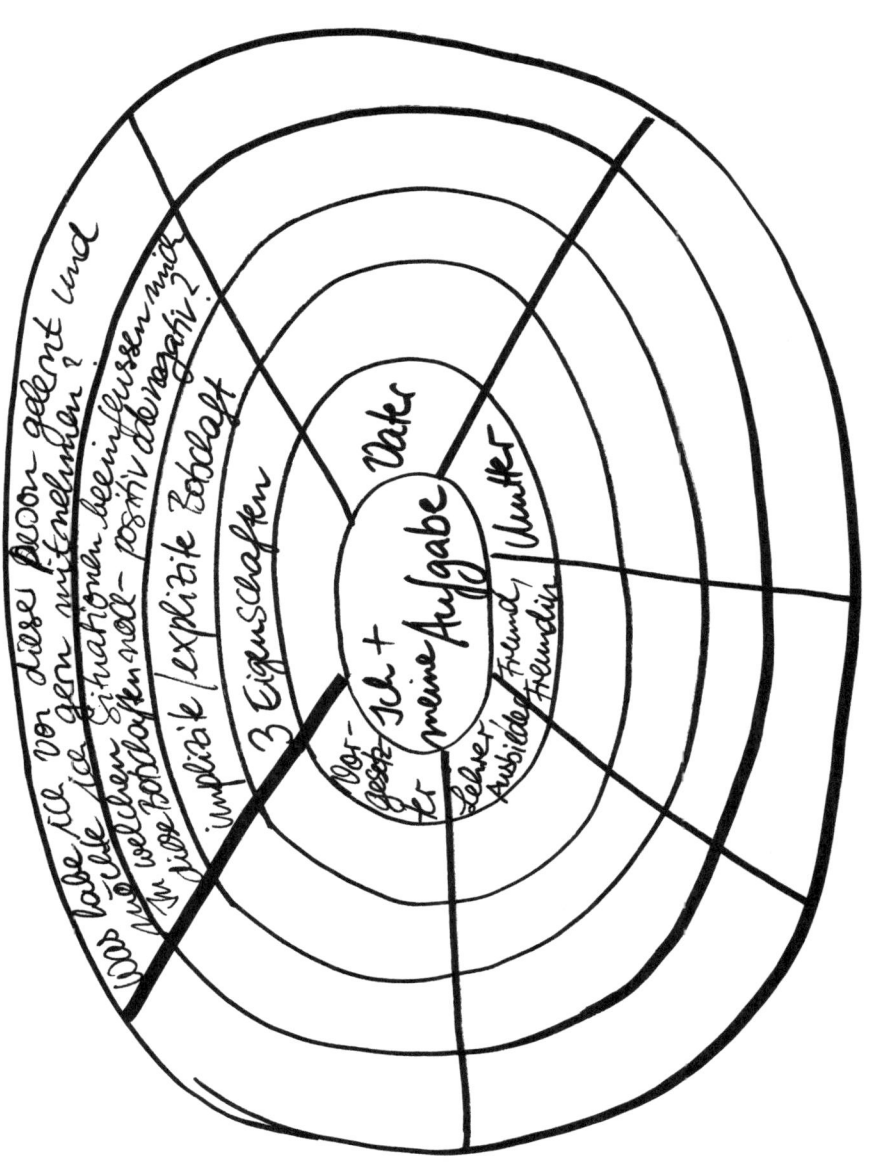

Abbildung B 12: Ressourcenrad

Müssen und wollen
(Zweierübung innerhalb der Großgruppe, ca. 20 Min.)

Bei dieser Zweierübung geht es darum, eigene Widerstände und Unlust gegenüber Forderungen an sich selbst wahrzunehmen und sich bewusst für oder gegen deren Erfüllung zu entscheiden.

Bitte setzen Sie sich hier im Raum mit Schreibmaterial zu zweit einander gegenüber. Sprechen Sie so miteinander, dass Sie die anderen nicht stören. Bitte beginnen Sie während der Übung keine Diskussionen. Wenn Sie früher fertig sind als andere im Raum, lassen Sie das Gesagte und Gehörte einfach still in sich nachklingen.
Nun diktieren Sie sich gegenseitig jeweils sieben Sätze, die beginnen mit »ich muss«. Zählen Sie auf, was Sie Ihrer Meinung nach tun oder sein müssen. Sprechen Sie die Sätze langsam und bewusst und achten Sie auf Ihre Empfindungen dabei ... Ihr Partner schreibt Ihre Sätze für Sie auf (Beispiel: »Ich muss jeden Tag aufstehen«; »ich muss meine Familie ernähren«; »ich muss essen« usw.).

Wenn alle Teilnehmer dies getan haben, kommt die nächste Instruktion:

Nun nimmt sich jeder seine eigenen Sätze vor, wiederholt laut jeden einzelnen Satz, aber er beginnt jetzt stereotyp mit: »Ich entscheide mich zu/für ...«

Im nächsten Übungsteil diktieren sich die Teilnehmer jeweils sieben neue Sätze, die beginnen mit »Ich kann nicht«. Diese werden dann ersetzt durch »ich will nicht«. Eine weitere Variante ist: »Ich brauche unbedingt – ich wünsche mir«.

Es folgt ein Austausch in der Gruppe über diesen massiven Anstoß zur Selbstverantwortung. Mögliche *Fragen* dazu sind: *Welche Gefühle sind entstanden? Wird durch diese Übung die Motivation für bewusstere Entscheidungen geweckt? Wie realistisch wurden die Alternativen erlebt? Bei welchen Beispielen war die Alternativformulierung eindeutig falsch?*

Manche Teilnehmer werden zunächst mit Ärger und Widerstand auf die Behauptung reagieren, dass unser Stresserleben häufiger als gedacht durch mangelnde Selbstverantwortung oder übersteigerte Ansprüche als durch äußere Zwänge entsteht. Zum Beispiel suggeriert die Behauptung, etwas zu müssen, Hilflosigkeit, *keine* Wahl und *keinen* Einfluss auf die Situation zu haben. Genau dies ist jedoch eher selten der Fall. Allerdings braucht, wer keine Wahl hat, nicht mehr zu wählen – er lenkt von seiner Selbstverantwortung ab.

Wie stehe ich zu meiner Arbeit?
(Einzelübung innerhalb der Gruppe, 20 Min., nach Stollreiter et al. 2000, S. 186)

Auch die Arbeitszufriedenheit hängt zu einem gewissen Teil davon ab, welche innere Haltung Sie gegenüber Leistung, Fehlern, Verantwortung, Autorität etc. haben. Viele meinen zwar, selbstverantwortlich zu handeln, in Wirklichkeit schieben wir jedoch allzu oft die Verantwortung und Kontrolle über unser Leben und Befinden auf andere. Natürlich gibt es objektive Zwänge, und auch ein selbstverantwortlicher Mensch kann gesellschaftliche Bedingungen wie Arbeitslosigkeit nicht ändern. Viele Zwänge jedoch erlegen wir uns auch selber auf – jeden Tag neu und aus guten Gründen. Erfahrene Managementtrainer sind hier ganz rigoros: Wenn Sie an Ihrer Arbeitseinstellung arbeiten wollen, sollten Sie sich zunächst für oder gegen Ihren derzeitigen Arbeitsplatz entscheiden. Vielleicht gibt es ja wirklich gute Gründe, sich eine andere Stelle zu suchen – ansonsten sollten Sie dazu stehen, dass es zur Zeit noch eine ganze Reihe guter Gründe dafür gibt, dass Sie an Ihrer Arbeitsstelle einen nicht geringen Teil Ihrer Lebenszeit verbringen. Damit sollen schwierige Arbeitsbedingungen nicht schöngeredet werden, aber der Vorteil einer Situation kann auch im Nachteil der Alternativen liegen.

Die Teilnehmer erhalten das Übungsblatt »Der Nutzen meiner Arbeit« *(A 38)*.

Notieren Sie kurz die Vor- und Nachteile Ihrer derzeitigen Arbeitsstelle. Wenn Ihr Resümee schlecht ausfällt, erfassen Sie auch mögliche Alternativen. Sie haben dafür 10 Minuten Zeit. Danach tauschen Sie mit Ihrem Nachbarn kurz Ihre Überlegungen aus.

In der Gesamtgruppe können folgende Devisen für mehr Selbstverantwortung zusammengefasst werden:

■ Halten Sie sich die *Beweggründe* Ihrer Entscheidungen und Ihres täglichen Tuns vor Augen.

- Fragen Sie sich ernsthaft, ob Sie wirklich keine Wahl haben oder ob Ihnen die *Wahlmöglichkeiten* lediglich nicht gefallen. Entscheiden Sie sich täglich neu.
- Machen Sie sich die *Alternativen* zu Ihrer jetzigen Situation klar. Wenn Ihnen diese nicht gefallen oder wenn sie nicht umsetzbar sind, entscheiden Sie sich bewusst für das, was Sie gerade tun – und stehen Sie dazu.

Achtsamkeit und Toleranz
(nach Revenstorf 2005, Seminarbeitrag)

> *Von dem, was man heute denkt, hängt das ab,*
> *was morgen auf den Straßen und Plätzen gelebt wird.*
> Jose Ortega y Gasset

Innerer Stress und Stress mit unseren Mitmenschen hat häufig mit rigorosen Maßstäben und negativer Bewertung dessen zu tun, was andere tun oder denken. Dabei werden dieselben Aspekte bei uns selbst meist tunlichst übersehen. Die eigene (abgelehnte) Seite anzuschauen oder gar offen zu leben, macht Angst. Diese Angst zu überwinden und das Zugeständnis, dass wir alle »kleine Sünder« sind, macht es leichter, unsere Richter- oder Erzieherrolle bzw. die Besserwisserei abzulegen und andere sein zu lassen, wie sie sind.

Bei dieser Achtsamkeitsübung können Sie bestimmte Empfindungen zu einem Thema deutlicher spüren. Ich möchte Sie einladen, eine bequeme Haltung einzunehmen und alles wahrzunehmen, was in Ihre Sinne kommt. Die Geräusche hier drin ... und die von draußen, ... allmählich deinen Platz finden und vielleicht sogar jetzt schon spüren, wie du beim Ausatmen noch ein bisschen mehr loslassen kannst ...
Und einfach so beim Atmen bleiben und dieses Kommen und Gehen kommentieren mit dem Satz: Das ist so.
Und darauf achten, ob du auch wirklich bequem sitzt, die Auflagefläche auf dem Stuhl, deinen Rücken spüren, das Berühren des Bodens und sagen: Das ist so.
Und zu den Gedanken gehen, ... sie kommen und gehen lassen, manche kürzer, andere länger, sie wahrnehmen und innerlich kommentieren mit dem Satz: Das ist so.

*Und jetzt, wo ich es sage, wieder auf den Atem achten und auf die Ge-
danken, die du hast … und dir und ihnen sagen: Ich weiß, dass du da
bist, ich kann darauf zurückkommen …*

*Und ruhig weiteratmen und innere Ruhe einkehren lassen, und wenn
du willst, dir einen inneren Beobachter und Zeugen vorstellen, der alles
registriert, was du wahrnimmst, und der jeweils sagt: Das ist so …*

*Und wenn du willst, an etwas denken bei deinem Partner oder deiner
Partnerin oder bei einer anderen Person, das du schlecht leiden kannst.
Eine Eigenschaft oder eine Verhaltensweise … und dir vorstellen, was
das ist und wie das aussieht …*

*Welche Bewegung macht er oder sie dabei, welche Worte sind das und
wie fühlst du dich dabei? Wo spürst du das in deinem Körper?
Wie reagierst du darauf, wenn er oder sie sich so verhält? …*

*Und dann prüfen, ob es einen Teil von dir gibt, der dieses Merkmal
auch hat, in bestimmten Situationen? Wann spürst du diesen Teil und
drückst ihn aus? Verdeckst du ihn? Wie?*

*Und wenn du so weit gekommen bist, in der eigenen Lebensgeschichte
schauen, ob jemand diesen Teil auch hatte oder darauf so reagiert hat
wie du?*

*Gab es da jemand, der war wie dein Partner, deine Partnerin oder wie
diese Person, an der dich etwas stört? Was hat an ihm oder ihr gestört?
Hast du das gespürt, zu spüren bekommen? Was war deine Schwachstel-
le, was hat dir wehgetan, als du diesen Teil gespürt hast? Und kannst du
dir vorstellen, wie es sich anfühlt, diese Schwäche zu überwinden? …*

*Und kannst du ihn wahrnehmen, diesen unangenehmen Teil, … und
wenn du ihn von dir kennst, dir vorstellen, dass du ihn zurücknimmst
und sagst: Das mache ich auch, das kann ich auch, in bestimmten Situationen?*

*Wie ist das, diese Schwäche, darunter zu leiden, sie zu überwinden und
zu spüren, dass es auch ein Teil von dir ist? Sie akzeptieren, als einen
Teil von dir? Was für ein Gefühl ist das, so zu sein? …*

*Und sich vielleicht vorstellen, wie das deinen Partner entlastet, dass er
so sein darf und du ihn lassen kannst und dass du ihm das verzeihen
kannst, und innerlich um Verzeihung bitten, dass du so darauf reagierst …*

Und dir einen Augenblick Zeit lassen, um die Übung abzuschließen.

Der Kursleiter sollte entscheiden, ob sich die Teilnehmer nach dieser Übung zu zweit noch einmal austauschen, in der Gruppe äußern, oder ob es vielleicht besser ist, hier erst einmal eine Pause zu machen.

3.3 Zusammenfassung: Möglichkeiten der Veränderung *(A 39, A 40)*

Achte auf deine Gedanken, denn sie werden Worte.
Achte auf deine Worte, denn sie werden Handlungen.
Achte auf deine Handlungen, denn sie werden Gewohnheiten.
Achte auf deine Gewohnheiten, denn sie werden dein Charakter.
Achte auf deinen Charakter, denn er wird dein Schicksal.

Aus dem Talmud

Bei den ersten Übungen dieses Bausteins ging es um Reize aus unserer äußeren und inneren Umgebung, die uns stören, ärgern, beeinträchtigen, die wir aber nicht immer unmittelbar beeinflussen können. Beispiele dafür waren eine unangenehme Geräuschkulisse (wie der tropfende Wasserhahn, Baustellenlärm, klingelnde Telefone etc.), das Stehen im Stau, missliche Körperempfindungen oder die innere Beschäftigung mit unseren Alltagsanforderungen. Wir haben gesehen, dass die *bewusste Zuwendung* bei gleichzeitiger körperlicher Entspannung solche Phänomene erträglicher macht oder sogar zu einem Gewöhnungseffekt führt. Bei aversiven Ereignissen treten außerdem geradezu automatisch Gedanken und innere Bilder auf, die zu einer anhaltenden, negativ getönten Beschäftigung damit führen, ohne dass wir etwas verändern könnten. Wenn ich meine Aufmerksamkeit immer wieder auf den Augenblick fokussiere, mache ich mir diese automatischen Gedanken bewusst und kann mich auch davon distanzieren. *Aufmerksamkeit im Hier und Jetzt* zu üben erleichtert es, sich aus negativen Gedankenkreisen zu lösen und ein höheres Maß an Erlebensfähigkeit zu bekommen. Wie erfolgreich das gelingt, hängt im Wesentlichen von der Übung ab.

Um uns die inneren Kommentare zu vergegenwärtigen, tun wir zunächst das bewusst, was wir unwillkürlich sowieso tun: Wir unterbrechen für wenige Momente unsere aktuellen Handlungen, halten inne und wenden unsere Aufmerksamkeit der Störquelle zu. Dabei machen wir uns unseren Ärger, unsere Befürchtungen und Einschätzungen bewusst *(siehe A 24)*. Dies können Sie sogar in Ihrem (beruflichen) Alltag tun: Nehmen Sie sich wenige Minuten Zeit und schreiben Sie sich von der Seele, was Ihnen durch den Kopf geht, ungeschminkt und ohne Zensur. Manchmal kühlt man schon beim Schreiben etwas ab. Dieses so genannte vigilante Denken, das auf Konfrontation mit der Belastung gerichtet ist, hat zumindest langfristig gesehen mehr Erfolg als Ablenkung, Vermeidung oder Verharmlosung. Letzteres gelingt nämlich meistens sowieso nicht vollständig oder nur, wenn die Belastung relativ harmlos oder noch nicht aktuell ist. Mit zunehmender Zeitnähe zum Stressor schlägt die Stimmung dann in distanzlose Übersteigerung und einseitige Betonung der negativen Aspekte der Situation um (Beispiel: Der Student, der bisher nicht gelernt hat und wenige Tage vor der Prüfung so panisch wird, dass er sich gar nicht mehr konzentrieren kann). Durch *kontrollierte Zuwendung* geht die Belastung einer Situation natürlich nicht weg, aber wir stellen uns innerlich darauf ein und distanzieren uns davon, indem wir bewusst *körperlich entspannen* (loslassen) und/oder eine neue Perspektive dazu einnehmen. Aus diesem Vorgang ergibt sich entweder ein *Handlungsimpuls* oder eine *Relativierung des Geschehens*.

Die Bedeutungen, die wir Ereignissen, Verhaltensweisen oder Situationen beimessen, sind nur unter Berücksichtigung des jeweiligen Kontextes verstehbar. Daraus folgt, dass sich die Bedeutung eines Ereignisses für den Einzelnen ändern kann, wenn der Rahmen/Kontext verändert wird. Um konstruktive (Selbst-)Gespräche zu führen, bedarf es der Fähigkeit, die *Realität* zunächst einmal zu *akzeptieren,* wie sie ist, festzustellen, dass diese Realität oft mehrere Seiten hat, flexibel und undogmatisch zu sein, Sichtweisen zu relativieren, bewusst auch andere Positionen einnehmen zu können und die eigenen Erfahrungen nicht zu verallgemeinern. Hier hilft nur *Sensibilität* gegenüber der Verwendung von Wörtern wie »immer«, »nie«, »jeder«, »niemand«, »überall« usw. und die Bereitschaft, *neue Erfahrungen* zu machen. Da diese Bereitschaft ein gewisses Risiko mit sich bringt, enttäuscht und/oder doch wieder in seinen negativen Vorannahmen bestätigt zu werden, und da die eingefahrenen Gleise eben bequemer und angstfreier zu befahren sind, sind *Flexibilität* und *Toleranz* wohl Lebensaufgaben, die in einem Kurs wie unserem nicht »mal schnell« zu üben sind. Vielleicht werden Sie sich ab und zu an unser Kommunikationsexperiment (»Zuhören«) erinnern, natürlich können Sie es jederzeit im Alltag wiederholen: Bei einer hitzigen Diskussion mit Freunden oder bei einer Auseinandersetzung mit Ihrem Partner/Ihrer Partnerin ...

Ob Arbeit krank macht (wenn man sie hat!), hängt auch damit zusammen, wie viel *Selbstverantwortung* und *Selbstkontrolle* jemand hat bzw. sich leistet. Viele schieben die Verantwortung ab und sagen: Ich habe keinerlei Entscheidungsspielraum mehr. Tatsächlich ist dies am ehesten am Fließband der Fall, wo fast jede Bewegung von außen getaktet ist. Aber selbst hier gibt es freie Zeit-Räume. Es ist von großer Wichtigkeit für die Zufriedenheit und Gesundheit, den eigenen Einflussbereich auszuschöpfen und auszubauen. Sich Lebensqualität in die Gegenwart zu holen, setzt jedoch täglich bewusste *Entscheidungen* voraus. Wir können es lassen, aber wir können uns nicht nicht entscheiden. Wer versucht, ausschließlich den Ansprüchen anderer zu Genüge zu tun, und eigene Ansprüche und Bedürfnisse vernachlässigt, tut dies wahrscheinlich zur eigenen Bestätigung, aber er handelt nicht selbstverantwortlich.

Gedanken: Überblick

- Zuwendung, Wahrnehmung, Distanzierung: Die Gedanken sind immer dabei

- Kognitive Umstrukturierung: Wie man neue Perspektiven gewinnt

- Selbstinstruktionen

- Einstellungen als stabile Kognitionen

- Denkmuster und ihre Geschichte

- Realistische Selbsteinschätzung und Selbstverantwortung

Abbildung A 20: Baustein »Gedanken«: Überblick

Übungsblatt: Gedankenspiel

Problem:..

Situationsbeschreibung (Videotechnik)

....

....

....

Gedanken, die die Belastung steigern

....

....

....

....

....

Gedanken, die die Bewältigung erleichtern

....

....

....

....

....

Wie erging es mir bei der Übung, wie geht es mir jetzt?

....

....

....

Abbildung A 25: Übungsblatt: Gedankenspiel

Übungsblatt: Irrationale Einstellungen?

Irrationale Einstellungen?	Rationale Gegenargumente?
Man kann niemandem vertrauen	
Es gibt immer eine perfekte Lösung	
Je weniger ich offen von mir zeige, desto besser	
Starke Menschen brauchen keine Hilfe	
Es ist wichtig, immer die volle Kontrolle über alles zu haben	
Es ist wichtig, dass mich alle akzeptieren	
Nur wenn ich absolut sicher bin, kann ich Entscheidungen treffen	
Es gibt nichts Schlimmeres, als Fehler zu machen	

Abbildung A 29: Übungsblatt: Irrationale Einstellungen und rationale Gegenargumente

Übungsblatt:
Eltern-, Kind-, Erwachsenen-Ich

Um sich mit den Botschaften aus den verschiedenen Ich-Zuständen etwas vertrauter zu machen, ordnen Sie die folgenden Aussagen einem der Ich-Zustände zu.

Aussage	Ich-Zustand
Können Sie mir noch ein paar weitere Informationen über diese Sache geben?	
Den kriegen wir schon rum!	
Vielleicht haben wir noch nicht alle Punkte berücksichtigt.	
Mensch, das ist eine klasse Idee!	
Und wenn schon!	
Wann sind Sie endlich fertig?	
Diese Woche mache ich krank, dann wird Y schon merken, was er an mir hat.	
Was könnten Gründe für dieses Verhalten sein?	
Das schaffe ich nie!	
Erst die Arbeit, dann das Vergnügen!	
Reiß dich gefälligst zusammen!	
Ich denke gar nicht daran, das zu machen.	
Das macht echt Spaß!	
Wenn Sie es allein nicht schaffen, helfe ich Ihnen gerne.	
Sind hier Schuldgefühle wirklich angebracht?	
Ich bin lieber still.	
Trotz einiger Nachteile habe ich mich dazu entschlossen...	

Abbildung A 37: Übungsblatt: Eltern-, Kind-, Erwachsenen-Ich

Übungsblatt:
Der Nutzen meiner Arbeit

Welche Ziele verfolgen Sie mit Ihrer derzeitigen Arbeit?
(Selbstverwirklichung, Karriere, Wohlstand usw.)

....
....
....
....
....
....

Welchen *zusätzlichen* – vielleicht auf den ersten Blick verborgenen – Nutzen ziehen Sie aus Ihrer Arbeit?
(Freundschaft/Kontakte/Sozialleistungen/Erfahrungen/
lebenslanges Lernen usw.)

....
....
....
....
....
....

Welchen Nutzen bringt Ihre Arbeit für *andere* mit sich?
(Kinder/Partner/Gesellschaft/Kunden/Weitergabe
von Erfahrungen usw.)

....
....
....
....
....
....

Abbildung A 38: Der Nutzen meiner Arbeit

Zusammenfassung:

Kurzfristige Bewältigung von Belastungssituationen (Kognitionen)

- Gedankliche Zuwendung und Wahrnehmung im Hier und Jetzt

- Kognitive Umstrukturierung (Konkretisierung, Realitätstest, Reframing)

- Selbstinstruktion

- Handlungsplan

Abbildung A 39: Zusammenfassung: Kurzfristige Bewältigung von Belastungssituationen/Kognitionen

Zusammenfassung:

Langfristige Bewältigung von Belastungssituationen (Einstellungs-änderung)

Automatisierte Einstellungen, Vor-Urteile
(Generalisierung, Übersteigerung von Konsequenzen, selektive Wahrnehmung)
⇓

Zuwendung (Bewusstmachen)

⇓

Nachdenken + Diskutieren

  ⇓⇒ **Neue Einsichten, Toleranz im Denken**
  (statt: »immer« – »nie«,
  »jeder« – »keiner«,
  »nirgends« – »überall«)
  (VERSTAND)

  ⇓⇒ **Gefühlsmäßige Einsicht** (mehr Gelassenheit)
  (GEFÜHL)

  ⇓⇒ **selbstverantwortliches Handeln (VERHALTEN)**

nach Schelp et al. 1997

Abbildung A 40: Zusammenfassung: Langfristige Bewältigung von Belastungssituationen/Einstellungen

4. Gefühle

4.1 Überblick und Ziele *(A 41)*

Emotions without cognitions are blind
and cognitions without emotions are empty.
M. Wimmer

Trotz der zentralen Bedeutung von Gefühlen in allen Bereichen des Lebens waren sie sehr lange kein Thema wissenschaftlicher Forschung. Bis heute gibt es keinen Konsens darüber, was unter Emotionen und Gefühlen letztlich zu verstehen sei, und es gibt auch keine einheitliche Verwendung und Definition der zugehörigen Begriffe. In Therapien werden Gefühle als allgegenwärtige Prozesse verstanden, die als Grundvoraussetzung von Beziehungsgestaltung selbstverständlich und nebenbei mitberücksichtigt werden. Allerdings sind die klassischen Ansätze eher »kognitionslastig«, und die fundamentale, organisatorische und integratorische Bedeutung von Affekten für unseren Organismus wurde bisher eher vernachlässigt. Eine Wende wird durch Publikationen der letzten Jahre deutlich (Ciompi 1997; Damasio 1999; LeDoux 2001; Roth 2001; Lelord und Andre 2005), auf denen die folgenden Ausführungen basieren und die zur vertiefenden Lektüre empfohlen werden.

Von den verwendeten Begriffen scheint das umgangssprachliche »*Gefühl*« dem subjektiven, bewusstseinsnahen Erleben am nächsten, wenngleich vieles dagegen spricht, dass wir um alle unsere Gefühle wissen. Der von Descartes in die Wissenschaft eingeführte Begriff »*Emotion*« (lat., motio: Bewegung) betont eindeutig energetische Aspekte und könnte hier als die körperliche »Grundlage« für Gefühlszustände gesehen werden. Wahrscheinlich sind Emotionen biologisch determinierte, stammesgeschichtlich uralte Mechanismen der Lebensregulation, die automatisch, also ohne bewusstes Zutun, in Gang gesetzt werden. Ihre biologische Funktion besteht darin, dass sie bei bestimmten Auslösern den Organismus auf angemessene Reaktionen vorbereiten, zum Beispiel Kampf oder Flucht. Sie sind also gemeinsam mit unserer körperlichen Grundausstattung (Schmerz, Lust, Stoffwechsel, Reflexe) und den kognitiven Prozessen eine Anpassungsreaktion des Organismus auf angenehme oder unangenehme Reize und somit kein Luxus, sondern überlebensnotwendig. Deshalb ist der Gefühlsausdruck bestimmter *Basisemotionen* kulturübergreifend und schon vom frühen Kindesalter an gültig. Überall auf der Welt scheinen ein bedrohlicher Blick, der Ausdruck von Angst, Freude oder Ekel nonverbal verstanden zu werden. Darüber hinaus gibt es natürlich Gefühle, die weitgehend auf Erfahrungen beruhen und sozial determiniert *(sekundär)* sind wie zum Beispiel Stolz, Verlegenheit, Eifersucht und sog. Schuldgefühle. Unser Alltagsbefinden wird außerdem durch sog. *Hintergrundemotionen* wie Unbehagen, Wohlbefinden, Stabilität, Vitalität, Elan, Entspannung »eingefärbt«, die sehr stark mit unserem körperlichen Zustand assoziiert sind und die wir sowohl bewusst als auch lediglich unbewusst erleben können. Bei anderen bemerken wir sie in der Regel, ohne dass ein Wort gesprochen zu werden braucht. Ob jemand nervös, entmutigt, angespannt oder ausgeglichen ist, macht sich an feinen Veränderungen der Körperhaltung, des Gesichtsausdrucks, an Tempo und Art der Bewegungen und am Sprachrhythmus bemerkbar (Damasio 1999).

Diese Unterscheidungen machen deutlich, dass Emotionen sowohl eigenständig als auch in ihrer jeweiligen Nähe zu Kognitionen (wie die sog. sekundären Gefühle) oder zu physiologischen Prozessen (wie die Hintergrundgefühle) gesehen werden können und sich in unterschiedlichen Ausprägungen in allen Daseinsaspekten niederschlagen. Gefühle können *durch kognitive Prozesse* (z. B. Eifersucht), aber auch *reflexhaft* aufgrund früh angelegter Erinnerungsspuren im Gehirn ausgelöst werden. Sie treten dann, ausgelöst durch interne Reize, ohne ersichtlichen Zusammenhang mit bestimmten Situationsmerkmalen und für das Bewusstsein nicht mehr zugänglich, auf. Manche Gefühle sind mit einschlägigen Erfahrungen verbunden und entsprechend *eindeutig,* andere sind durchaus »gemischt« und führen erst in Verbindung mit kognitiven Bewertungsvorgängen zu einer emotionalen Reaktion. Der Neurobiologe G. Roth beantwortet die Frage nach dem Vorrang von Verstand oder Gefühlen sinngemäß so: Primäre und sekundäre Gefühle sind vorwiegend auf der subkortikalen Ebene des limbischen Systems angesiedelt, während bewusstseinsnahe und bewusste Vorgänge des Lernens und Bewertens auf kortikaler Ebene stattfinden. Die Prozesse auf der subkortikalen Stufe sind bewusster Steuerung nur sehr schwer zugänglich, während es von der »untersten Etage« des limbischen Systems zahlreiche Verbindungen in kortikale Strukturen gibt. Folglich kann sich ein konstitutionell oder aufgrund frühkindlicher Konditionierung ängstlicher Mensch nur wenig damit beruhigen, dass er sich sagt, von der anstehenden Prüfung hänge eigentlich gar nichts ab; angstfrei wird er durch diese Erkenntnis bestimmt nicht (Roth 2001, S. 320). Dass Wissen allein noch keine Veränderung nach sich zieht, kann gemeinsam mit vielen Beispielen verdeutlicht werden: Wenn wir verliebt sind, sehen wir die Welt mit anderen Augen als nach einem persönlichen Verlust, und natürlich ist unsere Aufmerksamkeit auf jeweils ganz unterschiedliche Dinge gerichtet. Unter dem Begriff »*Affekt*« erfasst Ciompi (1997, S. 67f.) eine »von inneren oder äußeren Reizen ausgelöste, ganzheitliche psycho-physische Gestimmtheit von unterschiedlicher Qualität, Dauer und Bewusstseinsnähe«. Schon 1982 prägte er den Neologismus »*Affektlogik*« und entwickelte die theoretischen Grundlagen dieses Verständnisses seither kontinuierlich weiter (1982, 1988, 1997). Er (1997, S. 94) beschreibt vielfältige allgemeine und spezielle Wirkungen von Affekten (sog. Operatoreffekte), von denen nur einige hier zusammenfassend erwähnt werden: Affekte sind die treibenden oder bremsenden Motoren für alles Wollen und Tun, sie richten unsere Aufmerksamkeit aus, bestimmen unsere Zu- und Abneigungen, färben unser Denken, unsere Motive und Pläne.

Was hat das alles mit Stress zu tun? Das komplexe Zusammenspiel von Gefühlen, körperlichen Erscheinungen und kognitiven Vorgängen ist unmittelbare Voraussetzung für das, was uns zu Menschen und was unsere Persönlichkeit ausmacht. Stimmungen und Hintergrundemotionen wie Vitalität, Ausgeglichenheit und psychische Stabilität sind in einem ständigen Wechselprozess gleichermaßen Voraussetzungen und Ziel von Gesundheit. Die direkte Veränderung von Gefühlen kann aus oben genannten Überlegungen nicht vorrangiges Ziel eines Stressseminars sein. Mit dem Wissen um die Wechselwirkungen aller organismischen Ebenen kann aber hoffentlich der Anspruch aufgegeben werden, dass Emotionalität und rationales Handeln unvereinbar seien, und gleichzeitig bieten genau diese Wechselwirkungen dann doch Ansatzpunkte für Veränderungen.

Die in diesem Programm dennoch vorgenommene idealtypische

Trennung von Gedanken und Gefühlen wird natürlich dem fließenden Prozess der Informationsverarbeitung von inneren und äußeren Reizen und von mentalen und sensorischen Wechselprozessen nicht gerecht und hat lediglich pragmatische Gründe. Mit ihr wird der Überschaubarkeit Rechnung getragen und in Unterscheidung zu fast allen gängigen Stresskonzepten wird hervorgehoben, dass auch Gefühlen im Stressgeschehen eine eigenständige, wesentliche Bedeutung zukommt. Die Übungen stammen aus unterschiedlichen Therapierichtungen, sie haben erfahrungsgemäß emotionsfördernde Elemente und lassen sich auch im Rahmen der anderen Bausteine nutzen, zur *Problemaktualisierung, Emotionsdifferenzierung und Ressourcenaktivierung.*

Die Erlebensfähigkeit und -bereitschaft und der Umgang des Gruppenleiters mit emotionalen Herausforderungen (Konflikte in der Gruppe, Kritik am Leiterverhalten, Umgang mit starken Gefühlsäußerungen seitens der Teilnehmenden) sind für die Etablierung einer emotionalen Gruppenkultur entscheidend. Seine Gestimmtheit, sein Interesse und seine Neugier sind »Basisaffekte« für den Veränderungsprozess (Levold 1998, S. 41).

Die Ziele in diesem Baustein sind

- eine beobachtende, akzeptierende und wertschätzende Haltung gegenüber Gefühlen
- Differenzierung der Wahrnehmung von Körperempfindungen, Gedanken und Gefühlen
- Kongruenz (Rogers 1994) bzw. Konkordanz (Gerber et al. 1989) von Erleben und Verhalten
- angemessener Ausdruck und konstruktiver Umgang mit Affekten
- mehr Einfühlungsvermögen in und ein besseres Verständnis für andere
- Selbstwahrnehmung und Wertschätzung der eigenen Handlungspotenziale
- Toleranz und Achtung anderer bei klarer Selbstbehauptung und Abgrenzung

Ergänzende Aspekte können u. a. sein: Euthyme Strategien bzw. das Genusstraining zum Aufbau positiver Emotionen durch erweiterte Genussmöglichkeiten (Lutz 1999; Koppenhöfer 2004) und Bestandteile aus sozialen Kompetenztrainings zur Formulierung und Toleranz negativer Emotionen (z. B. Hinsch und Pfingsten 2002).

4.2 Praktisches Vorgehen und Übungen

4.2.1 Zuwendung und Wahrnehmung
- Inventur der Gefühle
- Zur Unterscheidung von Gedanken und Gefühlen
- Gedanken oder Gefühle?

4.2.2 Problem- und Lösungsanalyse: Gefühle schwingen immer mit
- Situationsanalyse »Gefühle«
- Gefühle, Körper, Sprache: Zur Intelligenz der Gefühle
- Die Sprache des Körpers: eine Gestensammlung
- Verkörperte Gefühle

4.2.3 Steter Ärger zehrt am Herzen – wohin mit meiner Wut?
- Ich steh zu mir

4.2.4 Auf der Suche nach Ressourcen
- Quellen der Kraft und aufmerksames Zuhören
- Gruppentrance »Meine Stärken«

4.2.5 Selbstbewusstsein und Selbstwertgefühl
- Gruppenübung »Ich«
- Warum andere einmal gern an mich denken werden
- Sätze der Kraft

4.2.6 Anker als Helfer der Ressourcenaktivierung
- Gruppentrance zum Suchen und Finden

4.2.1 Zuwendung und Wahrnehmung

Und jetzt, wo wir sie alle kennen, haben wir viel weniger Grund als früher, sie zu fürchten; wir sehen ja, dass sie von Natur aus allesamt gut sind und dass wir nur ihren falschen Gebrauch oder ihre Übertreibungen zu vermeiden brauchen.
Rene Descartes, Von den Leidenschaften der Seele

Gefühlswahrnehmung und -kommunikation haben eine adaptive Funktion für den Austausch zwischen Individuum und Außenwelt. Misslingt dieser Austausch, kann es zu Missverständnissen, Konflikten und im Ernstfall zu psychischen Problemen kommen. In der Fachwelt herrscht zwar Einigkeit darüber, dass es angeborene Basisgefühle gibt, die kulturübergreifend von allen erkannt werden, man ist sich jedoch uneins darüber, wie viele das sind und wie sie voneinander zu unterscheiden sind. Schon Ortony und Turner (1990) haben ohne Anspruch auf Vollständigkeit 14 Ansätze zur Bestimmung von Grundemotionen aufgeführt. Der Kursleiter sei also darauf vorbereitet, dass es bei den folgenden Übungen durchaus emotionale Diskussionen geben kann, die schwerlich im Sinne von »richtig oder falsch« zu schlichten sind. Er kann ja darauf verweisen, dass sich hier auch die Fachleute nicht einig sind.

Inventur der Gefühle
(Gruppengespräch, 15 Min.)

Man kann nicht nicht affektiv gestimmt sein.
L. Ciompi

Als Einführung ins Thema liegt es nahe, eine Sammlung von Gefühlen zu erstellen und sich zu fragen, was eindeutige oder gemischte Gefühle sind und in welcher Beziehung sie zu Körperempfindungen und Kognitionen stehen. Ziel dieser Gruppendiskussion ist eine differenziertere *Wahrnehmung von Gefühlsnuancen,* eine *Erweiterung des Sprachrepertoires* und die *Anregung zur Formulierung von Emotionen.*

Körperempfindungen, Gedanken und Verhaltensweisen sind immer auch mit Gefühlen verbunden. Der Anspruch, bestimmte Sachverhalte »einmal ganz emotionslos« zu betrachten, ist zum Scheitern verurteilt. Manche neigen dazu, dies als Nachteil zu sehen. Aus der neurobiologischen Forschung weiß man jedoch, dass Menschen, die durch eine lo-

kale Schädigung des Nervensystems die Fähigkeit verloren haben, Gefühle zu verspüren, auch einen Teil ihrer Vernunft eingebüßt haben: Sie verlieren jegliche Motivation, haben Störungen des Gedächtnisses und der Urteilskraft, ihnen fehlt das Interesse an anderen, sie haben Beziehungsschwierigkeiten, weil sie taktlos und unpersönlich sind (Lelord und Andre 2005).

Die Summe, Art und Intensität unseres Gefühlslebens hängen stark von unseren Vorerfahrungen ab. Einschneidende Erlebnisse wie Misshandlung, Missbrauch, Erniedrigungen, Versagenserleben oder Verlassensein werden bleibend in unserem Gehirn gespeichert und können durch kleine Auslöser aktiviert, lebendig und stressig werden. Umgekehrt prägen sich auch Erfolgserfahrungen in unserem Gehirn ein und sind mit entsprechenden Gefühlen verbunden. Bevor wir uns darüber austauschen, ob, wann und wie der Ausdruck von Gefühlen sinnvoll ist, möchte ich erst einmal eine Palette von Gefühlen (Affekten, Emotionen) mit Ihnen sammeln.

Die Nennungen der Teilnehmer werden am Flipchart mitgeschrieben *(Abb. B 13)* und ihre Eindeutigkeit als Gefühl diskutiert. Im Folgenden ein Vorschlag für eventuell kulturübergreifende, angeborene Grundgefühle und ihre Varianten bzw. Begleitgefühle:

Freude, Glück, Liebe
Traurigkeit, Trauer, Schwermut, Depression, Niedergeschlagenheit
Ärger, Wut, Zorn, Jähzorn, Empörung, Erbitterung
Furcht, Angst, Grauen, Horror, Panik
Interesse, Aufmerksamkeit, Neugier
Überraschung, Staunen

Schlagen Sie vor, möglichst eindeutige Gefühle in die Liste aufzunehmen, bzw. diskutieren Sie Unterschiede zu kognitionsnahen Gefühlen oder zu Kognitionen (z.B. bei Schuld, Verantwortung, Gewissen usw., siehe auch nächste Übung).

 Zur Unterscheidung von Gedanken und Gefühlen

Wie oben schon ausgeführt, scheint die lange geführte Diskussion um »Henne oder Ei« bei Gedanken und Gefühlen der Komplexität des Themas längst nicht mehr Rechnung zu tragen. Dennoch kann es übungs-

Abbildung B 13: Inventur der Gefühle

halber nützlich sein, die Artikulierung von Gefühlen von den eindeutiger Kognitionen bewusst zu unterscheiden:

> Nicht immer, wenn wir einen Satz beginnen mit »ich habe das Gefühl«, beschreiben wir einen subjektiven, inneren Zustand im Sinne eines Gefühls. Vielmehr steckt dahinter häufig ein Gedanke (eine Meinung, ein Urteil, eine Interpretation). Umgekehrt kann ein Satz, der begonnen wird mit »ich denke, dass...«, sehr emotionsgeladen sein. Wenngleich die Unterscheidung von Gedanken (Kognitionen) und Gefühlen oft nicht eindeutig und im Alltag schwierig ist, lohnt es sich dennoch, sich die wesentlichen Unterschiede bewusst zu machen. Gefühle treten subjektiv, spontan und unkontrolliert auf, ob wir das wollen oder nicht. Sie können meistens nicht unmittelbar beeinflusst werden und sind – im Unterschied zu Gedanken – *nicht diskutierbar* im Sinne von »richtig oder falsch«. Schon wenn sich das zwei streitende Gesprächspartner zu Herzen nehmen, ersparen sie sich endlose Diskussionen. Manchmal bleibt uns zunächst einmal nur, zu unseren Gefühlen zu stehen. Wird das vom Gegenüber respektiert, besteht die Möglichkeit, sich zu verständigen. Gedanken und Bewertungen hingegen können in Frage gestellt, diskutiert und tendenziell schneller verändert werden. Dies hat dann wieder Auswirkungen auf unsere Gefühle.

 Gedanken oder Gefühle?
(Zweierübung, ca. 10 Min., nach Schelp et al. 1990, S. 161)

Die Teilnehmer erhalten ein Übungsblatt zur Unterscheidung von Gedanken und Gefühlen *(A 42)*, das sie zu zweit zirka 10 Minuten bearbeiten. Die Ergebnisse werden dann in der Gruppe diskutiert.

Beachten Sie, dass einige Aussagen nicht eindeutig entscheidbar sind und dass es vielmehr eine Frage der Argumentation ist, ob man sie eher Kognitionen, Gefühlen oder gar Körperempfindungen zuordnen will.

4.2.2 Problem- und Lösungsanalyse: Gefühle schwingen immer mit

Besonders in der Arbeitswelt ist die Auffassung weit verbreitet, dass Gefühle vorwiegend störend oder sogar schädlich sind. Emotionales Aus-

186

drucksverhalten wird von seinen Gegnern und leider auch von den Verfechtern häufig mit Gefühlsduselei verwechselt, und diese gilt als egozentrisch und charakterschwach. Zumindest unerwünschte Emotionen sollen verborgen und, was fast noch schlimmer ist, dafür umso mehr erwünschte gezeigt werden. Die starke Diskrepanz zwischen erlebten und gezeigten Gefühlen stellt jedoch eine besondere psychophysiologische Belastung dar. Menschen, die mit dieser doppelten Buchführung langfristig leben, werden sich häufig so genannte Ersatzbefriedigungen suchen. Jeder weiß aus eigener Erfahrung, dass viele Konsumgewohnheiten (untaugliche) Versuche sind, Ärger und Frustration zu dämpfen oder sich zu beruhigen. Emotionaler Ausdruck gehört zur Grundausstattung der menschlichen Natur und hat »offensichtlich« für den Einzelnen und die Gemeinschaft eine existenzielle kommunikative Funktion, seine Unterdrückung verlangt vom Nervensystem zusätzliche Arbeit und scheint auf Dauer ein wesentlicher, prädisponierender Faktor bei psychosomatischen Erkrankungen zu sein (siehe auch unten).

Die Teilnehmer werden in diesem Kursabschnitt darin bestärkt, frei von Scham oder Angst ihre (verletzten) Gefühle in belastenden Situationen in Worte zu fassen, ohne dass diese »wegdiskutiert« oder gar in Frage gestellt werden. Es geht auch nicht um die Reduktion unangenehmer oder unerwünschter Emotionen, im Gegenteil: Diese erhalten erst einmal Raum und Platz, dürfen aus-gedrückt und be-griffen werden. Indem die Klienten ihre Gefühle benennen, übernehmen sie auch Verantwortung dafür und erleben sie als beeinflussbarer. Gelingt dieser Kursabschnitt, verbessert sich oft noch einmal merklich das Gruppenklima, die Atmosphäre wird vertrauter und persönlicher.

Situationsanalyse »Gefühle«
(*A 43*, Einzel- oder Gruppenübung, 10 Min.)

Bei der Besprechung individueller Situationsbeispiele sollte spätestens von nun an auch nach den begleitenden Gefühlen und dem konkreten Verhalten gefragt werden. An den Beispielen lassen sich die Zusammenhänge von Physiologie, Kognitionen, Gefühlen und Verhaltenstendenzen weiter verdeutlichen. Zum Beispiel ist Wut auf der körperlichen Ebene durch eine Kampfreaktion gekennzeichnet: Über eine Erregung des limbischen Systems werden Katecholamine und Adrenalin ausgeschüttet und eine erhöhte Handlungsbereitschaft erreicht, die nur langsam abklingt. In diesem Zustand ist die Tendenz zu einer emotionalen Überreaktion und zur Generalisierung des Ärgergefühls auf andere Umgebungsaspekte erhöht, vor allem dann, wenn die bereitgestellte Energie nicht zeitnah in Aktion umgesetzt wird. Einigen wird bewusst werden, wie sich zum Beispiel der im Arbeitsalltag angestaute Ärger an anderer Stelle, meistens zu Hause, »Luft macht«. Eine weitere Feststellung bei der Sichtung der Beobachtungsbogen kann auch sein, dass bei manchen Beispielen die körperlichen, psychischen und handlungsbezogenen Reaktionen nicht zueinander »passen« oder sich sogar widersprechen. Ein extremes Beispiel ist, wenn jemand vor Wut fast platzt, nach außen hin jedoch ein freundliches Gesicht zeigt und bewegungslos bleibt. Im Wissensbaustein wird näher darauf eingegangen, wie dieses Verhalten vielleicht sozial konform, aber psycho-somatisch gefährdend sein kann.

 ## Gefühle, Körper, Sprache: Zur Intelligenz der Gefühle
(Klein- oder Großgruppengespräch, ca. 20 Min.)

Wir haben immer wieder festgestellt, dass Emotionen untrennbar mit körperlichen und kognitiven Reaktionen gekoppelt sind – sie sind also zwangsläufig immer auch körperbezogen. In vorsprachlicher Zeit wurden Gefühle mittels körperlicher Signale wie Mimik, Gestik, Körperhaltung, Lautsprache zum Ausdruck gebracht. In vielen Fällen ist an die Stelle einer Gebärde oder Körperbewegung ihre sprachliche Beschreibung getreten, manchmal ist sie sogar zu einer Redensart erstarrt. Bei der folgenden Übung geht es darum, sich unserer Ausdruckspalette wieder bewusster zu werden und die genannten Zusammenhänge weiter zu begreifen.

Die Teilnehmer sammeln in Kleingruppen oder im Plenum Formulierungen für Gemütsbewegungen und versuchen zu umschreiben, was sie gefühlsmäßig bedeuten *(siehe Abb. B 14)*. Bei manchen dieser Begriffe wird es schwer fallen, einen anderen sprachlichen Ausdruck dafür zu finden – das zeigt, wie sehr Körper, Gefühle und Sprache inzwischen aufeinander bezogen und miteinander verwoben sind.

Gefühlssprache Körpersprache

es läuft mir eiskalt ...

Ellenbogenfreiheit

er ist verbissen

bleib mir vom Hals!

Was für ein Gerangel

ich könnte um mich treten!

kaltschnäuzig

zum Davonlaufen

wir müssen uns noch beschnuppern

Du ging mir an den Kragen

Halt die Ohren steif!

Schleimer!

Spitz die Ohren

Steig mir auf den Buckel –

rutsch mir den Buckel runter!

sie hat mich angefaucht

den kann ich nicht riechen

nur mit Zähneknirschen

Drück ein Auge zu!

sie schmeißt sich ihm an den Hals

buckeln

Abbildung B 14: Gefühlssprache – Körpersprache

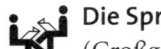 **Die Sprache des Körpers: eine Gestensammlung**
(Großgruppengespräch, ca. 20 Min.)

Dieses Gespräch kann zusätzlich zur Auflockerung angeboten werden, bestenfalls nachdem die Teilnehmer Gelegenheit hatten, schon zu
Hause Beispiele zu sammeln. Es geht darum, *Elemente visueller Körpersprache* zu sammeln, die in bestimmten Gruppen oder Kulturen in die
Kommunikation eingegangen sind, und sich darüber auszutauschen,
welche Signale damit bewusst oder unbewusst versendet werden. Während nämlich unbewusste und spontane Gesten ähnlich wie die sog.
Basisemotionen kulturübergreifend gleich sind, gilt dies nicht für alle
symbolischen Gesten und Körpersignale. Ausmaß und Gestenreichtum
schwanken kulturell ziemlich stark, und sogar dieselbe Geste kann
regionalspezifisch sehr Unterschiedliches bedeuten und gravierende
Missverständnisse mit Fremden zur Folge haben. Im Folgenden einige
Beispiele (Zitate aus Morris 1994):

- Die geballte Faust; der gestreckte Finger als »symbolische Keule«;
  der »stochernde« oder »stechende« Zeigefinger, der gestreckte
  Mittelfinger als Phalluszeichen;
- die »lange Nase machen«;
- das »ok.-Zeichen« aus USA steht in anderen Kulturkreisen für eine
  intime Körperöffnung und ist eine üble Beleidigung;
- die Feigen-Geste: bei geballter Faust den Daumen zwischen Zeigefinger und Mittelfinger durchschieben. Symbol für weibliche Ge-
  nitalien, ursprünglich (und bis heute in Portugal) Schutz- oder
  Segensfunktion, inzwischen meistens sexuelle Anzüglichkeit oder
  Beleidigung;
- am Ohr zupfen: In Italien: »Du solltest Ohrringe tragen«, in Portugal: »Erste Klasse«, in Spanien: »Du Schnorrer«;
- das Victory-Zeichen: Handfläche nach außen Siegeszeichen, Handfläche nach innen in England eine grobe Beleidigung, zurückgehend
  auf eine Schlacht im 15. Jahrhundert, als französische Söldner den
  englischen Bogenschützen drohten, ihnen die Bogenfinger abzu-
  schneiden. Nach ihrem Sieg zeigten diese den französischen Gefan-
  genen verhöhnend die gesunden Finger.

190

Verkörperte Gefühle

Im Folgenden einige Bewegungsübungen, um das Thema weiter zu verdeutlichen.

Mit dem Kopf durch die Wand (Material: Kissen)
Stellen Sie sich vor eine Wand, ein Bein ist nach hinten versetzt. Legen Sie ein Kissen zwischen Ihren Kopf und die Wand und drücken Sie nun, als wollten Sie durch die Wand. Lassen Sie die Kraft ausgehend von den Beinen durch den ganzen Körper bis in die Stirn gehen und atmen Sie tief ein und aus. Sie können dabei auch Töne machen (Stöhnen, Ächzen, Knurren etc.).
Fragen an die Teilnehmer: Wie fühlte sich das an? Kennen Sie den Impuls bei sich im Alltag? Wie war es, das einmal körperlich zu versuchen?

Um sich treten
Treten Sie mit jedem Bein abwechselnd in alle Richtungen in die Luft. Atmen Sie bei jedem Tritt aus. Wer möchte, kann es auch mit geschlossenen Augen versuchen.
Fragen an die Teilnehmer: War das nur eine Übung oder kamen auch Gefühle und Fantasien auf, wen oder was Sie wegtreten?

Tarzan
Stehen Sie breitbeinig und trommeln Sie sich mit beiden Fäusten auf die Brust. Machen Sie dabei beliebige (Urwald-)Laute und klopfen Sie sich so die ganze Brust und gerne auch die Schultern ab.
Fragen an die Teilnehmer: Wie ist das für Sie? Trauen Sie sich, kommen Sie sich blöd vor, macht es Spaß? Haben Sie solche Gesten oder Spiele schon einmal (als Kind) gespielt? Wie fühlt sich die Brust jetzt an?

Mein Raum
Stehen Sie breitbeinig, mit den Armen auf Brusthöhe angewinkelt. Ziehen Sie beim Ausatmen die Ellenbogen heftig nach hinten und atmen Sie dabei aus. Beim jeweils zweitenmal schwingen Sie die Arme ausgestreckt nach hinten und atmen Sie tief aus (gerne mit Tönen). Zum Schluss die Ellenbogen abwechselnd nach hinten ziehen und dabei denken oder sagen: Lass mich!

Fragen an die Teilnehmer: Wie war das für Sie? Was haben Sie dabei empfunden? Was bedeutet Ihnen Ihre Ellenbogenfreiheit? Haben Sie dazu Fantasien oder Erinnerungen?

 ## 4.2.3 Steter Ärger zehrt am Herzen – wohin mit meiner Wut?

Ich kann meinen Ärger nicht ausleben. Das ist eines meiner Probleme. Stattdessen brüte ich einen Tumor aus.

Woody Allen in »Stadtneurotiker«

Gefühle sind uns angeboren, sie haben wichtige Anpassungs- und Überlebensfunktionen im Wechselkreis mit Körperreaktionen, Gedanken und Verhalten. Schon bei der Sammlung von Redewendungen im Körperbaustein haben wir darüber gesprochen, wie eng Gefühle besonders mit *Körperreaktionen* zusammenhängen: »Das Herz hüpft vor Freude«, »ich versuche meinen Ärger zu schlucken« und »er sitzt mir wie ein Kloß im Hals«. Bei Wut pressen wir unwillkürlich die Zähne zusammen (um nicht wirklich zuzubeißen?), bei Wut oder Scham können wir bis in die Haarwurzeln erröten, bei Schreck erbleichen. Die Grundlagen dieser Körperreaktionen haben wir im ersten Kursblock kennen gelernt (z. B. Erbleichen in der Schrecksekunde als parasympathische Aktivierung, Erröten in der Alarmsituation als Umverteilung des Blutes durch sympathikotone Erregung). Dieser Zusammenhang findet seinen Ausdruck in den Bezeichnungen »*psychophysiologische*« oder »*psycho-somatische*« *Reaktion.* Damit ist gemeint, dass psychische Faktoren einen erheblichen Einfluss auf körperliche Vorgänge haben und umgekehrt. Auch *Gedanken* und Bewertungen beeinflussen die Stärke und Qualität von Gefühlen, sind aber keine notwendige Voraussetzung für ihre Entstehung. Oft können wir Gefühle logisch gar nicht begreifen: Ein auftretendes Gefühl hat schnell andere zur Folge, und diese wiederum beeinflussen sich und unsere Gedanken gegenseitig. Wir können mehrere, widersprechende Gefühle gleichzeitig haben, und mit Argumenten kommt man ihnen oftmals nicht bei. Auch auf der *Verhaltensebene* sind viele Reaktionsmöglichkeiten beim Auftreten von Gefühlen denkbar. Sie reichen von ungezügelter Umsetzung (in eine Ohrfeige) bis hin zu Hemmung oder gänzlicher Unterdrückung.

Das *Bedürfnis nach Ausdruck* unserer Gefühle in Mimik, Gestik, Körperhaltung und Tonfall ist uns angeboren. Wir melden damit unserer Umwelt zurück, wie bestimmte Außenreize auf uns wirken *(Information)*, kündigen eigene Verhaltenstendenzen an *(Warnung)* oder legen sie dem Gegenüber nahe *(Appell)*, z. B. durch eine Drohgebärde. Dieses Ausdrücken und Erkennen von Grundemotionen ist kulturübergreifend ähnlich. Fast alle Menschen stimmen in der Beurteilung von ausgedrückten Grundgefühlen unabhängig von Sprache und Sozialisation überein. Deshalb ist die affektive Grundstimmung während einer Interaktion oft bedeutender als ihr Inhalt. Neben dieser Aufgabe im Sinne sozialer Kommunikation hat Gefühlsausdruck auch eine wichtige physiologische Bedeutung: Erregung wird auf eine für den Organismus unschädliche Art umgesetzt und abgebaut. Gefühle sind nämlich bereitgestellte *Energie,* die zum Handeln motiviert und verbraucht bzw. ausgedrückt werden sollte. Das Alarmsystem und die physiologischen Reaktionen entsprechen noch den Gegebenheiten im Pleistozän. Bei »Gefahr« werden vom Organismus alle Voraussetzungen für Kampf oder Flucht bereitgestellt – nur ist beides als Reaktion auf das Auftauchen des gefürchteten oder verhassten Chefs unserem Arbeitsverhältnis keineswegs zuträglich. Also lächeln wir mehr oder weniger verkrampft und bleiben still auf unserem Stühlchen. Dieser Versuch der Verdrängung oder Unterdrückung unerwünschter Gefühle wird oft schon früh gelernt. Er stellt jedoch einen psychophysiologischen Arbeitsaufwand dar, der langfristig selbst zum Stressor wird. Er kann bis hin zu einer Wahrnehmungshemmung führen (Alexithymie, Sifneos 1975) und macht auf Dauer krank. Dementsprechend sind mangelnde Selbstwahrnehmung wachsender innerer Erregung und die Diskrepanz zwischen Erleben und motorischem Verhalten besondere Merkmale psychosomatischer Patienten (Gerber et al. 1989).

Was also tun? Einerseits behaupten wir, Gefühle sind subjektiv, spontan und authentisch, und alles spricht für eine gesundheitsförderliche Wirkung des körperlichen Auslebens von Gefühlen, andererseits hilft es wenig, meinen Ärger ständig an den anderen »auszulassen«, das hat meistens eskalierende Konflikte und weiteren Ärger zur Folge.

Gefühle stehen ja tatsächlich häufig im Widerspruch zu dem, was »vernünftig« zu tun oder zu fühlen wäre. Außerdem können sie durchaus dysfunktional und veränderungswürdig sein, vor allem wenn sie sich zu Haltungen verfestigt haben (z. B. Feindseligkeit). In diesem Spannungsbogen von ungebremster Emotionalität und Selbsteinschränkung steht das *authentische, abgestimmte und angemessene Ausdrücken* eigener Befindlichkeit. Am besten geht es Personen, die offen um Klärung bemüht auf andere zugehen und Bereitschaft zur Lösung signalisieren. Der adäquate Ausdruck von Gefühlen hat also zwei Aspekte: Einen gesundheitsförderlichen im Sinne der Vermeidung psychophysiologischer Übererregung und einen sozialhygienischen im Sinne von Selbstsicherheit und sozialer Kompetenz.

Ärgerhygiene und Ärgervermeidung sind eine Überlebensstrategie besonders für die, die durch ihr Temperament (»Hitzkopf«) schnell auf 180 kommen. Bei gewünschter Akzentuierung dieses Aspekts sei auf entsprechende Manuale verwiesen (z. B. Hinsch und Pfingsten 2002).

Während oder am Schluss dieser Ausführungen könnte eine Gruppendiskussion über Erfahrungen und Meinungen der Teilnehmer zu Gefühlsausdruck im gesellschaftlichen, beruflichen und privaten Kontext stattfinden.

 ## Ich steh zu mir
(siehe Hinsch und Pfingsten 2002, S. 87; Klein- oder Großgruppe, 15 Min.)

Bisher stand die Wahrnehmung angenehmer und negativer Gefühle im Vordergrund. Bei dieser Übung geht es nun darum, Gefühle sozial angemessen sprachlich zu *artikulieren*. Gerade negativer Affektausdruck wird schon früh verlernt, wenn ausschließlich sozial angepasste Verhaltensweisen (brav sein, nicht klagen etc.) belohnt wurden. Ein weiterer Aspekt dieser Übung ist es, durch die Verwendung der *Ich-Form* Verantwortung für die eigenen Gefühle zu übernehmen. Diese Selbstverantwortung einer gesunden Emotionalität kann sich im weiteren Sinn auch darin ausdrücken, dass jemand eine sozial unerwünschte Herzensentscheidung trifft, zum Beispiel wenn er sich entgegen aller Vernunft aus einer unbefriedigenden Beziehung löst (Kämmerer 2002).

Bisher ging es vor allem darum, dass wir Gefühle vor uns selbst erst einmal zulassen. Der nächste Schritt ist, dazu zu stehen, dass wir sie haben, sie als »selbstgemacht« zu akzeptieren und ihre Ursache nicht bei anderen zu suchen. Dies drückt sich auch im Sprachgebrauch aus. Bei Sätzen wie »du machst mir Freude« oder »er ärgert mich jedes Mal« verkennen wir, dass wir – wie für unsere Gedanken auch – für unsere Gefühle selbst verantwortlich sind und dass andere Personen Gefühle in uns auslösen können, die sie gar nicht beabsichtigt haben. Die **Selbstverantwortung** *für meine Gefühle drücke ich dadurch aus, dass ich sie in Ich-Form ausspreche und dazu stehe.*

*Tauschen Sie sich in den folgenden Minuten jeweils zu zweit darüber aus, um welche Gefühle es bei den auf dem Übungsblatt (**A 44**) beschriebenen Situationen geht und wie Sie diese noch ausdrücken könnten.*

Der Ausdruck negativer Gefühle ist eng mit den sozialen Fertigkeiten »Kritik üben« und »Kritik ertragen« assoziiert. Auch hierzu finden Sie Übungen in Manualen zu sozialer Kompetenz und Selbstsicherheit (Hinsch und Pfingsten 2002; Ullrich und de Muynck 2003).

4.2.4 Auf der Suche nach Ressourcen

Im transaktionalen Stressmodell spielt neben der primären Bewertung einer Situation als belastend, positiv oder irrelevant auch die *Selbsteinschätzung der persönlichen Kompetenzen und Möglichkeiten* eine wichtige Rolle (sekundäre Bewertung). Die Erwartung von Selbstwirksamkeit (Bandura 1997) beeinflusst ganz entscheidend, ob und wie motiviert und ausdauernd ich mich einer Herausforderung bzw. einer schwierigen Aufgabe stelle. Dies gilt nicht nur für Alltagsbelastungen, sondern auch für Krankheitsbewältigung und die Veränderung von Risikoverhaltensweisen (Gewichtsabnahme, Umgang mit Abhängigkeiten; Schwarzer 1993). Das Prinzip der *Ressourcenorientierung* ist eine Grundhaltung systemischer und hypnotherapeutischer Beratungsansätze. Danach hat jeder Erwachsene, angesichts der beruflichen und privaten Herausforderungen, die er schon bewältigt hat, ein reichhaltiges Repertoire an Kenntnissen und Potenzialen zur Bewältigung seiner Probleme. Ressourcenorientierte Beratung zielt darauf ab, sich dieser Fähigkeiten wieder bewusst zu werden und sie individuell verfügbar zu machen. Besonders wenn sich Klienten sehr selbstkritisch, problemorientiert und klagend verhalten, kann es zwar mühsam, aber sehr nützlich sein, sich nach Lebenserfahrungen und Fähigkeiten zu erkundigen, mit denen sie zufrieden sind oder waren und sich kompetent fühlen oder fühlten.

Quellen der Kraft und aufmerksames Zuhören
(Zweierübung, 20 Min.)

Ressourcen sind Stärken, Kraftquellen, Fähigkeiten. Jeder von Ihnen hat schon viele Schwierigkeiten überwunden und schwere Lebenssituationen bewältigt. Jeder hat Quellen innerer Zufriedenheit und Wissen darüber, woraus er Kraft schöpfen kann. Die Ressourcen zur Lösung von Problemen sind also da – wir können sie uns wieder bewusst machen und sie im Alltag nutzen.

Bei der folgenden Zweierübung (A 45) helfen Sie einander, sich an Erfahrungen, Erlebnisse, Aktivitäten, Personen, Orte oder Dinge zu erinnern, die in der Vergangenheit und Gegenwart stärkend und ermutigend waren und es (in der Erinnerung) immer noch sind. Einige Beispiele: Der eine wird nie seinen ersten Sprung vom Dreimeterbrett vergessen, die andere hat Gefühle von Geborgenheit, wenn sie an die Pfeife des Großvaters denkt, die sie ihm immer stopfen durfte, und manche Paare reisen immer wieder zum Ort ihrer ersten Begegnung.

*Diese Übung hat noch einen zweiten Aspekt: Der Interviewer bemüht sich, in diesen 10 Minuten **ausschließlich** auf sein Gegenüber einzugehen und ihn durch Nachfragen beim Erinnern zu unterstützen, ohne eigene Erfahrungen und Meinungen mitzuteilen. Es geht hier also nicht um gegenseitigen Austausch, sondern konsequent jeweils 10 Minuten nur um die Reflexion **einer** Person.*

Im Anschluss findet ein Gespräch in der Gruppe statt, wie die Ressourcensuche und das gegenseitige Zuhören geklappt haben (A 46). Viele werden berichten, dass sie sich nach kurzer Zeit lieber miteinander unterhalten haben. Wenn Sie möchten, gehen Sie wieder einmal der Frage nach, wie unüblich es ist, dem Gegenüber »nur« sein Ohr zu leihen, ohne sofort eigene Statements abgeben zu wollen, und wie schwer es ist, ein guter Zuhörer zu sein. Dieses Alltagsphänomen ist im Pausengespräch, beim Partnerkonflikt, in Interviews und Talkshows zu beobachten: Es findet kein Gespräch, sondern ein Schlagabtausch mit geschlossenen Ohren statt, bei dem nur auf Hinweisreize und Auslöser dafür gewartet wird, um endlich die eigenen Gedanken und Erfahrungen loszuwerden, meistens ohne sich auf den Vorredner zu beziehen. Achtsames Zuhören und sich auf den anderen Einlassen ist eine wesentliche Voraussetzung, um andere besser zu verstehen, und eine erstaunlich schwere Übung, wenn wir es bewusst versuchen.

Gruppentrance: Meine Stärken

(nach Susy Signer-Fischer, Seminarbeitrag)

Material: Bei Bedarf Zeichenstifte und ein DIN-A4-Blatt

Die folgende geleitete Imagination stellt eine gute Ergänzung zum Thema dar.

Setzen sie sich bequem zurecht … Wer will, kann die Augen jetzt schon schließen, und jeder hat inzwischen seine ganz eigene Art, sich zu entspannen … Kann sein, dass du einiges loslassen willst, seien es Spannungen, seien es Sorgen, … und nur behalten, was richtig ist … Die Gedanken gehen lassen oder Bilder oder Geräusche, … und vielleicht spüren, wie es Platz in dir gibt, Raum, … vielleicht auch für Freiraum … Es kann sein, dass ein Teil von dir sich auf die Suche macht, … nach etwas, das du gut kannst, … sei das Fahrradfahren, Sachen reparieren, kochen, Geschichten ausdenken, andere unterhalten oder etwas ganz anderes … Ich nehme an, du kommst bei verschiedenen Fähigkeiten vorbei, wo du weißt: Das kann ich gut … Und eine auswählen und in den Vordergrund nehmen, … dich erinnern an eine Situation, wo du diese Tätigkeit ausgeübt hast …

Und wenn du diese Situation gefunden hast, diese Situation noch einmal durchleben: … Wo das war und wer dabei war, … und gut zu achten, wie es aussieht dort, und gut zu achten, was du hörst, … und gut zu achten, was zu riechen ist, … und gut zu achten, wie sich das anfühlt …

Kann auch sein, dass du sogar den Höhepunkt der Situation herausfindest … Dieser Höhepunkt kann das sein, wo du genau spürst, wie es dir gut geht, wenn es gelingt … Und darauf achten, wie sich das anfühlt, das Gut-Können, und wo im Körper du das besonders spürst … Man-

che merken das an der Atmung, ... andere an einer Entspannung im Gesicht oder in den Schultern, andere an etwas ganz anderem ...

Und wenn du es weißt, darauf achten, wie sich's anfühlt, die Qualität warm oder eher frisch, ... leicht oder fest, wie Seidenstoff oder eher wie Wolle oder sonst etwas ..., ob eine Farbe passt oder eine Melodie oder ein Wochentag oder eine Zahl ... und manche von diesem Gefühl vielleicht sogar ein Bild haben und festhalten wollen ... Und darauf achten, wie du diese angenehmen Körperempfindungen gut stärken kannst und, wenn du willst, einen Zugang dazu hast, eine Gedächtnisspur legst ...

Und dann die Situation abschließen, sodass es stimmt, ... und euch von jener Zeit und von jenem Ort verabschieden und zurückkommen, ... beweg die Fingerspitzen, Arme anziehen, tief atmen, Augen auf.

Wenn die Möglichkeiten dazu da sind, könnte nun jeder eine Zeichnung oder eine Skizze machen, die zu dem Körpergefühl passt (nicht ein Abbild davon). Danach zeigen je zwei einander ihre Skizze und führen ein kurzes Gespräch darüber, was sie mit dieser Zeichnung tun könnten und was sie wohl damit tun werden.

4.2.5 Selbstbewusstsein und Selbstwertgefühl

> *Man müsste sich ein bisschen Sonne suchen,*
> *ohne einen anderen in den Schatten zu drängen.*
> V. van Gogh

*Wir alle haben den Wunsch, als Person respektiert und in unseren Fähigkeiten und Leistungen geschätzt zu werden. Wir ergreifen ganz unterschiedliche Maßnahmen, um unseren Selbstwert zu erhalten, zu verbessern und zu verteidigen. Dabei sind wir einerseits auf **Bestätigung von außen** angewiesen, andererseits aber auch auf unsere **Selbsteinschätzung**. Ein gesundes Selbstwertgefühl fungiert wie ein »Stressfilter« gegen Anfechtungen. Es befähigt auch bei gegensätzlichen Informationen von außen, die eigenen, positiven Anteile zu sehen, fördert eine optimistische Grundhaltung und bereichert unsere zwischenmenschlichen Beziehungen. Es hilft aber auch dabei, Unvollkommenheiten bei sich selbst und anderen zu akzeptieren und nicht überzubewerten. Ein niedriges Selbstwertgefühl hingegen macht verletzbar für*

Angriffe und für psychische Stressreaktionen. Es begünstigt die Wahrnehmung von Mangel, Einschränkung, Ausschluss oder Ablehnung.

Das ganz natürliche Bedürfnis nach Bestätigung und Lob steht nicht selten im Widerspruch zu den Normen unserer direkten Umgebung, von der wir bestimmte Wertvorstellungen bezüglich wichtiger »bürgerlicher Tugenden« gelernt und verinnerlicht haben, lange bevor wir sie selbst bedenken konnten (»Eigenlob stinkt«, »man drängt sich nicht in den Vordergrund«). Für unser inneres Gleichgewicht ist es eine schwierige und anhaltende Aufgabe, zwischen den Extremen »ich muss mich größer machen, als ich bin« und »ich zeige möglichst wenig von mir« zu oszillieren und eine angemessene Selbsteinschätzung auch nach außen zu vertreten. Dies ist das Thema bei den folgenden Übungen.

Gruppenübung »Ich«
(Rundenarbeit; 20–30 Min.)

Das Thema einleitend könnten einige passende Karikaturen gezeigt werden (z.B. von Waechter 1998, Titelblatt). Bei der Runde in der Gesamtgruppe soll jeder Teilnehmer zwei Fragen zur eigenen Person beantworten, die Fragen werden auf Folie gezeigt *(CD-A 47)*:

1. *Welches Ereignis in meinem beruflichen und welches Ereignis in meinem privaten Leben hat mir das Gefühl von Stolz und Selbstvertrauen gegeben?*
2. *Welche Eigenschaften oder Merkmale schätze ich an mir selbst?*

Die Anweisung scheint einfach und fast banal, erzeugt aber meistens eine Atmosphäre von Dichte, manchmal auch von Spannung in der Gruppe.

Erfahrungsgemäß tun sich einige Teilnehmer mit der Beantwortung der Fragen sehr schwer, versuchen auszuweichen oder von sich abzulenken (z.B.: »Ich bin stolz auf meine Familie«; »ich versuche, pünktlich zu sein« etc.). Hier hakt der Kursleiter nach und bittet gegebenenfalls die anderen, schätzenswerte Merkmale zu benennen, die sie bisher an dieser Person wahrgenommen und kennen gelernt haben. Hier wird auch wieder aufgegriffen, warum viele Teilnehmer eher »man« als »ich« sagen und dass es einerseits geradezu »verpönt« ist, sich in den Mittelpunkt zu stellen, andererseits jeder von uns auch eine große Sehnsucht danach hat.

Warum andere einmal gern an mich denken werden
(Einzel-, Dreierübung)

Die Übung eignet sich gut als ergänzende Aufgabe für zu Hause *(CD-A 48)*. Die Ergebnisse können dann in Dreiergruppen einander vorgestellt werden.

Stellen Sie sich Ihre Kinder oder andere Menschen aus Ihrem Leben vor und erzählen Sie, warum diese einmal gern an Sie denken werden. Welche Ihrer Eigenschaften und Verhaltensweisen waren für andere schon hilfreich, haben ihnen Kraft, Zuversicht, Vertrauen gegeben? Womit haben Sie anderen besonders gut getan? Welche schönen Momente haben sie schon mit Ihnen erlebt? Wem waren Sie hilfreich? In Anlehnung an unsere vielen Übungen zur Situationsbeschreibung sollte die Beschreibung möglichst anhand konkreter Beispiele erfolgen.

Sätze der Kraft
(nach Dirk Revenstorf, Seminarbeitrag)

Bei dieser Fantasiereise werden Grundbedürfnisse von Gesehenwerden, Ernst- und Wichtiggenommenwerden angesprochen.

*Du weißt inzwischen schon, wie du dich bequem hinsetzen kannst und, wenn du willst, alles wahrnehmen, was gerade in die Sinne kommt … Das Licht, Geräusche, bestimmte Teile deines Körpers, dein Gewicht auf dem Stuhl, dein Atmen … Und schon während ich das sage, du mit deinem Atmen tiefer und weiter in den Stuhl hineinsinken kannst und vielleicht wahrnehmen, … Gedanken, Empfindungen oder ein Gefühl … Und wenn das so ist, einfach zu sagen: »Ich weiß, dass du da bist«, und wenn etwas drängt: »Ich kann darauf zurückkommen«, und wenn da Zweifel sind: »Ich höre dir zu«, und dann zum Atem zurückkehren, … ausatmen und beginnen, mehreres gleichzeitig wahrzunehmen: die Füße, Beine, Oberschenkel, die Hände, … und beim Ausatmen noch etwas mehr loslassen, und wenn du so weit gekommen bist, ein Gefühl für den ganzen Körper entwickeln … Das Atmen, die Schwere, die Leichtigkeit gleichzeitig wahrnehmen, … und einen inneren Zeugen haben, der alles registriert, was du wahrnimmst, die Körperempfindungen, Gedanken, Geräusche …
Und er kann sagen: »Das ist so.« Das Ticken der Uhr, die Autos drau-*

200

ßen vor dem Haus, die Stimmen auf dem Gang (bitte aktuelle Geräusche verwenden) …

Und wenn du auf diese Weise innere Ruhe hergestellt hast, kann es sein, wie wenn der Zeuge auf einen See schaut mit glatter Oberfläche …

Und jetzt, wo ich es sage, du dir vielleicht eine Stimme vorstellen willst, die dir angenehm ist, … und sie kann dir etwas sagen und du kannst merken, ob es dich berührt …, und diese Stimme sagt: »Du bist willkommen« …

Und es wirken lassen und prüfen, wie es dich berührt, und wieder Ruhe einkehren lassen, … sehen, wie der See sich glättet, und noch einmal diese Stimme hören, die sagt: »Ich bin für dich da« … Und überprüfen, ob dich der Satz berührt und wie …

Und wenn wieder Ruhe eingetreten ist, sagt die Stimme zu dir: »Du kannst es auf deine Weise tun« … Und du kannst überprüfen, wie dieser Satz dich berührt, … und wieder Ruhe eintreten lassen, innerlich … Und dann die Stimme hören, wie sie sagt:

»So, wie du bist, ist es in Ordnung« … Und du kannst wieder nachhören und prüfen und noch einmal die Stimme hören, die sagt: »Du bist wichtig, … du bist wichtig, … du bist mir wichtig …«

Und wenn dann wieder Ruhe eingetreten ist, kann die Stimme ein letztes Mal sagen: »Du musst nichts beweisen, … du musst nichts beweisen« … Und ein letztes Mal prüfen, ob und wie der Satz dich berührt, Regungen und Empfindungen registrieren …,

und dir ein Weilchen Zeit geben, um die Übung abzuschließen … Und dich zu aktivieren.

Wer jetzt möchte, kann sich kurz mit seinem Nachbarn darüber unterhalten, welcher Satz ihn wie berührt hat.

4.2.6 Anker als Helfer der Ressourcenaktivierung

Bei diesem Abschnitt geht es um das Phänomen, dass kleine Auslösereize unser ganzes Erleben verändern können: Eine bestimmte Musik versetzt uns zurück in eine Auslandsreise, ein ganz typischer Geruch in die alte Turnhalle und den Sportunterricht, manchmal löst schon allein der Terminkalender auf unserem Tisch den Gedanken an das morgige Gespräch mit dem Chef und eine körperliche Reaktionspalette aus.

Manche betreten das Haus ihrer Eltern und fühlen sich wieder wie ein Kind, andere erwischen sich bei Urlaubsträumen, wenn sie das Foto auf dem Schreibtisch betrachten. Solche festen *Reiz-Reaktionsverbindungen* sind gespeicherte Erfahrungen. In vielen Fällen helfen sie uns, schnell und zweckmäßig zu reagieren, ohne überlegen zu müssen. Sie können einen oder alle Sinneskanäle betreffen und funktionieren meist unbewusst (z. B. über Geruch, Geschmack, äußere Ähnlichkeiten) oder laufen zumindest automatisch ab (der weiße Kittel, eine Nase, die mir nicht gefällt, Uniformen, Lebertran usw.). Im Folgenden werden Auslösereize für ein besonderes Erleben als »*Anker*« bezeichnet. Schon bei der Ressourcensuche wurden viele solcher positiven Anker von Ihnen genannt: das Plüschtier aus der Kindheit, Talismane, Urkunden an der Wand, Schmuckstücke, Fotos etc. Der bewusste Einsatz solcher Anker für positive Erinnerungen kann es uns erleichtern, schneller Zugang zu unseren Ressourcen zu haben, kurzfristig auf andere Gedanken zu kommen und negative Aspekte einer Situation zu relativieren.

 ## Gruppentrance zum Suchen und Finden

Die folgende Imaginationsübung kann die Suchprozesse nach Ankern unterstützen.

Machen Sie es sich auf Ihrem Platz bequem, so, wie Sie es von den vielen Malen hier schon kennen, und so, wie es für Sie am angenehmsten ist …

Nimm dir einen Moment ganz für dich, … und du kannst es einem inneren Teil einfach überlassen, Dinge wegzutun, dass Platz da ist, und ein anderer Teil kann schauen: Was war in letzter Zeit ein Helfer für dich? Gab es ein Schmuckstück …, vielleicht waren es auch bestimmte Schuhe, oder es gab eine bestimmte Tätigkeit, die hilfreich war: Der Kaffee am Morgen, um den Tag anzufangen, ein kleines Ritual, wenn du zur Arbeit kommst, … manchmal gibt es bestimmte Gedanken, die immer wieder hilfreich sind, oder Redeweisen … etwas, was du gehört hast vom Großvater oder von einem Kind auf der Straße oder von jemand ganz anderem … Und so kannst du die letzte Zeit einfach durchgehen und, wenn du willst, eine Sammlung anlegen von Helfern, um dich sicherer zu fühlen …

Es kann sein, dass du die Sammlung aufbewahren willst, in einer

Schachtel oder in einem Buch oder ganz woanders …, und wenn du
willst, kannst du das Zeitrad noch ein wenig zurückdrehen und dich
erinnern an Helfer aus jener Zeit: ein Plüschtier, ein Teddy, ein Stein,
eine Muschel, eine Geste wie »über die Schulter spucken«, … vielleicht
bist du auch auf bestimmte Art auf dem Randstein gehüpft und weißt
es noch, wie eine gerade Zahl und das linke Bein Glück und Sicherheit
gebracht haben, … und dass auch reale Personen Helfer waren … Für
den einen war es vielleicht ein Nachbar, für die andere eine Groß-
mutter oder Tante … Manchmal auch Tiere, … ein Hund oder ein
Pferd, … und dieses Gefühl, dass sie Sicherheit geben …
Und wenn du willst, dir wieder die Zeit nehmen, die du brauchst, die
ganz deine Zeit ist, zum Sammeln von Helfern …
Und auf irgendeine Art die Sammlung abschließen und sie so bewah-
ren, wie es richtig ist …, und dich von jener Zeit verabschieden und das
Zeitrad wieder vorwärtsdrehen, um zurückzukommen an diesen Ort
und diese Zeit jetzt …

Nach dieser Übung können sich die Teilnehmer jeweils mit ihren
Nachbarn einige Minuten darüber austauschen, welche Helfer sie in
der Kindheit hatten und in der Jetztzeit haben und was die Unterschiede zwischen solchen Helfern im Kindes- und im Erwachsenenalter
sind.

Durch die magischen Aspekte kindlicher Helfer konnte das Gute gegen
eine reale Übermacht gewinnen, und trotz erlebter Ohnmacht konnte
der positive Selbstwert aufrechterhalten werden. Die magische Welt-
interpretation dient dem Offenhalten von Handlungsspielräumen in
einer unüberschaubaren und bedrohlichen Welt. Letztlich haben Tro-
phäen, Urkunden, Talismane, Uniformen ebenfalls diese Funktion: Sie
bestätigen Zugehörigkeit, erinnern an Erfolgsmöglichkeiten und haben
auch einen gewissen Signalcharakter nach außen. Im Lauf eines Be-
ratungs- oder Therapieprozesses kann es hilfreich sein, wenn Klienten
entweder vorhandene Anker für Ressourcen »reaktivieren« (z. B. Fotos)
oder sich auf die Suche nach neuen Ankern machen. Diese Suche nach
bzw. die Auswahl eines persönlichen Ankers sollte auf jeden Fall durch
die Klienten selbst erfolgen. Die besten Anker sind einfach, spezifisch
und unverwechselbar, und wenn es Gegenstände sind, sollten sie hand-
lich und einfach mitzuführen sein.

Hier einige Beispiele aus der Beratung für den hilfreichen Einsatz von Ankern:

- Eine Gruppenteilnehmerin, die völlig vereinnahmt von den Konkurrenzkämpfen am Arbeitsplatz war, stellte sich ein Familienfoto auf ihren Schreibtisch, das im Krankenhaus aufgenommen worden war. Eines ihrer Kinder war gerade von schwerer Krankheit genesen. Mancher Kleinkram relativierte sich, wenn sie sich bewusst machte, dass es ihr privat wieder besser ging.

- Ein Mann, der in Stresssituationen immer stotterte, hatte sich angewöhnt, prinzipiell die Worte mit den Fingern mitzuzählen, und zwang sich dadurch, langsamer zu sprechen.

- Ein Kursteilnehmer hatte von einem befreundeten Arzt einen alten Herzschrittmacher geschenkt bekommen mit dem Satz:»Wenn du so weitermachst, brauchst du auch bald einen.« Er trug den Schrittmacher längere Zeit mit sich herum. Er erzählte, dass er immer, wenn er ihn zufällig in der Tasche ertastete, einen»Gang niedriger schaltete«.

Die Teilnehmer können zum Beispiel eingeladen werden, eigene Anker mitzubringen und den anderen vorzustellen. Sie könnten jedoch auch gemeinsam oder einzeln (vergängliche) Tagessymbole suchen und mitbringen. Bevor die Einzelnen über die Bedeutung ihrer Mitbringsel als Tagessymbole erzählen, können die anderen ihre Assoziationen darüber mitteilen.

4.3 Zusammenfassung: Möglichkeiten der Veränderung (A 49)

Bei dem hier vertretenen Ansatz wird grundsätzlich davon ausgegangen, dass Emotionen sowohl *prä-, peri- als auch postkognitiven Charakter* haben können, dass therapeutische Interventionen auf unterschiedlichen Ebenen möglich sind und dass sie immer auch Veränderungen in den anderen Ebenen nach sich ziehen.

Ohne Gefühle können wir nicht sein. Sie sind lebenswichtige Informationen für den Organismus und wesentliche Motoren oder Blockierer für unser Erleben und Tun. Sie helfen uns zu spüren, was bedeutsam, angenehm oder gefährlich, persönlich gut oder schlecht ist. Ähnlich wie bei Gedanken unterliegen wir auch gefühlsmäßig einem konstanten emotionalen Hintergrund, einem Auf und Ab von Gefühlen. Wir haben Affekte als umfassende, **psychophysische Gestimmtheiten** *definiert, die bewusst oder unbewusst sind, ganz kurz oder wochenlang andauern können und die durch Vernunft vielleicht zu überspielen, willkürlich jedoch nicht einfach abzuschalten oder zu verändern sind. Einmal mehr haben wir gesehen, wie untrennbar sie mit Gedanken, Körperempfindungen und Verhaltensimpulsen verknüpft sind und wie alle diese Aspekte des Erlebens sich gegenseitig beeinflussen. Gefühle sind auch evolutionär tief verwurzelte* **Energieverteilungsmuster,** *die grundlegende Tendenzen von Annäherung (bei Freude, Liebe), Abgrenzung (bei Wut), Ablösung (Trauer) oder Flucht (Angst) beinhalten. Schon die bewusste* **Wahrnehmung** *meiner Gefühle, das* **Akzeptieren** *und schließlich der adäquate* **Ausdruck** *stellen eine gesundheitserhaltende Fähigkeit dar, weil andauernde emotionale Aktivierung, die aktiv unterdrückt und nicht zum Ausdruck gebracht wird, eine physiologische Übererregung und zusätzliche »Arbeit« darstellt.*

__Spannungsminderung__ ist der wichtigste Effekt des erfolgreichen Ausdrucks von Gefühlen, sowohl bei inneren wie auch bei interpersonellen Konflikten. Jeder wird seine Möglichkeiten finden, wie er diese Spannungsminderung in unterschiedlichen Situationen erreichen kann und will. Körperliche Komponenten für eine effektive Energieumsetzung sind **Bewegung** *und* **Aktivität.** *Während eines anstrengenden Arbeitstags die Treppe statt den Fahrstuhl zu benutzen und abends vor der Heimkehr erst einmal um den Block zu laufen ist durchaus gesund. Körperwirksame Komponenten enthalten auch Singen, Musizieren, kreative Tätigkeiten. Allerdings werden dadurch zwischenmenschliche Konflikte nicht gelöst. Hier geht es meistens um eine sozial verträgliche* **sprachliche Entäußerung** *und um einen klärenden Austausch der Betroffenen. Aktives Bewältigungsverhalten ermöglicht also eine bessere seelische Verarbeitung und die Integration des Erlebten. Nicht das Loswerden unangenehmer Gefühle, sondern ein angemessener Umgang damit und ihre Steuerung sind wichtig. Das eindeutige und sozial angemessene Zeigen von Ärger ist nicht nur seelisch gesund, sondern es erspart manchmal weitere Eskalation, weil es klärend sein kann und*

Kämpfe überflüssig macht. Rücksichtslosigkeit und Ellenbogenmentalität hingegen machen einsam und frustriert, aber auch Selbstaufopferung und das Verbergen eigener Bedürfnisse und Gefühle sind eine Form der Rücksichtslosigkeit, in diesem Fall gegen sich selbst.

*Was für zwischenmenschliche Konstellationen gilt, gilt natürlich auch für **Teams und größere Gruppen:** Emotionale Stimmigkeit hat wesentlichen Einfluss auf die Kommunikation und Kooperation aller Beteiligten. Zusammenarbeit klappt am besten bei gemeinsamer Wellenlänge, und kreative Lösungen sind am wahrscheinlichsten in einer Atmosphäre lustvoller Entspannung. Leider wird unterschätzt, dass jeder Einzelne in einem Team zur Kultivierung gemeinschaftsstiftender Aktivitäten und Rituale beitragen kann.*

Gefühle: Überblick

- Zuwendung und Wahrnehmung:
  Gefühle schwingen immer mit

- Er-leben und Aus-leben:
  Wohin mit meiner Wut?

- Ressourcenaktivierung

- Selbst-Bewusstsein,
  Selbst-Wertgefühl

- Anker als Helfer der
  Ressourcenaktivierung

Abbildung A 41: Überblick: Baustein »Gefühle«

Übungsblatt:
Zur Unterscheidung von Gedanken und Gefühlen

Prüfen Sie, ob in den folgenden Aussagen eher Gefühle oder Gedanken beschrieben sind.

		Gefühl	Gedanke
1.	Ich fühle mich niedergeschlagen.	☐	☐
2.	Ich habe das Gefühl, dass X mich nicht mag.	☐	☐
3.	Es ist ganz schlimm, wenn ich die richtige Antwort nicht weiß.	☐	☐
4.	Ich bin stolz auf meine Leistungen.	☐	☐
5.	Ich habe Angst vor der Prüfung.	☐	☐
6.	Ich fühle mich ziemlich ausgenutzt.	☐	☐
7.	Ich habe das Gefühl, dass die anderen mich komisch angucken.	☐	☐
8.	Ich fühle mich wohl und entspannt.	☐	☐
9.	Ich fühle mich einsam.	☐	☐
10.	Ich habe das Gefühl, dass die anderen mich für blöd halten.	☐	☐
11.	Ich habe ein mulmiges Gefühl im Bauch.	☐	☐
12.	Ich empfinde meine Umwelt als feindlich.	☐	☐
13.	Ich bin enttäuscht, wenn das, was ich mir vorgenommen habe, nicht klappt.	☐	☐
14.	Ich habe ein schlechtes Gewissen, weil ich ihm nicht geholfen habe.	☐	☐
15.	Ich bin froh, dass ich es geschafft habe, die Arbeit fertig zu stellen.	☐	☐
16.	Ich habe das Gefühl, ein Versager zu sein.	☐	☐
17.	Ich glaube, dass ich einen Fehler gemacht habe.	☐	☐
18.	Ich war überrascht, dass du angerufen hast.	☐	☐
19.	Ich denke, dass ich traurig bin.	☐	☐
20.	Du interessierst dich überhaupt nicht für meine Angelegenheiten.	☐	☐
21.	Ich fühle mich schuldig.	☐	☐

Abbildung A 42: Übungsblatt: Zur Unterscheidung von Gedanken und Gefühlen

Übungsblatt: Selbstbeobachtung

Problem:

....

....

**Situationsbeschreibung (Ort, Zeitpunkt, Verhalten der Beteiligten –
Videotechnik)**

....

....

....

Körperempfindungen

....

....

....

Gedanken, innere Sätze

....

....

....

Gefühle

....

....

....

Eigenes Verhalten

....

....

....

Nachwirkungen der Situation, Bewertung der Situation?

....

....

....

Abbildung A 43: Übungsblatt: Selbstbeobachtung »Körper«,
»Gedanken«, »Gefühle«, »Verhalten«

Übungsblatt: »Ich steh zu mir.«

Äußerung	Gefühl	Neu formulierte Äußerung
Frau zu ihrem Mann: »Du hast schon wieder vergessen, meiner Mutter zum Geburtstag zu gratulieren.«		
Mutter zu ihrem Sohn, nachdem dieser seine Hausaufgaben schnell und korrekt erledigt hat: »Du bist aber wirklich ein lieber Junge.«		
Frau zu ihrer Freundin: »In letzter Zeit scheinst du ja viel zu tun zu haben.«		
Mann zum Arbeitskollegen: »Bei so viel Schwierigkeiten könnte man alles hinschmeißen.«		
Frau zu ihrem Mann, nachdem dieser ohne Vorankündigung erst spät in der Nacht nach Hause kommt: »Wo warst du denn die ganze Zeit?«		
Ein Vater schimpft mit seinem Sohn. Die Mutter daraufhin: »Findest du nicht, dass man mit Peter etwas verständnisvoller umgehen müsste?«		
Mann zu seiner Frau: »Dir scheint ja nichts mehr an unserer Beziehung zu liegen.«		

Nach Hinsch und Pfingsten 2002, S. 87

Abbildung A 44: Übungsblatt: »Ich steh zu mir«

Suche nach persönlichen Ressourcen

- **Vergangenheit** –
  Erinnerungen, Erlebnisse,
  Erfahrungen, Personen, Dinge,
  Orte, Aktivitäten und Aktionen

- **Zukunft** –
  Ziele, Pläne, Fantasien

- **Gegenwart** –
  Personen, Dinge, Orte, Aktivitäten
  und Aktionen

Abbildung A 45: Übungsblatt: Suche nach persönlichen
Ressourcen

Auswertung der Übung: Ressourcen und aufmerksames Zuhören

- Blieb mein Gesprächspartner und blieb ich beim Thema?

- War wirklich jeder mal dran oder haben wir uns unterhalten?

- Warum ist es so schwierig, sich »rauszuhalten«?

- Welche Ressourcen habe ich gefunden?

- Was ist für mich das Fazit dieser Übung?

Abbildung A 46: Auswertung der Übung: Ressourcen und aufmerksames Zuhören

Zusammenfassung:

Möglichkeiten der Veränderung/ Gefühle

- Gefühle geben lebenswichtige Informationen

- Es gibt keine richtigen oder falschen Gefühle

- Wahrnehmung von Gefühlen verbessert die Fremd- und Selbsteinschätzung

- Gefühlsausdruck verbraucht bereitgestellte Energie

- Gefühlsausdruck ermöglicht besseres Verstehen und bessere Kommunikation

Abbildung A 49: Zusammenfassung: Möglichkeiten der Veränderung/Gefühle

5. Leistung und Beziehungen leben

5.1 Überblick und Ziele *(A 50)*

Wir haben die Arbeit untersucht und sind dabei auf das Leben gestoßen.
Nick Kratzer, Sozialforscher

Die übliche Trennung von Privatleben und beruflicher Tätigkeit ist für viele nicht mehr aufrechtzuerhalten. Das ist natürlich besonders bei Selbstständigen und in Familienunternehmen der Fall. Aber auch in anderen beruflichen Kontexten sind, wie in der Familie auch, *Beziehungen, Gesundheit* und die *Sinn- und Wertefrage* relevant und untrennbar miteinander und mit dem Leistungsaspekt verwoben. In Arbeitskontexten, in denen nur Leistung zählt und es keine Rolle spielt, unter welchen Beziehungsbedingungen diese Leistungen entstehen, bleiben langfristig Kreativität und Innovation auf der Strecke. Niemand kann seine Ernährungs- und Bewegungsgewohnheiten langfristig vernachlässigen, ohne körperliche Fitness einzubüßen. Ohne diese ist er wiederum weniger leistungsfähig, worunter auch das Privatleben leidet. Und schließlich wird die Frage nach der Motivation immer dringlicher (»Warum tue ich das alles?«), um den wachsenden privaten und beruflichen Anforderungen überhaupt noch gerecht werden zu wollen. Dass chronische Stressreaktionen immer häufiger werden, liegt nicht an der Arbeit selbst bzw. daran, wie lange oder wie viel gearbeitet wird. Deshalb werden Stresssymptome auch nicht dadurch gemindert, dass jemand mehr Freizeit hat. Belastungserleben steht vielmehr in Zusammenhang mit psychosozialen Problemen, mangelnder Handlungs- und Entscheidungsfreiheit, Unerreichbarkeit selbst gesteckter Ziele, Frustration dringender Wünsche und Bedürfnisse, Mangel oder Überschuss an Informationen und mangelnder Anerkennung für Arbeit (Huether 1997; Kaluza 2004). Im modernen Arbeitsleben werden diese Faktoren aber am häufigsten beklagt. Nichtsdestotrotz erklären amerikanische Führungsphilosophien Druck und Angst bei den Mitarbeitern sogar zur Führungsaufgabe: »Angst vor dem Wettbewerb, Angst, einen Fehler zu machen, und Angst zu verlieren können starke Motivierungskräfte sein« (Grove 2002). Gesundheitsförderlich sind Angst und Druck sicher nicht: Nach neueren Studien von DAK, AOK und Allianz LV haben Depressionen und Ängste seit 1997 um 70% zugenommen und sind der vierthäufigste Grund für Krankschreibung (Deckstein 2005). Der Risikofaktor »Psyche« hat den Spitzenplatz bei den neuen Krankheitsfällen noch vor Herzkrankheiten, Krebs und anderen Zivilisationskrankheiten. Arbeitsplätze mit hoher Arbeitsanforderung bei gleichzeitig geringer Selbstkontrolle über den Ablauf (z. B. Fließbandarbeit) scheinen das Risiko, zwischen 35 und 65 Jahren kardiovaskulär zu erkranken, um das Zwei- bis Vierfache zu erhöhen, das Fehlen kollegialen Rückhalts am Arbeitsplatz erhöht dieses Risiko noch weiter (Johnson und Johansson 1991). Ein ähnlich erhöhtes Risiko haben Menschen mit hoher Verausgabung(-sbereitschaft) bei gleichzeitig geringer Gratifikation (Siegrist 1996). Damit kann hier nur angedeutet werden, welche wichtige Rolle ernst gemeinte Unternehmensgrundsätze und strukturelle Maßnahmen bei der Prävention stressbedingter Erkrankungen spielen.

In diesem Baustein wird mit einigen Anregungen aufgezeigt, wie individuelle Kompetenzen zum besseren Umgang mit oben genannten Risikofaktoren beitragen können, wohl wissend, dass die Themen »Zeit«, »Motivation« und »Ziele« vielleicht über die Möglichkeiten eines Manuals zur Stressbewältigung hinausgehen. Muße und Müßiggang kann nicht aus Büchern oder in Kursen gelernt werden, innere Ruhe oder gar Stille sind nicht einfach vermittel- bzw. lernbar. Man findet sie oder sie kehren ein – und dazu braucht es eben Zeit und langen Atem. Am hilfreichsten könnten hier noch die Geschichten der Dichter und die Werke der Philosophen sein (siehe z. B. Böll 1969; Ende 1973; Achenbach 2001). Wenn hier einige Anregungen und Übungen zum Bewusstwerden eigener Verhaltensstile, Motive und Ziele und zum gegenseitigen Austausch darüber zusammengestellt sind, dann in der Hoffnung, den Leser und seine Kursteilnehmer für diese Themen zu sensibilisieren und zur eigenen Suche zu motivieren.

Die Ziele sind:

- Förderung von Selbstverantwortung im Umgang mit Zeit
- Sensibilisierung für die Bedeutung sozialen Austauschs und sozialer Verantwortung

- Selbstbestimmter Umgang mit alltäglichen und langfristigen, persönlichen Zielen unter Einbeziehung organismischer Bedürfnisse
- Reflexion persönlicher Motive und Wertvorstellungen

5.2 Praktisches Vorgehen und Übungen

5.2.1 Leistung und »freie« Zeit

📋 Zuwendung und Wahrnehmung: Meine Tagesrhythmen

📖 Leistungsfähigkeit und Pausen

📋 Zeit im allgemeinen Sprachgebrauch

📖 Zeitverwaltung und Zeitmanagement

📋 Balance meiner Lebensbereiche

📋 Bestandsaufnahme: Freie Zeit

📋 VIP-Karte

📖 Zur Bedeutung zwischenmenschlicher Beziehung

5.2.2 Motivation und Ziele

📖 Ziele

📋 Inhaltsverzeichnis 1 (Lebensweg)

📋 Inhaltsverzeichnis 2 (Beruflicher Weg)

📋 Wie will ich meine freie Zeit verbringen?

📋 Begrenztes Leben

5.2.1 Leistung und »freie« Zeit

> *Narren hasten, Kluge warten,*
> *Weise gehen in den Garten.*
> R. Tagore

Zeit ist wahrscheinlich eines der am häufigsten verwendeten Substantive der deutschen Sprache, keine Zeit zu haben ein immer häufiger gehörter Satz. Zeit ist zum leicht vergänglichen Luxusgut geworden, das jeder will und kaum einer noch hat. Der ohnehin fast nicht mehr überschaubare Seminar- und Ratgebermarkt wird zunehmend durch Angebote zum Zeitmanagement aufgestockt (siehe z. B. Seiwert 2005; Covey et al. 2005). Bei den folgenden Übungen können die Teilnehmer ihr

Zeitverständnis und ihren Umgang mit Zeit reflektieren und werden zu kreativen Selbstversuchen bezüglich ihrer (Frei-)Zeitgestaltung eingeladen.

Zuwendung und Wahrnehmung: Meine Tagesrhythmen

(Kleingruppen mit 3–5 Teilnehmern, 20–30 Min.)

> Im Spielzeugladen: »*Ich hätte gern ein Geduldsspiel, aber zack, zack!*«

Durch die immer differenziertere Lebens- und Arbeitsorganisation haben wir uns von den natürlichen Tagesrhythmen und Pausenbedürfnissen weitgehend entwöhnt, der Trend geht zu »Nonstop« in vielen Lebensbelangen. Das Verschwinden von »Zwangs«-Pausen gilt als Fortschritt, angefangen von der Abschaffung gesetzlicher Feiertage und mittäglicher Ladenschlusszeiten bis hin zur ständigen Erreichbarkeit über E-Mail und Handy. Viele sind es gewohnt, stundenlang durchzuarbeiten, und empfinden nachlassende Aufmerksamkeit und Ermüdung bei sich und anderen als Schwäche oder Unzulänglichkeit. Dabei ist es eigentlich eine Binsenwahrheit, dass sich im Organismus Phasen von Aktivierung und Entspannung abwechseln und dass wir über den Tag hinweg immer wieder kürzere Pausen zur Aufrechterhaltung der Leistungsfähigkeit brauchen. In der folgenden Übung können die Teilnehmer ihr eigenes Zeit-Gefühl und ihren Umgang mit Zeit reflektieren.

Bezüglich unseres Aktivitätsniveaus unterliegen wir durch unseren Schlaf-, Wachrhythmus, aber auch über den Tag hinweg Phasen von Aktivierung, Leistungsfähigkeit und Konzentration und Phasen von Ruhebedürfnis, Erholung und Regeneration. Bitte tauschen Sie sich in Kleingruppen mit Hilfe der vorgegebenen Fragen über Ihre diesbezüglichen Erfahrungen und Gewohnheiten aus.

*Die **Fragen** sind (CD-A 51):*

- Wie sieht zur Zeit Ihr Tages-, Nachtrhythmus aus? Unterliegt er lebens- oder jahreszeitlichen Schwankungen?
- Was empfinden Sie als Vor- und Nachteile, ein Früh- oder Spätaufsteher bzw. Morgenmuffel zu sein?
- Welche Beobachtungen haben Sie zu Ihrem persönlichen Tagesrhythmus gemacht? Wann haben Sie Hoch- und wann Tiefpunkte?

- Woran merken Sie in Ihrem Arbeitsalltag, dass Sie eine Pause brauchen?
- Wie sieht Ihre persönliche Pausengestaltung aus?

Bei der Besprechung der Diskussionsergebnisse in der Gesamtgruppe können einige Informationen über ultradiane Rhythmen und Pausengestaltung weitergegeben werden (siehe unten).

 ## Leistungsfähigkeit und Pausen

> *Keine Atempause, Geschichte wird gemacht, es geht voran ...*
>
> Fehlfarben

> *Die wirklich tätigen Leute erkennt man daran, dass sie Zeit haben.*
>
> J. Romains

Erfahrungsgemäß unterliegen wir nicht nur einem individuellen Schlaf- und Wachrhythmus, sondern auch so genannten *ultradianen Schwankungen,* also Phasen von Leistungsfähigkeit und Aktivität gegenüber solchen von Pausenbedürfnis und Regeneration. Diese Phasen können individuell unterschiedlich lang sein, meistens aber treten nach 90 bis 120 Minuten anhaltender Konzentration körperliche Signale für das Bedürfnis nach einer kurzen Pause auf: Das Arbeitstempo verlangsamt sich, es meldet sich ein Bedürfnis, sich zu recken, aufzustehen oder etwas zu sich zu nehmen. Besonders Bildschirmarbeit ist Schwerstarbeit für die Augen: Bereits nach zwei Stunden ununterbrochener Arbeit am Bildschirm kann es zu Sehschärfeminderung oder Farbsinnstörungen kommen. Diese Einschränkungen sind bei 15 Minuten Pause reversibel – sofern Sie in dieser Zeit nicht auf dem Bildschirm die Nachrichten lesen. Wahrscheinlich wissen wenige, dass sich diese wissenschaftlichen Erkenntnisse sogar in einem seit 1996 gesetzlich verankerten *Recht auf Bildschirmpausen* niederschlagen. Im Arbeitsalltag ist es eher üblich und sozial erwünscht, körpereigene Ermüdungssignale zu übergehen oder mit vermeintlichen Muntermachern (Kaffee, Zigaretten) zu bekämpfen. Dabei ist es mit Blick auf das Ergebnis viel effektiver, *Mach-mal-Pause-Signale* als natürliches Phänomen zu beachten und darauf einzugehen. Dies kann durch eine *Minipause* geschehen, in der Sie sich die Beine vertreten, aus dem Fenster schauen oder aber zumindest Ihre Aktivitäten verlagern und sich für diese Zeiten *Routinetätigkeiten* reservieren, die keine hohe Konzentrationsleistung oder körperliche Leistungen erfordern: Telefonate, aufräumen, Kopien machen etc. Auch wenn dies nicht geschieht – der Organismus wird sich früher oder später die Erholung »holen«. Dann schalten wir unfreiwillig und willkürlich einfach ab, sind nicht bei der Sache, werden unkonzentriert und gereizt. Nach Ciompi (1997) sind *emotionale Stimmigkeit und Ausgeglichenheit* jedoch ein wesentlicher Faktor von Leistungsfähigkeit, auch und besonders wenn es um die Zusammenarbeit mehrerer Personen geht. Bei komplizierten Aufgaben kommen kreative Denkprozesse am ehesten im Zustand von Entspannung zustande, also gerade zwischen den Phasen voller Aufmerksamkeit und Konzentration, wenn wir etwas völlig anderes tun und denken. So viel zur Notwendigkeit von Pausen.

Um die eigentliche *Arbeitszeit* optimal zu nutzen und die Kräfte zu bündeln, ergeben sich folgende Konsequenzen:

- Während Sie arbeiten, bleiben Sie bei einer Sache, lassen Sie sich nicht ablenken oder unterbrechen.
- Heben Sie weniger anspruchsvolle Aufgaben für die eingeplanten Zwischenphasen auf. Das Springen zwischen unterschiedlichen Tätigkeiten kostet Energie und Zeit.
- Planen Sie Ihre Zeit so, dass Sie bestimmte Arbeitseinheiten abschließen können. Beenden Sie den Arbeitstag nicht mit offenen Aufgaben (die nehmen Sie dann nämlich im Kopf mit nach Hause oder/und mit ins Bett). Ein Etappenziel kann immer abgeschlossen werden.

Zeit im allgemeinen Sprachgebrauch
(Klein- oder Großgruppe, 20 Min., nach Gudjohns 1992 et al.)

Material: Wandzeitung, Filzschreiber

> *Was also ist die Zeit? Wenn mich niemand fragt, weiß ich es.*
> *Wenn ich es jemandem erklären will, der fragt, weiß ich es nicht.*
> Augustinus

Kinder sind noch zeitlos, sie leben in den Tag hinein. Dieser ist lang, ein Monat endlos, ein Jahr ewig. Erwachsene hingegen sind der Herrschaft der Zeit unterworfen, und sie werden ihre Kinder im Lauf der Zeit immer mehr strukturieren mit »schnell, sofort, beeil dich, mach schon«. Wie in Michael Endes Roman »Momo« (1973) haben die Agenten der Zeit-Spar-Kasse die Regie. Für Erwachsene ist Zeit kostbar. Man kann sie sparen, darf sie nicht verschwenden, Zeit ist Geld.

Bei dieser Übung sammeln die Teilnehmer zusammengesetzte Wörter, Sätze, Sprüche und Äußerungen zum *Thema* »Zeit«, die sie aus Kindheit, Jugend und Jetztzeit kennen *(Abb. B 15)*. Sie tauschen sich über Wertvorstellungen der Eltern, deren Einstellung zur Zeit und ihre Weitergabe dieses Zeitverständnisses an die Kinder aus und überdenken ihren eigenen Umgang mit Zeit heute.

In der Großgruppe werden die Ergebnisse gemeinsam gesichtet, danach findet eine Runde (ohne Diskussion) statt, in der sich jedes Gruppenmitglied noch einmal dazu äußern kann, wie es ihm mit dieser Übung ergangen ist. Hilfreiche *Fragestellungen* können sein *(CD-A 52)*:

- Welche Gefühle/Erinnerungen entstehen durch die gesammelten Redewendungen und Sätze?
- Wie hängen die Sätze mit der damaligen/jetzigen Zeit zusammen?
- Wie gehe ich heute mit Zeit um? Gibt es Sätze, die auch heute noch Gültigkeit für mich haben?
- Was fällt mir zu den Begriffen »Langeweile«, »Muße«, »Zeitverschwendung« ein?

Zeit

früher

Z. verschwender

Willst du Wurzeln schlagen?

Tu endlich was   Wenn du erst älter bist

die Forderung die Stunde   Du hast nicht ewig Zeit

Trödel nicht rum!

Zeitlos   Man lebt nur einmal

heute

Zeit finden   langatmig   Kurzweilig

mir geht die Z. aus

... wert volles Gut   Non stop-Service   Zeit sparen

Z. ist Geld

Freizeit   Zeitplaner   Langeweile

Zeit vergeuden   mit der Z. gehen

Zeitgefühl

Nutze deine Z.!   Ich nehme mir Z.

Echtzeit

Zeitraffer   Timer   Auszeit

Abbildung B 15: Zeit im allgemeinen Sprachgebrauch

Zeitverwaltung und Zeitmanagement

Leben ist das, was passiert, während du eifrig dabei bist, andere Pläne zu machen.

John Lennon

Zeit ist ein wertvolles Gut. Wir wollen sie sparen und gut nutzen, bestenfalls ausschöpfen und auf keinen Fall verschwenden, und immer seltener finden wir genug davon. Bis zum Beginn der *Industrialisierung* hatten auch die Menschen im Westen noch einen anderen Zeitbegriff. Sie orientierten sich an den Wechseln der Jahres- und Tageszeiten, an naturgegebenen Erfordernissen und gemeinsam erlebter Stimmigkeit für bestimmte Aktivitäten (Wind, Wetter, Sonnenauf- oder -untergang, Anwesenheit aller wichtigen Beteiligten). Nur noch wenige Berufsgruppen sind von den Rhythmen der Natur abhängig und richten sich danach. Dass die *Menschen in südlichen Ländern* ein anderes Zeitgefühl haben, wurde in mehreren Zeit-Studien über zahlreiche Länder bestätigt. Die ersten Plätze hinsichtlich Lebenstempo und Genauigkeit belegten die Schweiz, Irland, Deutschland und Japan, den letzten Mexiko. Hier seien Menschen, die sich zu sehr nach der Uhr richteten, sogar ein ausgesprochenes Ärgernis. Im Westen leben die meisten jedenfalls in festen Zeitstrukturen, auch in ihrer freien Zeit. Und es geht ihnen so wie dem Frisör Fusi in M. Endes Buch, der jeden Ratschlag der Zeitsparer befolgt hat und doch eine seltsame Erfahrung macht: »Von all der Zeit, die er einsparte, blieb ihm tatsächlich niemals etwas übrig. Sie verschwand auf rätselhafte Weise. Seine Tage wurden erst unmerklich, dann aber deutlich spürbar kürzer und kürzer.«

Das lateinische Wort »Zeit« (tempus) kann auch mit »*Schläfe*« übersetzt werden. Im Pulsschlag der Zeit werden wir an unsere Sterblichkeit erinnert. Entsprechend zahlreich sind die Versuche, diese Begrenztheit zu überwinden, sei es im Glauben daran, dass es nach dem Leben weitergeht, sei es mit Versuchen, die Lebenszeit zu verlängern oder das Leben zu beschleunigen. Versuche, *Zeit* besser zu *managen*, beginnen schon bei den Römern, und inzwischen erfüllen elektronische Timer immer vielfältigere Ansprüche. Diese Art der *Lebensverwaltung* scheint notwendig in einer immer komplexer werdenden Welt, sie führt jedoch noch nicht, wie häufig erwartet, zu mehr Lebensqualität, und mit *Lebensführung* hat sie wenig zu tun. Dabei ist Zeit eigentlich höchst demokratisch verteilt. Sie ist nicht etwas, das wir »haben«, vielmehr entscheidet jeder selbst, wie viel er sich davon nimmt und wofür. Auch wenn das die beliebten Zeitmanagement-Ratgeber suggerieren: Zeit lässt sich nicht managen oder gar kontrollieren, nicht sparen und nicht horten. Auch der perfekte Zeitplaner hat dadurch nicht mehr Zeit, meistens kann oder muss er eher noch mehr tun, gemäß dem Sprichwort: Wenn du etwas erledigt haben möchtest, wende dich an jemanden, der bereits viel zu tun hat. Je mehr Zeit wir verplanen, umso geringer wird der persönliche Gestaltungsrahmen. Muße oder gar Leerlauf hat bei einem gut gefüllten Terminkalender keinen Platz. Ob diese Zeit erfüllt ist, steht sprichwörtlich auf einem anderen Blatt. Wir können also nur darüber entscheiden, *wie* wir sie verbringen, *wofür* wir uns Zeit nehmen, und zwar *hier und jetzt*. Dieses »Jetzt« in Bezug auf Zeit ist gnadenlos, weil nicht aufzuschieben. Es setzt also ständig neue, *bewusste Entscheidungen* voraus, um Lebensqualität in die Gegenwart zu holen. Wir können diese Entscheidungen auch lassen – aber wir können nicht nicht entscheiden. Wahrscheinlich ist für eine sinnvolle Zeitgestaltung weniger das Zeitmanagement wichtig als die Frage, welche *Prioritäten* ich setzen will. Die meisten Zeitentscheidungen erfolgen nämlich nicht aufgrund eigener Einschätzung von *Wichtigkeit*, sondern aufgrund von Druck und Dringlichkeit, und die kommen meistens von außen. Da (Selbst-)Wert meistens über Leistung definiert wird und Arbeitslosigkeit nicht selten das Gefühl von Wertlosigkeit und Verlust des Selbstwertgefühls nach sich zieht, ist es verständlich, wenn Prioritäten entweder eindeutig dem Beruf eingeräumt werden oder wenn versucht wird, möglichst allen Anforderungen irgendwie gerecht zu werden – das beste Rezept, um selbst irgendwann auf der Strecke zu bleiben *(siehe A 53)*.

Balance meiner Lebensbereiche
(Einzel-, Zweierübung, 20 Min.)

> *»Meine Frau sagt immer, ich kümmere mich nicht genug um die Kinder.«*
> *»Wie viele Kinder hast du denn?«*
> *»Drei oder vier.«*

Die folgende Übung könnten Sie in regelmäßigen Abständen machen, zum Beispiel einmal im Monat. Wenn Sie die Blätter aufheben, kön-

nen diese sinnvoll für eine Jahresbilanz bzw. Jahresplanung genutzt werden.

Vergegenwärtigen Sie sich, wie viel Raum (in Prozent ausgedrückt) in Ihrem Leben derzeit folgende Bereiche einnehmen: Beziehungen und Partnerschaft, Leistung und Arbeit, Körper und Gesundheit, Werte und Sinn. Schreiben Sie daneben, was diesen derzeitigen Bestandteil ausmacht, und beurteilen Sie selbst, ob Sie sich mit diesen Relationen wohl fühlen. Balance muss nicht durch die gleiche Verteilung aller Bereiche gekennzeichnet sein. Oft ist ein Schwerpunkt in einem Bereich bedingt und gewollt durch die Anforderungen bestimmter Lebensphasen wie Berufseinstieg, Stellenwechsel, Mutterschaft, Verliebtheit, Krankheit usw.

Wenn Sie möchten, schreiben Sie mit einer anderen Farbe daneben, wenn Ihnen in einem Bereich etwas fehlt, wenn Sie etwas ausbauen oder reduzieren möchten (am besten in Videotechnik) und welche Verhältnisse Sie sich bis zum nächsten Monat realistischerweise wünschen können.

Wenn Sie fertig sind, tauschen Sie sich mit Ihrer Nachbarin kurz über Ihre Bestandsaufnahme aus.

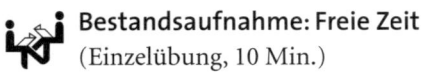 **Bestandsaufnahme: Freie Zeit**
(Einzelübung, 10 Min.)

> *Der Gastfreundschaft vergesset nicht!*
> *Denn durch diese haben etliche ohne ihr Wissen Engel beherbergt.*
> Hebräer 13, 2

Auch Frei-Zeit ist oft mit Arbeit verbunden. Angesichts der Aufrüstung der *Freizeitindustrie* könnte der Verdacht aufkommen, dass viele die Vollzeitwoche um ein aktives Wochenende ergänzen müssen, könnte sonst doch Nichtstun oder Langeweile aufkommen. Wer kann das noch wirklich genießen, freie Zeit ohne Effizienzdenken und ohne Statussymbole: Einen langen Spaziergang machen, einfach in den Tag hineinleben, die Seele baumeln lassen? Wenn die Teilnehmer nun einen Fragebogen zur Freizeitgestaltung (*CD-A 54, 1 und 2,* Kessler und Gallen 1985, S. 32 und 34) ausfüllen, so geschieht dies keinesfalls mit dem Tenor, sie täten wahrscheinlich zu wenig. Die Fragebogen sollen lediglich

224

dazu anregen, sich ohne Wertung von außen und nach subjektiven Kriterien ein Bild davon zu machen, wie freie Zeit verbracht wird.

*Wer ohnehin 35 oder 40 Stunden in der Woche arbeitet, eine Familie und gesellschaftliche Verpflichtungen und folglich »fast nie Zeit« hat, dem nützen weder gute Ratschläge noch die Aufforderung, mehr für sein Privatleben zu tun. Andererseits schränken die meisten unter Belastung und beim Versuch, es möglichst allen recht zu machen, gerade **persönlich befriedigende und entlastende Tätigkeiten** ein oder unterbrechen sie ganz – obwohl diese für die Belastungsbewältigung eigentlich vorteilhaft sind. Manchmal werden sie dann auch nach Bewältigung dieser Belastung nicht wieder aufgenommen. Es fehlt also genau der Ausgleich, der notwendig ist, um alltägliche Anforderungen langfristig bewältigen zu können. So ist die Unterbrechung befriedigender Aktivitäten sowohl Konsequenz als auch Bedingung für Belastungserleben. In der Verhaltenstherapie werden Menschen, Ereignisse oder Dinge, die für das Wohlbefinden bedeutsam sind, als **Verstärker** bezeichnet, und Verstärkerverlust ist eine zusätzliche, indirekte Bestrafung dafür, dass jemand ohnehin überfordert ist. Er wird als wesentlicher Entstehungsfaktor für depressive Verstimmungen gesehen, und dementsprechend ist Verstärkeraufbau ein wesentlicher Bestandteil bei der Therapie depressiver Erkrankungen (Lewinsohn et al. 1982; **Abb. B 16**).*
Die folgenden Fragen ermöglichen Ihnen eine persönliche Bestandsaufnahme darüber, wie häufig Sie bestimmte Tätigkeiten allein, mit Bekannten und Freunden oder mit Partner/Partnerin/Familie in Ihrer Freizeit durchführen.

Da dieselben Bogen unter einer anderen Fragestellung noch einmal verwendet werden, bittet man die Teilnehmer zunächst darum, nach dem Ausfüllen die Bogen beiseite zu legen, um einige Zeit verstreichen zu lassen (s. ![] weiter unten: Wie will ich meine freie Zeit verbringen?).

VIP-Karte

(Einzel- und Viererübung, nach Herwig-Lempp, 2004, S. 121 ff., 30 Min.)

Bei dieser Übung können sich die Teilnehmer in einer selbst erstellten Zeichnung vergegenwärtigen, wer wichtige Personen in ihrem Leben sind (und waren), und darüber miteinander ins Gespräch kommen.

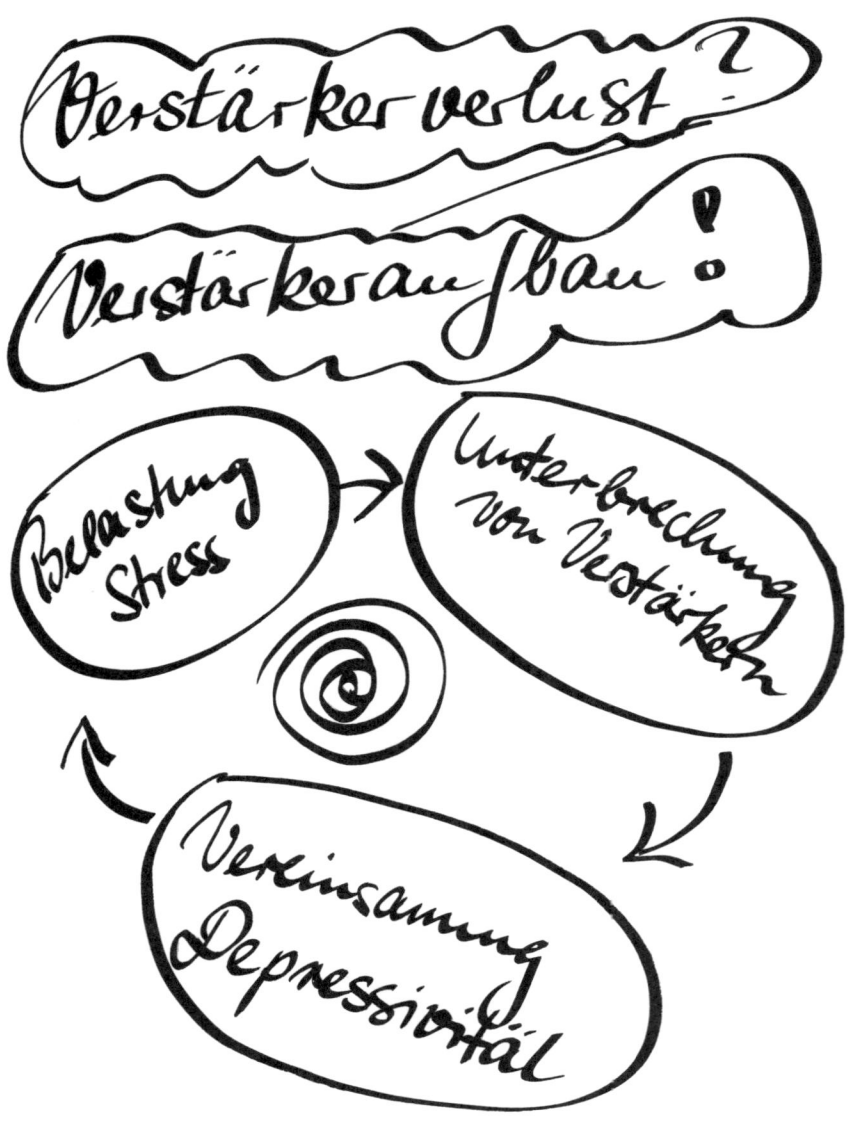

Abbildung B 16: Verstärkeraufbau

Es werden die aus dem Genogramm üblichen Darstellungen (Kreis für weiblich, Quadrat für männlich) verwendet. Außerdem sollte festgelegt werden, ob nur lebende oder auch gestorbene Personen eingetragen werden können. Bei Ersteren wird das Alter in den Kreis/das Quadrat geschrieben, bei Letzteren in die Mitte eines angedeuteten Kreuzes das Todesalter, bei Bedarf rechts oben das Todesjahr *(siehe Abb. B 17)*.

Jeder fertigt eine grafische Darstellung aus vier Feldern, in deren Mitte er selbst als Hauptperson eingetragen ist. Jedes dieser vier Felder repräsentiert eine bestimmte Personengruppe: Familienmitglieder, Freunde und Freundinnen, Kollegen und andere wichtige Personen. In jedes Feld können jeweils maximal fünf der »Very important persons«, also der für Sie sehr wichtigen und emotional positiv »besetzten« Personen, eingezeichnet werden. Wichtigkeit wird in der Zeichnung durch die Nähe zu Ihnen ausgedrückt. Wenn Sie Ihre VIP-Karte mit dem Datum versehen, können Sie mit zeitlichem Abstand eine neue erstellen und sie mit dieser vergleichen.

In der Kleingruppe legt jeder den anderen seine VIP-Karte vor (5 Min.), und die anderen teilen ihm mit, was ihnen an seiner Darstellung auffällt, zum Beispiel:»Mir fällt auf, dass du privat fast nur mit Frauen, beruflich nur mit Männern zu tun hast«, … »dass du wenige Freunde eingetragen hast«, … »dass viele wichtige Personen schon tot sind« etc.

Zur Bedeutung zwischenmenschlicher Beziehungen

Eine wesentliche Dimension gesunder Emotionsverarbeitung scheint der Ausdruck von Gefühlen und die Mitteilung belastender Erfahrungen zu sein (Pennebaker 1982). Der Umgang mit Stress hängt also nicht nur von personeninternen Faktoren (Kompetenzen, Einschätzung) ab, sondern auch von den *externen Ressourcen*, die zur Verfügung stehen. Dies kann *emotionale Unterstützung* sein, mittels derer wir die Erfahrung machen, dass wir geschätzt, geliebt, gebraucht werden, es kann sich aber auch um ganz *konkrete Hilfsmaßnahmen* im Sinne von Handlungen, Ratschlägen, Informationen, Rückmeldungen handeln. Die Auswirkungen sozialen Rückhalts und sozialer Unterstützung werden im Rahmen der *Social-Support-Forschung* seit den frühen 8oer-Jahren

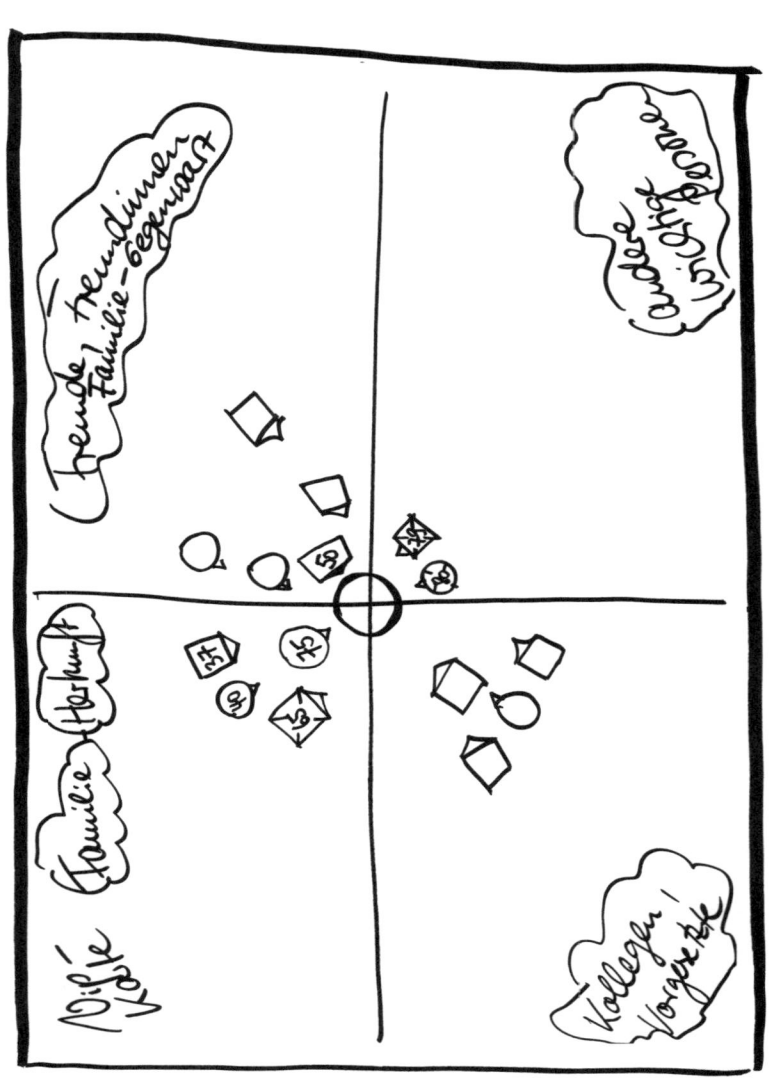

Abbildung B 17: VIP-Karte

intensiv untersucht (z. B. Badura 1981; Sarason und Sarason 1984). Alle Untersuchungen belegen, dass die sozialen Beziehungen eines Menschen grundlegenden Einfluss auf seine Gesundheit haben bzw. auf seine Chancen, nach Krankheit zu gesunden. Alleinstehende, sozial isolierte oder in spannungsreichen Beziehungen lebende Menschen weisen bei allen Krankheiten das größere Gesundheits- und Todesrisiko auf. Menschen, die ein stabiles, *soziales Netzwerk* haben und dieses nutzen, werden leichter mit bedrohlichen Lebensereignissen und mit Alltagsbelastungen fertig. Sie lösen ihre Probleme nicht im Alleingang, sondern teilen sie mit anderen, deren Anteilnahme und Kompetenz sie als sicher voraussehen. Gute Sozialbeziehungen scheinen sogar der wichtigste Schutzfaktor gegen Herz-Kreislauferkrankungen zu sein: Menschen mit positiven Beziehungen erleiden 3- bis 5-mal weniger Herzinfarkte als einsame Menschen. Dörner (2004) sieht es als ein vitales menschliches Grundbedürfnis, *soziale Bedeutung* für andere haben zu wollen, Sorgen und die *Verantwortung füreinander* zu teilen und sich in der Gemeinschaft aufgehoben zu fühlen. Diese Ergebnisse stehen in Widerspruch zur Illusion des ungebundenen Einzelkämpfers, der möglichst alle Probleme meistert, ohne auf andere angewiesen zu sein. Tatsächlich ist laut Umfragen fast für jeden beruflich stark eingespannten Menschen Partnerschaft und Familie das Wichtigste, die wenigsten leben aber danach. Dieser Wichtigkeit in Handlungen Ausdruck zu geben, setzt täglich neue Entscheidungen voraus, in großen, vor allem aber in kleinen Dingen. Es fällt leichter, solche *Entscheidungen* zu fällen, wenn ich mir über meine *Motivationen und Ziele* im Klaren bin. Darum geht es im nächsten Kapitel.

5.2.2 Motivation und Ziele

Wir wissen zwar nicht, wo wir hinwollen,
aber dafür sind wir schneller dort.
Georg Kreisler

Wie wir schon an anderen Stellen immer wieder betont haben, sind
Motivation und selbstbestimmte Ziele wesentliche Faktoren für Lernen
und Veränderung. Selbstbestimmung setzt die bewusste Wahrnehmung

der eigenen körperlichen, geistigen und seelischen Bedürfnisse voraus. Dies wurde in weiten Teilen dieses Kurses immer wieder betont und geübt. Bei der Wunderfrage zu Kursbeginn sollten Sie möglichst detailliert und in Videotechnik beschreiben, woran Sie selbst und andere merken würden, dass sich die Gruppenteilnahme für Sie gelohnt hat. Dieses Prinzip einer spezifischen Lösungsbeschreibung ist anziehender und effektiver, als von einem Problemzustand lediglich wegzuwollen, ohne zu wissen wohin.

Wenn Sie Ihre eigenen Beweggründe und Werte in Ihrem Alltag ernst nehmen, werden Sie weniger auf Wertvorstellungen, Motive und Zielsetzungen von außen angewiesen sein, sondern diese kritisch mit der eigenen Bedürfnisstruktur abstimmen. Häufig geht eine solche Bewusstmachung und Festlegung eigener Ziele im alltäglichen Aktivismus einfach unter. Sie können jedoch sowohl für kleine Zeiteinheiten wie Gespräche (»Wir haben gut gearbeitet, wenn …«), für Projekte, die verschiedene Teilschritte benötigen, bis hin zur Sinnfrage, was ich im Leben gern erreichen möchte, hilfreich sein.

 **Ziele**

> *Es ist leicht, das Rauchen aufzugeben.*
> *Ich habe es schon tausendmal gemacht.*
> M. Twain

Den Teilnehmern werden einige hilfreiche *Kriterien für die Formulierung von Zielen* vorgestellt, die sich in der lösungsorientierten, systemischen Beratung (v. Schlippe und Schweitzer 1996) und im Stressmanagement (Stollreiter et al. 2000) bewährt haben.

Selbstbestimmt und im eigenen Einflussbereich: Freiwillige, selbst gesteckte Ziele sind ein erheblicher stressmildernder Faktor. Viele Selbstständige arbeiten mehr als Angestellte, sind aber dennoch zufriedener. Voraussetzung für Selbstbestimmung ist allerdings auch, dass sich meine Zielsetzung an den Bedürfnissen meines Organismus und an meinen eigenen Wertestrukturen orientiert. Die Frage hier ist: Wann kann ich es wagen, meiner Arbeit eine individuelle Note zu geben? Wie weit kann ich meine Aufgaben so erledigen, dass es mir entspricht? Auf welche Art und Weise finde ich mich in meiner Arbeit wieder?

Diese Aufforderung, dass Ziele ausschließlich im eigenen Einflussbereich liegen sollten, ist die konsequente Umsetzung eines Selbstmanagementansatzes und bedeutet letztlich, dass wir uns nur selbst ändern können. Wie wir wissen, fällt diese Haltung allgemein schwer – fällt uns doch in der Regel schneller ein, was andere zur Lösung eines Problems beitragen könnten als wir selbst.

Realistisch: Jeder kennt sie, die guten Vorsätze zu festlichen Anlässen (»Silvestersyndrom«, Stollreiter et al. 2000): 10 kg abnehmen, aufhören zu rauchen, regelmäßig Sport machen usw. Solche Zielsetzungen verhelfen uns kurzfristig zu einem symbolischen Erfolg, schon der Vorsatz ist ja fürs Erste beruhigend. Für den Selbstwert wirkt sich das eher negativ aus und auf die Motivation langfristig demoralisierend (»ich habe es schon so oft versucht …«). Unrealistische Ziele sind kurzfristig eine gute Ausrede, wenn's nicht geklappt hat, langfristig eher eine Quelle für noch mehr Stress und Frustration. Motive setzen sich umso wahrscheinlicher in Handlungen um, je wahrscheinlicher ihre Realisierbarkeit ist.

So konkret und spezifisch wie möglich (Videotechnik): Je konkreter ich den Zielzustand beschreiben kann, desto klarer wird, ob meine Ziele realistisch sind oder noch abgestimmt bzw. relativiert werden müssen. Konkrete Zielbeschreibungen beinhalten oft schon die ersten notwendigen Handlungsschritte.

In Teilen: Definierte, realistische Teilziele schützen vor Überforderung und haben Belohnungscharakter.

Hier und jetzt, auf Zeit und kurzfristig: Damit ist gemeint, ein volles Ziel umzusetzen, aber zeitlich eindeutig festgelegt und begrenzt (also statt: »Ich esse nie mehr Fleisch« »Ich esse eine Woche lang kein Fleisch«).

Einsatz vor Ergebnis: Vorgaben von außen sind meistens ergebnisorientiert, ohne Berücksichtigung der Voraussetzungen und Möglichkeiten. Bei persönlicher Zielsetzung lohnt es sich, den realistisch möglichen Einsatz festzulegen, um bei Nichterreichung nicht nur enttäuscht zu sein. Bei ergebnisorientierten Zielen haben Sie nur teilweise die Kontrolle, einsatzorientierte Ziele beinhalten klare, handlungsorientierte Vorgaben, welchen Beitrag zur Zielerreichung Sie leisten möchten.

Selbstverantwortung bei der Erfolgsdefinition: Dieser Aspekt betrifft die Frage, wer letztlich Erfolg oder Versagen attestiert und wie sehr Sie sich Bewertungen von Dritten zu Herzen nehmen wollen und müssen.

Akzeptanz der Grenzen: Manche Gegebenheiten stehen nicht in unserer Macht, auch nicht mit der Unterstützung von anderen. Mit unserer Empörung darüber arbeiten wir uns manchmal an Dingen ab, die wir nicht ändern können. Die entlastende Wirkung des Loslassens im Sinne von Einsicht, dass man sie nicht unmittelbar beeinflussen kann, hat nichts mit Gleichgültigkeit zu tun. Dennoch ist es besser, erst noch einmal zu klären, ob der eigene Einflussbereich ausgeschöpft ist, statt sich über die großen Dinge aufzuregen.

»Sowohl als auch« statt »entweder oder« bei sich widersprechenden Motivlagen: Bei manchen Zielsetzungen wie z. B. Bestehen einer Prüfung, Gewichtsabnahme, Fertigstellung einer notwendigen Arbeit stehen der konkreten Umsetzung nicht selten andere organismische und persönliche Ziele wie Erholung, Genuss, soziale Aktivitäten entgegen. Statt diesen Widerspruch zugunsten eines (meist des disziplinarischen) Zieles lösen zu wollen, wäre hier eine innere Verhandlung zwischen beiden Interessenslagen erstrebenswert mit dem Ziel, dass beide zu ihrem Recht kommen, also zum Beispiel Lernen und Pausen, Abnehmen und Genuss, Arbeit und Vergnügen.

 ## Inhaltsverzeichnis 1, Lebensweg
(Einzel- und Gruppenübung, ca. 60 Min.)

Material: Papier und Stift

 ## Inhaltsverzeichnis 2, Beruflicher Weg
(Einzel- und Gruppenübung, ca. 60 Min.)

Material: Papier und Stift

Glück ist Talent für das Schicksal.
Novalis

Bei beiden Übungen geht es um die Vergegenwärtigung und Mitteilung wichtiger *Daten und Stationen der privaten und beruflichen Geschichte.* Üblicherweise präsentieren wir anderen Personen Bilder von uns, wie wir gesehen werden möchten, und achten darauf, uns nicht angreifbar und verletzlich zu zeigen. Wenn es nun also um so genannte Life Events geht, dann sind eben nicht nur die »Events« im Sinne von Erfolgsstorys gemeint, sondern auch Begebenheiten und Ereignisse, die schwer und vielleicht sogar unrühmlich waren. Diese Themen sind sehr persönlich und setzen ein hohes Maß an Bereitschaft voraus, *sich mitzuteilen* und sich *den Geschichten anderer ganz zuzuwenden.* Wenn solche Gespräche gelingen, ist dies immer ein Gesamtwerk der Gruppe, an dem jeder Einzelne seinen ganz persönlichen Anteil hat. Dabei kann vielleicht auch bewusst werden, wie viel Zeit jeder Einzelne schon geschenkt bekommen und gehabt hat, wie reich an Zeit er also schon ist. Ein weiterer Aspekt ist, das Widerfahrene anzunehmen, wie es war, ihm zuzustimmen und zu sehen, was noch daraus zu machen ist.

Inhaltsverzeichnis 1, Lebensweg:

Ich möchte Sie einladen, in Gedanken Ihre Lebensgeschichte durchzugehen und die wichtigen Ereignisse und Stationen zu notieren. Welches waren besonders glückliche Ereignisse? Welches waren schwere Phasen? Es werden vorhersehbare und sogar geplante Ereignisse auftauchen und überraschende, plötzliche Veränderungen. Notieren Sie diese Ereignisse wie Kapitelüberschriften für das Inhaltsverzeichnis Ihrer Autobiografie. Wie würden die Kapitelüberschriften heißen?

Wenn Sie möchten, fügen Sie einige Kapitel für die Zukunft hinzu, mit schweren Ereignissen, die Ihnen noch bevorstehen könnten, und solchen, die Sie sich besonders wünschen (15 Min.).

Bilden Sie nun Vierergruppen, wenn möglich mit Personen, die bisher wenig persönlichen Kontakt miteinander hatten. Stellen Sie einander Ihre Inhaltsverzeichnisse vor und achten Sie darauf, was Aspekte des jeweils ganz persönlichen Schicksals sind (40 Min.).

Inhaltsverzeichnis 2, Beruflicher Weg:

Analog zur ersten Übung geht es hier um Stationen und Erfahrungen der beruflichen Laufbahn, die Ihre Entwicklung geprägt und beeinflusst haben. Beginnen Sie mit dem Ereignis, das Sie als erste Station Ihres beruflichen Weges sehen. Wie würden die Kapitelüberschriften Ihrer beruflichen Autobiografie heißen? Wie sind Sie beruflich der geworden, der Sie heute sind?

Dabei geht es nicht darum, eine Karriereleiter darzustellen, sondern eher um die Frage, was einzelne Wendepunkte und Phasen Ihres Berufslebens (Sitzenbleiben, Ausbildungen, Arbeitsplatzwechsel, Beförde-

rungen, Arbeitslosigkeit, Umschulungen etc.) für Sie und für Ihre Entwicklung bedeutet haben. Wenn Sie möchten, können Sie auch einige Zukunftskapitel anhängen, was Sie beruflich noch erreichen möchten. Tauschen Sie sich in Vierergruppen aus und was Sie gerne noch erreichen würden (10 Min.).

Bilden Sie nun Vierergruppen, wenn möglich mit Personen, die bisher wenig persönlichen Kontakt miteinander hatten. Stellen Sie einander Ihre Inhaltsverzeichnisse vor und achten Sie darauf, was Aspekte des jeweils ganz persönlichen Werdegangs sind (40 Min.).

 ## Wie will ich meine freie Zeit verbringen?

(Fortsetzung und Auswertung der Bestandsaufnahme »Freie Zeit«, CD-A 54, 1 und 2 (Einzel-, Zweier- und Gruppenübung, mod. nach Kessler und Gallen 1985, 30 Min.)

> Eigentlich bin ich ganz anders, nur komm' ich so selten dazu.
> Ö. v. Horvath

Dies ist die Fortsetzung der Bestandsaufnahme »Freie Zeit«. Die Teilnehmenden hatten zwei Fragebogen über ihre aktuellen Freizeittätigkeiten ausgefüllt. Der Kursleiter verteilt die gleichen Fragebogen (CD-A 55, 1 und 2) noch einmal, sie werden nun jedoch aus der Perspektive einer früheren Zeit mit weniger Belastungen ausgefüllt.

Bitte versetzen Sie sich jetzt intensiv in eine Lebensphase, in der Sie nach eigenem Empfinden weniger belastet waren als jetzt, und füllen Sie die Fragebogen noch einmal aus dem Blickwinkel jener Lebensphase aus. Wenn Sie fertig sind, können Sie die beiden Erhebungsbogen (»Heute« und »Früher«) nach folgenden Gesichtspunkten auswerten (CD-A 56):

■ Wo bestehen Veränderungen zwischen früher und heute? Bitte markieren Sie dies.

■ Was haben Sie eingeschränkt oder aufgegeben?

■ Was haben Ihnen diese Tätigkeiten bedeutet, was bedeuten sie Ihnen heute?

■ Was nehmen Sie sich vor?

■ Was könnte Ihrem Vorhaben entgegenstehen und wie werden Sie dem begegnen?

234

Tauschen Sie sich mit Ihrem Nachbarn darüber aus, was Ihnen aufge-
fallen ist und ob sich daraus für Sie Konsequenzen ergeben (20 Min.).

Es folgt eine Runde in der Großgruppe, wobei die Vorhaben mit Unterstützung des Kursleiters operationalisiert und spezifiziert werden können. Erfahrungsgemäß bleiben die Formulierungen zunächst noch relativ vage und unspezifisch: »Ich könnte mehr …« oder »vielleicht sollte
ich wieder einmal …« und werden nun so konkretisiert, dass sie in ab-
sehbarer Zeit überprüfbar sind, zum Beispiel: »Bis zu unserem Treffen
in drei Monaten werde ich mit meiner Frau dreimal etwas nur zu zweit
unternommen haben.« Der Kursleiter begegnet allzu forschen Zielen
mit vorsichtiger Skepsis und versucht, sie zu relativieren.

Die Ziele jedes Einzelnen werden unter Angabe seines Namens auf
einer Wandtafel festgehalten *(Abb. B 18)*. Sie sollten sich auf einen Zeitraum beziehen, der innerhalb des Kurses liegt, in diesem Fall zum Beispiel auf zwei Wochen. Die Übung ist auch sehr gut geeignet, wenn es
ein Follow-up-Treffen, zum Beispiel nach drei bis sechs Monaten, gibt.

Begrenztes Leben

(Einzel- und Kleingruppenübung mit 4 Teilnehmern, ca. 45 Min.; nach
Gudjohns et al. 1992)

Material: Eventuell Decken, Papier und Stifte

> *Viele studieren, wie man das Leben*
> *verlängern kann, dabei müsste man es doch vertiefen.*
> Luciano di Crescenzo

Wenn wir das Thema »Ziele« auf Fragen unseres Lebens oder gar Glücks
erweitern, hört es endgültig auf mit den Tipps. Persönliche Entwicklung
und Vorstellungen von Glück sind ein individueller Prozess, mit dem
jeder etwas anderes verbindet. Private Lebenszufriedenheit und persönliche Leistungsfähigkeit in Einklang zu bringen, ist Lebenswerk und
Lebenskunst, und das sind Fragen, mit denen sich eher Dichter und
Philosophen als Therapeuten beschäftigt haben. Die damit verbundenen Themen sind: »Was sind meine Lebensmotive, Ideale, wofür hat
sich das alles einmal gelohnt, wofür will ich mich einmal engagiert haben?« Die folgende Übung wird in unterschiedlichen Variationen häufig
in Selbsterfahrungsgruppen eingesetzt. Sie ist hilfreich, um das eigene
Leben noch einmal aus einer anderen Perspektive zu überschauen und

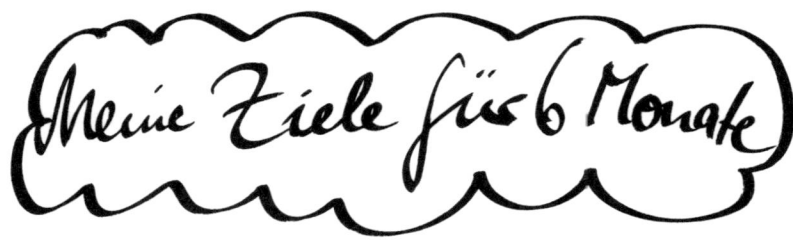

Meine Ziele für 6 Monate

Herr Z: 5x Kulturveranstaltungen besuchen
          3 alte Freunde wieder treffen

Herr S: Ab Januar 1x/Woche Mannschaftssport
          1x/Monat allein ausgehen mit der Ehefrau

Herr T: pro Kind 1x/Monat etwas Besonderes unter-
          nehmen

Herr D: 1/Woche 1 Std Gespräch zu zweit mit
          meiner Frau

Frau S: Alle 2 Monate ein Rundruf bei 5 befreun-
          deten Paaren

Frau H: 2x Wandern, 2x Theater mit dem Ehe-
          mann

Frau H: 1 anspruchsvolles Buch lesen

Frau J: 2 Std/Monat allein für mich

Herr J: 1500 km Rennrad!

Frau S: 1x/Woche Walken

Frau A: Garten herrichten, 3x/Woche Sport-
          studio

Frau B: 6 x 30 Min Sonnenbank, 12x Schwimmen

Abbildung B 18: Meine Ziele

um Ansatzpunkte für Veränderungen zu gewinnen. Es sollte berücksichtigt werden, dass Teilnehmer auf die Konfrontation mit ihrem irgendwann eintretenden Lebensende abwehrend und aggressiv reagieren können. Deshalb ist auf die Bereitschaft in der Gruppe, sich auf dieses Thema einzulassen, und auf eine entsprechende Einführung bzw. Vorbereitung zu achten.

Setzen Sie sich bequem hin, wie Sie es inzwischen schon kennen und gewohnt sind. Und wenn Sie das können und möchten, stellen Sie sich vor, dass Sie nicht mehr lange leben werden. Lassen Sie wie auf einer Leinwand Ihr Leben vorbeiziehen. Lassen Sie sich Zeit, lassen Sie Erinnerungen, Bilder, Personen entstehen, … sieh und fühl genau hin, welche Gedanken und Empfindungen und Bilder entstehen … du hast dafür einige Minuten Zeit …
Komm jetzt langsam in den Raum zurück. Räkele dich, öffne die Augen und sei wieder da.

Der Moderator verteilt vervielfältigte Zettel und bittet die Teilnehmer, sich Zeit zu nehmen, um über die folgenden *Fragen (CD-A 57)* nachzudenken. Wer mag, kann sich dazu Notizen machen (20 Min.):

- Welche Erinnerungen sind für mich am schmerzlichsten? Welche am schönsten?
- Welche Erlebnisse, Handlungen, Orientierungen, Interessen haben meinem Leben Sinn gegeben?
- Welche Menschen waren in diesem Zusammenhang wichtig?
- Bereue ich etwas? Was hätte ich anders machen können? Was würde ich heute tun?
- Hat es Wahlmöglichkeiten gegeben, die ich nicht gesehen habe, vor denen ich Angst hatte?
- Bin ich in meinem jetzigen Leben zufrieden oder gibt es Dinge, mit denen ich unzufrieden bin?
- Gibt es etwas, was ich ändern möchte? Was steht dem im Wege, wer kann mir dabei helfen?
- Stell dir vor, du hättest nur noch eine Stunde zu leben. Mit wem, wo und wie möchtest du diese Stunde verbringen?

Danach findet ein Austausch in Kleingruppen mit vier Personen statt.

Wenn ich mein Leben noch einmal leben könnte ... (A 58)

Wenn ich mein Leben noch einmal leben könnte,
im nächsten Leben würde ich versuchen, mehr Fehler zu machen.
Ich würde nicht so perfekt sein wollen,
ich würde mich mehr entspannen,
ich wäre ein bisschen verrückter, als ich es gewesen bin,
ich würde viel weniger Dinge so ernst nehmen,
ich würde nicht so gesund leben,
ich würde mehr riskieren,
würde mehr reisen,
Sonnenuntergänge betrachten,
mehr bergsteigen,
mehr in Flüssen schwimmen.
Ich war einer dieser klugen Menschen,
die jede Minute ihres Lebens fruchtbar verbrachten;
freilich hatte ich auch Momente der Freude, aber wenn ich noch
einmal anfangen könnte,
würde ich versuchen, nur mehr gute Augenblicke zu haben.
Falls du es noch nicht weißt,
aus diesen besteht nämlich das Leben.
Nur aus Augenblicken;
vergiss nicht den jetzigen.
Wenn ich noch einmal leben könnte, würde ich von Frühlings-
beginn an bis in den Spätherbst hinein barfuß gehen.
Und ich würde mehr mit Kindern spielen,
wenn ich das Leben noch vor mir hätte.
Aber sehen Sie...ich bin 85 Jahre alt und weiß,
dass ich bald sterben werde.

Jorge Luis Borges

Leistung und Beziehungen leben: Überblick

- Umgang mit Zeit

- Zur Bedeutung sozialen Austauschs

- Umgang mit alltäglichen und langfristigen Zielen

- Reflexion persönlicher Motive und Wertvorstellungen

Abbildung A 50: Baustein »Leistung und Beziehungen leben«: Überblick

6. Ernte und Abschied

6.1 Überblick und Ziele

In diesem letzten Abschnitt finden Sie einige Anregungen zur Beendigung des Kurses. Erfahrungsgemäß fehlt die Zeit, um zu diesem Thema viele Übungen durchzuführen. Dennoch sollte dem *Auswerten und Abschiednehmen* ein bestimmter Raum gegeben werden. Die Teilnehmer haben Gelegenheit, die Kursinhalte noch einmal Revue passieren zu lassen und sich ihren eigenen, persönlichen »Strauß« für Stressbewältigungsmöglichkeiten zu »binden«. Im Idealfall werden für die Abschlusssitzung alle Arbeitsblätter chronologisch geordnet im Raum angebracht.

6.2 Praktisches Vorgehen und Übungen

6.2.1 Zuwendung und Wahrnehmung
   📖 Übergänge und Rituale
   👥 Erfahrungsaustausch über Rituale
   👥 Meine Erfahrungen mit Abschied

6.2.2 Auswertung, Neuorientierung, Abschluss
   👥 Fantasie-Reise
   👥 Der Strauß an Möglichkeiten
   👥 Was ich hierlassen möchte – ein Abschiedsritual
   👥 Was ich mitnehmen möchte – ein Anker für daheim

6.2.1 Zuwendung und Wahrnehmung

In der modernen Welt werden Abschied und der Übergang in eine neue Phase, die Bewältigung von Krisen und Richtungsänderungen im Lebensweg immer seltener »markiert«. Rituale für solche Anlässe sind nicht mehr Brauch oder sie sind ihres ursprünglichen Sinns entleert. Die hohe Rate von Orts-, Berufs-, Partnerwechseln macht psychische und soziale Mobilität zum Markenzeichen unserer Gesellschaft. Vor allem negative Lebensereignisse werden übergangen – oder haben Sie schon einmal eine Scheidungsanzeige gelesen? Wie geht man mit einer Totgeburt um? Wie werden Mitarbeiter verabschiedet, die gehen (müssen)? Wie beginnen Sie Ihr Leben nach einer schweren Erkrankung?

In dieser Abschlusssitzung werden die Teilnehmer eingeladen, noch einmal innezuhalten und sich über die gemeinsam verbrachte Zeit, den Abschied und zeitgemäße Rituale für ähnliche Anlässe auszutauschen.

Übergänge und Rituale

Jedes Menschenleben ist durch mehr oder weniger markierte *Lebensphasen und Lebensereignisse* gekennzeichnet. Besonders im letzten Kursabschnitt war öfter von solchen Übergängen im Leben die Rede. Einige sind *vorhersehbar* und in gewisser Weise planbar: Geburtstage, Schuleintritt, Abitur, Berufseinstieg, Heirat, Pensionierung usw. Je nach Kultur und häuslichem Umfeld werden diese Anlässe begangen oder gar gefeiert und sogar durch Symbole oder bestimmte rituelle Gegenstände (Schultüten, Geburtstagskuchen, Zeugnisse, Eheringe und Ehegelöbnisse usw.) gekennzeichnet. Das Leben hält aber auch *unvorhersehbare oder kurzfristige Wendepunkte* und Veränderungen bereit: Trennung, Scheidung, Berufswechsel, Arbeitslosigkeit, Krankheit. Jede Art von Wechsel (auch positiver wie Familienzuwachs, Beförderung usw.) erfordert und ermöglicht Veränderungen und geht mit Irritation, Gefühlsturbulenzen und Ängsten einher. So gesehen sind *Krisen* Zeichen für notwendige Veränderung, und psychische Gesundheit und Lebensglück hängen unter anderem davon ab, wie gut die Übergänge zwischen verschiedenen Lebensabschnitten gemeistert werden.

Der Anthropologe Arnold van Genepp (1986) hat in traditionellen Kulturen für solche Wendepunkte des Lebens so genannte *Übergangsrituale* beobachtet. Diese kreisen um die Themen symbolischer Tod, Chaos und Wiedergeburt. In unsere Welt übertragen könnte dies bedeuten: Für jeden Anfang muss Altes abgeschlossen, verabschiedet, beendet werden *(symbolischer Tod)*. Danach bedarf es einer Phase der Neuorientierung und Klärung darüber, wie es weitergehen soll *(Chaos)*. Ein Neuanfang wird erleichtert, wenn die beiden ersten Schritte vollzogen sind, also unbelastet von Altlasten neue Ziele in den Blick kommen

(Wiedergeburt). Alle Kulturen markieren Geburt und Tod mit besonderen Ritualen, und auch traditionelle Gesundheitspraktiken wurden und werden in manchen Kulturen bis heute in Rituale und Zeremonien eingebettet.

Rituale schaffen Verbundenheit mit den Mitgliedern einer Gruppe, sie bieten einen bestimmten Raum und eine besondere Zeitspanne, um in einer Zeit schneller und drastischer Veränderungen innezuhalten und über Veränderungen und die Vergänglichkeit des Lebens gemeinsam nachzudenken. Die Auffassung, dass Gesundheit des Einzelnen am besten durch die Unterstützung der ganzen Gruppe zu gewährleisten ist, wird durch alle Studien der Social-Support-Forschung eindrucksvoll bestätigt (siehe z. B. Jungbauer-Gans 2002).

 Erfahrungsaustausch über Rituale
(Kleingruppe mit 5 Teilnehmern, davon ein Moderator, 30 Min.)

Material: je ein Wandblatt und dicke Filzstifte in fünf Farben

> *Bei dieser Übung möchte ich Sie einladen, sich an Rituale und dazu passende Symbole oder Anker zu erinnern, die Sie persönlich oder von anderen kennen. Der Moderator schreibt zunächst alle Nennungen auf.*

Nach 15 Minuten können die Nennungen noch nach vorgegebenen Kriterien geordnet und mit verschiedenen Farben markiert werden *(siehe Abb. B 19)*:

- *Gesamtgesellschaftliche Rituale,* zum Beispiel: Weihnachten, Neujahr, Fasnacht ...
- *Systemtypische Rituale,* zum Beispiel: Einstand, Betriebsausflug, Familientreffen ...
- *Übergangsrituale* im Lebenszyklus, zum Beispiel: Taufe, Geburtstage, Beerdigung, Schuleintritt, Examen, Trennung, Scheidung, Jahrestage
- *Alltagsrituale,* zum Beispiel: Abschieds-, Begrüßungsrituale, Essensrituale, der tägliche Krach, die Tagesschau ...

Die Ergebnisse werden gemeinsam in der Großgruppe gesichtet.

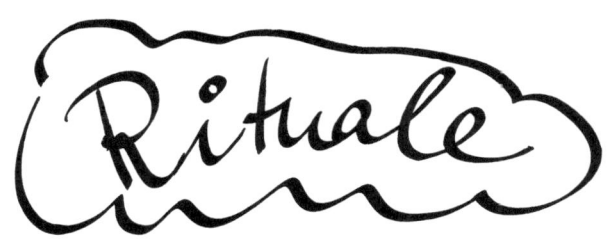

Weihnachtsmesse Zeugnisvergabe Siegerehrung

Hochzeitstag Weihnachtsgans

Geburtstag Betthupferl Tagesschau

Karnevalsgebäck Muttertag Eier suchen

Handschütteln

Taufe Schultüte Leichenschmaus

Walpurgisnacht Mutproben

die Zigarette danach Neujahrsknaller Topfkloppen

Ausstand Einstand "Tatort"

Betriebsausflug Fassnachtsumzug Brautstrauß werfen

Krawatten abschneiden

Kaffee und Zigarette Halloween Brautentführg

Vatertagsausflug Stammtisch

Abbildung B 19: Rituale

Meine Erfahrungen mit Abschied
(Zweiergruppe, 20 Min.)

Bei dieser Übung können Sie in Anwesenheit eines aufmerksamen Gegenübers laut darüber nachdenken, welche Abschiede Sie schon erlebt und wie Sie sie begangen bzw. bewältigt haben. Natürlich gibt es **gravierende** *(Tod, Trennung, Scheidung, Umzug, Jobwechsel) und* **alltägliche Abschiedssituationen** *(Ende des Arbeitstages, Wochenende, morgendlicher Aufbruch zur Arbeit usw.). Wenn Sie sich an Abschiede erinnern: Haben sie immer ein gutes Ende gefunden? Wie haben Sie das gemacht? Was würden Sie heute anders machen?*
Bitte beachten Sie: *Jeder hat 10 Minuten Zeit, zu sprechen und/oder nachzudenken, der andere hört nur zu und gibt* **keine Kommentare!**

Danach ist ein *Blitzlicht* in der Gesamtgruppe empfehlenswert: *Wie ist es Ihnen als Zuhörerin bzw. als Sprecher ergangen? Möchten Sie den anderen noch etwas zu diesem Thema sagen?*

6.2.2 Auswertung, Neuorientierung, Abschluss

> *Es ist nicht genug zu wissen, man muss auch anwenden;*
> *es ist nicht genug zu wollen, man muss auch tun.*
> Goethe

Fantasie-Reise

Der folgende Text ist ein Beispiel für den Beginn einer kleinen Meditation über den Kursverlauf. Im Verlauf der Fantasie-Reise können verschiedene Stationen des Kurses und Anekdoten, Geschichten und Ereignisse aus dem Kursverlauf in den Text eingeflochten werden.

Wenn Sie möchten, können wir uns ein letztes Mal zusammensetzen für eine kleine Fantasie-Reise, und nach den vielen Malen hat jeder und jede ihre ganz eigene Art gefunden, um zur Ruhe zu kommen … du weißt, dass du die Augen schließen oder einfach vor dich hinschauen kannst, und du weißt: Früher oder später gehen sie dann meistens von alleine zu …
Und wenn du willst, kannst du dich noch einmal aufmachen und zurückgehen zum Anfang dieses Kurses hier …

Vielleicht weißt du es noch, wie du über diesen Kurs erfahren hast, wer dir darüber erzählt oder dazu geraten hat, … und wie du dich entschieden hast und angemeldet …

Vielleicht kannst du dich noch erinnern an das erste Mal hier, wie das war …, wie du beim ersten Mal angekommen bist, dich eingefunden hast hier im Raum, dich umgeschaut, neue Gesichter gesehen hast, erste Unterhaltungen …

Und wie der Kurs dann begonnen hat … usw.

Der Strauß an Möglichkeiten
(Gesamtgruppe, 15 Min.)

Material: 5 Stellwände, im Raum verteilt, dicke Stifte

> *Wenn du als einziges Werkzeug einen Hammer hast,*
> *sieht jedes Problem wie ein Nagel aus.*
> A. Maslow

Wesentliche Themen in diesem Kurs waren die Wahrnehmung von körperlichen, gedanklichen und gefühlsmäßigen Belastungszeichen und die Gegenregulation ohne fremde Hilfe. Die unterschiedlichen Methoden und Techniken (der Strauß an Möglichkeiten) sind von Person zu Person und von Situation zu Situation unterschiedlich gut geeignet. So mag sich der eine für die regelmäßige Durchführung von Entspannung entscheiden, der andere begnügt sich mit situativen Entspannungstechniken, und wieder andere sind begeistert über ihre neuen Erfahrungen bezüglich kognitiver und kommunikativer Strategien. Konnten die Prinzipien des Gefühlsbausteins auch im Kursverlauf zum Tragen kommen, so zeigt sich das deutlich an der vertrauensvollen und manchmal sogar herzlichen Atmosphäre, die in der Zwischenzeit entstanden ist. Im besten Fall hat jeder einige persönliche Strategien kennen gelernt und geübt, die er in seinem Alltag auch weiterhin einsetzen will. Es ist zu wünschen, dass Symptome zukünftig als Hinweis und Veränderungsquelle und nicht als Quittung für die Vergangenheit gesehen werden.

Die folgende Übung eignet sich vor allem dann, wenn Sie die im Kurs erstellten Wandblätter nicht aufhängen konnten und wenn Sie die Kursinhalte noch einmal zusammenfassend rekapitulieren möchten.

Es werden sechs große Stellwände im Raum verteilt mit den Überschriften: »Körper«, »Gedanken«, »Gefühle«, »Verhalten«, »Leistung und

Beziehungen«, »Was ich sonst noch sagen möchte«. Alle Gruppenmitglieder einschließlich des Kursleiters gehen im Raum umher und machen auf den Stellwänden Eintragungen zu der Frage: »*Welche Möglichkeiten der Stressbewältigung gibt es?*«

Die Ergebnisse werden gemeinsam gesichtet.

 ## Was ich hier lassen möchte – ein Abschiedsritual
(Gesamtgruppe, max. eine Stunde)

Material: eine Schachtel, eine Schaufel, Zettel, Stifte

Dieses Abschiedsritual ist besonders empfehlenswert, wenn es im Kursverlauf persönliche Konflikte und schwierige Situationen gegeben hat. Auch bei Gruppen, die während eines Blockkurses die ganze Zeit zusammen an einem Ort waren und diesen jetzt wieder verlassen, kommt diese Abschlussaktivität sehr gut an.

Der Kursleiter hat auf dem Gelände einen Ort ausgesucht oder er hat im Vorfeld einige Teilnehmer gebeten, einen Spaziergang von 20–30 Minuten Länge zu einem schönen Ort auszuwählen, an dem die Möglichkeit besteht, eine Schachtel zu vergraben.

> *Vielleicht hat es während der Kurszeit Themen, Übungen, Vorfälle, Ereignisse oder Erlebnisse gegeben, die Sie nicht in Ihren Alltag mitnehmen möchten. Vielleicht sind Ihnen auch eigene Gewohnheiten oder Verhaltensweisen aufgefallen, die Sie gern hier lassen möchten, weil sie überflüssig geworden sind oder weil Sie sie nicht mehr nötig haben. Suchen Sie sich einen Platz oder gehen Sie im Raum umher und notieren Sie auf einem Zettel alles das, was Sie gern zurücklassen möchten. Vielleicht ist es gut, sich dabei zu fragen, ob es sich auch wirklich um ein realistisches Vorhaben handelt, bestimmte Verhaltensweisen oder Eigenschaften hier lassen zu wollen. Ihren Zettel können Sie einfach in die Schachtel legen.*

Zum Schluss kann die Schachtel eingepackt oder irgendwie fest verschlossen werden, und alle machen sich gemeinsam auf zu dem Ort, an dem die Schachtel dann vergraben wird.

Was ich mitnehmen möchte – ein Anker für daheim
(Gesamtgruppenübung, ca. 15 Min.)

Material: eine Rolle Geschenkpapier, Geschenkband, Klebeband, Schere

Diese Übung eignet sich sehr gut als zweiter Teil des oben beschriebenen Rituals und kann natürlich auch allein als Abschlussritual durchgeführt werden. Erfahrungsgemäß haben sich viele Arbeits- und Demonstrationsblätter angesammelt, und wenn dies möglich ist, sind sie alle chronologisch im Gruppenraum aufgehängt. Andernfalls haben Sie durch die Übung »Strauß an Möglichkeiten« einen Überblick über die wichtigsten Kursinhalte erstellt. Der Kursleiter lädt nun alle zu einem »besinnlichen Rundgang« im Zimmer ein.

Beim Abschreiten und Lesen der Blätter fällt Ihnen vielleicht ein, was Ihnen hier wichtig war und was Sie gern mitnehmen wollen. Vielleicht waren es bestimmte Themen, die wir besprochen haben, vielleicht Gespräche in Kleingruppen oder in der Pause, Anekdoten, Erlebnisse, Aktivitäten ... All das notieren Sie sich auf einem Zettel unter der Überschrift: »Was ich gern mitnehmen möchte« ...
Wer fertig ist, kann diesen Zettel mit dem Geschenkpapier verpacken und sich ein ganz persönliches Päckchen gestalten. Dieses Päckchen können Sie mitnehmen und in die Schreibtischschublade, ins Regal oder dahin legen, wo Sie sich ab und zu an dieses Seminar erinnern wollen. Sie können es natürlich auch verlieren oder verlegen, vielleicht frage ich Sie bei unserem Nachtreffen in einem halben Jahr danach ...

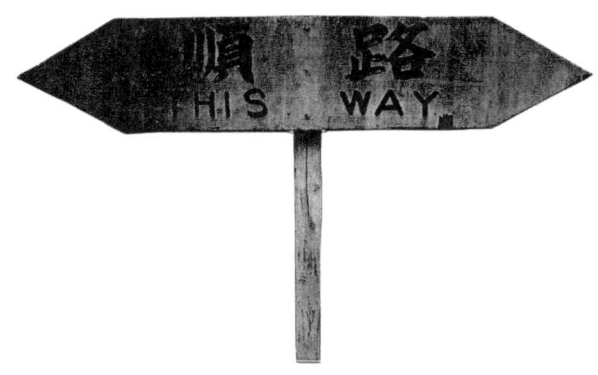

Literatur

Achenbach, G. (2001): Lebenskönnerschaft. Freiburg: Herder

Antonovsky, A. (1997): Salutogenese. Zur Entmystifizierung der Gesundheit. Tübingen: dgvt

Badura, B. (1981): Soziale Unterstützung und chronische Krankheit. Frankfurt: Suhrkamp

Bandura, A. (1997): Self-Efficacy: The Experience of Control. New York: Freeman

Bandler, R., Grinder, J. (2005): Reframing. Ein ökologischer Ansatz in der Psychotherapie. Paderborn: Junfermann

Bauer, J. (2004): Das Gedächtnis des Körpers. München: Piper

Beck, A. (1979): Wahrnehmung der Wirklichkeit und Neurose. Kognitive Psychotherapie emotionaler Störungen. München: Pfeifer

Berg, I. K., Miller, S. D. (2000): Kurzzeittherapie bei Alkoholproblemen. Heidelberg: Auer

Berne, E. (2001): Die Transaktionsanalyse in der Psychotherapie. Paderborn: Junfermann

Biehl, B., Dangel, S., Reiser, A. (1986): Profile of Mood States. In: CIPS, Internationale Skalen für Psychiatrie. Weinheim: Beltz Test

Bodenmann, G., Cina, A., Widmer, K. (1999): Ergebnisse zur Wirksamkeit des Freiburger Stresspräventionstrainings für Paare (FSPT): Eine 6-Monate-Follow-up-Studie. In: Verhaltenstherapie und Verhaltensmedizin 20, 249–273

Böll, H. (1969): Aufsätze, Kritiken, Reden. München: dtv

Brähler, E., Scheer, J. W. (1995): Der Gießener Beschwerdebogen (GBB). Handbuch. Bern: Huber

Broich, J. (1991): Anwärmspiele. Köln: Maternus

Brooks, C. V. W. (1991): Erleben durch die Sinne – Sensory Awareness. München: dtv

Büchner-Totzke, B., Groth, T., Fehm-Wolfsdorf, G. (1996): Reduziert die Teilnahme an einem Stressbewältigungskurs die im Tagesverlauf ausgeschüttete Cortisolmenge? Unveröffentlichtes Manuskript. Universität Kiel: Institut für Psychologie

Cannon, W. B. (1929): Bodily changes in pain, hunger, fear and rage. New York: Appleton

Ciompi, L. (1982): Affektlogik. Stuttgart: Klett-Cotta

Ciompi, L. (1988): Außenwelt, Innenwelt. Göttingen: Vandenhoeck & Ruprecht

Ciompi, L. (1997): Die emotionalen Grundlagen des Denkens – Entwurf einer fraktalen Affektlogik. Göttingen: Vandenhoeck & Ruprecht

Covey, S. R., Merrill, A. R., Merrill, R. R. (2005): Der Weg zum Wesentlichen. Frankfurt: Campus

Csikszentmihalyi, M. (1992): Flow: Das Geheimnis des Glücks. Stuttgart: Klett-Cotta

Damasio, A. R. (1994): Descartes' Irrtum. Fühlen, Denken und das menschliche Gehirn. München: List

Damasio, A. R. (1999): Ich fühle, also bin ich. Die Entschlüsselung des Bewusstseins. München: Ullstein

Damasio, A. R. (2005): Der Spinoza-Effekt. Berlin: List

Deckstein, D.: Angst ist kein Motivator. Süddeutsche Zeitung vom 18. April 2005, S. 23

deShazer, S. (1989): Der Dreh. Überraschende Wendungen und Lösungen in der Kurzzeittherapie. Heidelberg: Auer

Dörner, K. (2004): Das Gesundheitsdilemma. Berlin: Ullstein

Ellis, A. (1997): Die rational-emotive Verhaltenstherapie. München: Pfeiffer

Ende, M. (1973): Momo. Stuttgart: Thienemann

Erickson, M., Rossi, E. (1979): Hypnotherapy: An Explanatory Casebook. New York: Irvington

Fahrenberg, J., Hampel, R., Selg, H. (1989): Das Freiburger Persönlichkeitsinventar FPI. Göttingen: Hogrefe

Flach, M. D. (1997): Resilience. How to Bounce Back When the Going Gets Tough! New York: Hatherleigh

Foerster, H. v. (1993): KybernEthik. Berlin: Merve

Gendlin, E. T. (1969): Focusing. Psychotherapy 6, 4–15

Genepp, van A. (1986): Übergangsriten. Frankfurt: Suhrkamp

Gerber, W. D., Miltner, W., Birbaumer, N., Haag, G. (1989): Konkordanztherapie. München: Röttger

Görlitz, G. (2001): Körper und Gefühl in der Psychotherapie – Basisübungen. Stuttgart: Pfeiffer bei Klett-Cotta

Görlitz, G. (2003): Körper und Gefühl in der Psychotherapie – Aufbauübungen. Stuttgart: Pfeiffer bei Klett-Cotta

Goleman, D. (1997): Emotionale Intelligenz. München: dtv

Gollub, M., Haak, K. (1998): Augentraining. Niedernhausen: Falken

Gollwitzer, P. M. (1999): Implementation Intentions. Strong Effects of Simple Plans. American Psychologists 54, 493–503

Grawe, K., Donati, R., Vernauer, F. (1994): Psychotherapie im Wandel. Von der Konfession zur Profession. Göttingen: Hogrefe

Grove, A. S. (2002): Nur die Paranoiden überleben. München: Heyne

Gruen, R. J., Folkman, S., Lazarus, R. S. (1988): Centrality and individual differences in the meaning of daily hassles. In: Journal of Personality 56, 743–762

Gudjohns, H., Pieper, M., Wagener, B. (1992): Auf meinen Spuren. Hamburg: Bergmann und Helbig

Hätscher-Rosenbauer, W. (1996): Augenschule für gesundes Sehen. München: Südwest-Verlag

Hautzinger, M., Luka, U., Trautmann, R. D. (1985): Skala dysfunktionaler Einstellungen – Eine deutsche Version der Dysfunctional Attitude Scale. Diagnostica 31, 312–323

Heckhausen, J. (2001): Adaptation and resilience in midlife. In: Lachman, M. (Hrsg.): Handbook of midlife development. NY: John Wiley and Sons, S. 345–391

Herwig-Lempp, J. (2004): Ressourcenorientierte Teamarbeit. Göttingen: Vandenhoeck & Ruprecht

Hinsch, R., Pfingsten, U. (2002): Gruppentraining sozialer Kompetenzen. Weinheim: Beltz PVU

Huether, G. (1997): Biologie der Angst. Wie aus Stress Gefühle werden. Göttingen: Vandenhoeck & Ruprecht

Jacobson, E. (1933): Progressive Relaxation. Basic Book Inc.

Jacobson, E. (1996): Entspannung als Therapie. Stuttgart: Pfeiffer bei Klett-Cotta

Janke, W., Debus, G. (1978): Die Eigenschaftswörterliste (EWL). Göttingen: Hogrefe

Janke, W., Erdmann, G., Kallus, W. (1985): Stressverarbeitungsfragebogen (SVF). Göttingen: Hogrefe

Johnson, J. V., Johansson (Eds., 1991): The psychosocial work environment and health: Work organizations, democratization and health. New York: Baywood

Juli, D., Schulz, A. (1998): Stressverhalten ändern lernen. Vorbeugung und Hilfe bei psychosomatischen Störungen und Krankheiten. Reinbek bei Hamburg: rororo

Jungbauer-Gans, Monika (2002): Ungleichheit, soziale Beziehungen und Gesundheit. Wiesbaden: Verlag für Sozialwissenschaften

Kabat-Zinn, J. (1998): Im Alltag Ruhe finden. Das umfassende praktische Meditationsprogramm. Freiburg: Herder

Kabat-Zinn, J. (1999): Stressbewältigung durch die Praxis der Achtsamkeit. Freiburg: Arbor

Kämmerer, A. (2002): Gefühle mit Gefühlen behandeln. In: Psychotherapie im Dialog 2, 112–119. Stuttgart: Thieme

Kaluza, G. (1996): Gelassen und sicher im Stress. Psychologisches Programm zur Gesundheitsförderung. Berlin: Springer

Kaluza, G. (1998): Effekte eines kognitiv-behavioralen Stressbewältigungstrainings auf Belastungen, Bewältigung und (Wohl-)Befinden – eine randomisierte, kontrollierte prospektive Interventionsstudie in der primären Prävention. Zeitschrift für klinische Psychologie 27 (4), 234–243

Kaluza, G. (1999a): Sind die Effekte eines primärpräventiven Stressbewältigungstrainings von Dauer? Eine randomisierte, kontrollierte Follow-up-Studie. Zeitschrift für Gesundheitspsychologie 7, 88–95

Kaluza, G. (1999b): Mehr desselben oder Neues gelernt? – Veränderungen von Bewältigungsprofilen nach einem primärpräventiven Stressbewältigungstraining. Zeitschrift für Medizinische Psychologie 8, 73–84

Kaluza, G. (2004): Stressbewältigung. Trainingsmanual zur psychologischen Gesundheitsförderung. Berlin: Springer

Kaluza, G., Strempel, I. (1994): Autogenes Training in der Augenheilkunde. Heidelberg: Kaden

Kanfer, F. H., Reinecker, H., Schmelzer, D. (2005): Selbstmanagement-Therapie. Berlin: Springer

Kessler, A. (1985): Der erfolgreiche Umgang mit täglichen Belastungen, Stressbewältigungsprogramm A. Materialien für den Kursleiter. München: Röttger

Kessler, A., Gallen, M. (1985): Der erfolgreiche Umgang mit täglichen Belastungen, ein Programm zur Stressbewältigung. München: Röttger

Koppenhöfer, E. (2004): Kleine Schule des Genießens. München: Dustri

Kubitscheck, St., Kirchner, J.-H. (2005): Kleines Handbuch der Arbeitsplatzgestaltung. München: Hanser

Kurtz, R. (1985): Körperzentrierte Psychotherapie. Die Hakomi-Methode. Essen: Synthesis

Landau, K. (Hrsg., 2003): Good practice. Stuttgart: Ergonomia

Lazarus, R. S. (1966): Psychological stress and the coping process. New York: Mc Graw-Hill

Lazarus, R. S. (1984a): Puzzles in the study of daily hassles. In: Journal of Behavioral Medicine 7, 375–389

Lazarus, R., Folkman, S. (1984b): Stress, appraisal and coping. New York: Springer

LeDoux, J. E. (2001): Das Netz der Gefühle. München: dtv

Lelord und Andre (2005): Die Macht der Emotionen. München: Piper

Levold, T.: Affektive Kommunikation und systemische Therapie. In: Welter-Enderlin, R., Hildenbrand, B. (1998): Gefühle und Systeme, 18–51. Heidelberg: Auer

Lewinsohn, P. M., Munoz, R. F., Youngren, M. A. (1982): Der Weg zum seelischen Gleichgewicht. Depressionen erkennen, überwinden, vermeiden. Salzburg: Müller

Linehan, M. (1996): Trainingsmanual zur Dialektisch-Behavioralen Therapie der Borderline-Persönlichkeitsstörung. München: CIP Medien

Lobnig, H., Pelikan, J. M. (Hrsg., 1998): Gesundheitsförderung in Settings: Gemeinde, Betrieb, Schule, Krankenhaus. Wien: Facultas

Lutz, R. (Hrsg., 1999): Euthyme Therapie. Freiburg: Lambertus

McNair, D. M., Lorr, M., Droppleman, L. F. (1971): Manual for the Profile of Mood States. San Diego: Educational and Industrial Testing Service

Meichenbaum, D. H., Turk, D. C. (1976): The cognitive-behavioral management of anxiety, depression and pain. In: Davidson, P. O. (Ed.): The behavioural management of anxiety, depression and pain. New York: Brunner/Mazel

Meichenbaum, D. (1985): Stress bewältigen! München: Ehrenwirth

Meichenbaum, D. (1991): Intervention bei Stress. Anwendungen und Wirkung des Stressimpfungstrainings. Bern: Huber

Morris, D. (1994): Das Tier Mensch. Köln: vgs

Mücke, K. (2004): Hilf Dir selbst und werde, was Du bist. Anregungen und spielerische Übungen zur Problemlösung und Persönlichkeitsentfaltung. Potsdam: Klaus Mücke ÖkoSysteme Verlag

Neuhaus, R. (2002): Sicherheit und Gesundheitsschutz bei Büro- und Bildschirmarbeit. Köln: Deutscher Wirtschaftsdienst

Nuber, U.: Das Konzept Resilienz. Psychologie heute, Heft 5/1999, 20–28

Olschewski, A. (1995): Stress bewältigen. Ein ganzheitliches Kursprogramm. Heidelberg: Haug

Ortony, A., Turner, T. J. (1990): What's basic about basic emotions? Psychological Review 97, 315–331

Ostermeier-Sitkowski, U. (2000): Augentraining – so stärken Sie Ihre Sehkraft. München: Midena

Pennebaker, J. W. (1982): The psychology of Physical Symptoms. New York: Springer

Perls, F. S. (1969): Gestalt therapy verbatim. Lafayette: Real People Press

Perrez, M. (1988): Bewältigung von Alltagsbelastungen und seelische Gesundheit. Zusammenhänge auf der Grundlage computerunterstützter Selbstbeobachtungs- und Fragebogendaten. In: Zeitschrift für Klinische Psychologie 4, 292–306

Platzer, W. (2005): Taschenatlas der Anatomie, Bd. 1, Bewegungsapparat. Stuttgart: Thieme

Rehfisch, H. P., Basler, H. D., Seemann, H., Raspe, H.-H., Mattusek, S. (1989): Psychologische Schmerzbehandlung bei Rheuma. Heidelberg: Springer

Reich, W. (1969): Die Entdeckung des Organs. Die Funktion des Orgasmus, Köln: Kiepenheuer & Witsch

Röhricht, F. (2000): Körperorientierte Psychotherapie psychischer Störungen. Göttingen: Hogrefe

Rogers, C. R. (1994): Die nicht-direktive Beratung. Frankfurt: Fischer

Rogers, C. R. (2002): Entwicklung der Persönlichkeit. Stuttgart: Klett-Cotta

Roth, G. (2001): Fühlen, Denken, Handeln. Wie das Gefühl unser Verhalten steuert. Frankfurt: Suhrkamp

Rutter, M. (1987): Psychosocial resilience and protective mechanisms. American Journal of Orthopsychiatry, Bd. 57, Nr. 3, 316–331

Sapolsky, Robert M. (1996): Warum Zebras keine Migräne kriegen. München: Piper

Sarason, I. G., Sarason, B. R. (Eds., 1984): Social support: Theory, research and implications. Dordrecht: Nijhoff

Schelp, Th., Maluck, D., Gravemeier, R., Meuseling, U. (1990): Rational-emotive Therapie als Gruppentraining gegen Stress. Seminarkonzepte und Materialien. Bern: Huber

Schlippe, A. v., Schweitzer, J. (1996): Lehrbuch der systemischen Therapie und Beratung. Göttingen: Vandenhoeck & Ruprecht

Schulz von Thun, F. (1999): Miteinander reden. Hamburg: Rowohlt

Schwarzer, R. (1993): Defensiver und funktionaler Optimismus als Bedingungen für Gesundheitsverhalten. Zeitschrift für Gesundheitspsychologie 1, 7–31

Selye, H. (1956): The stress of life. New York: Mc Graw-Hill

Selye, H. (1981): Geschichte und Grundzüge des Stresskonzeptes. In: Nitsch, J. R. (Hrsg.): Stress. Theorien, Untersuchungen, Maßnahmen, 163–187. Bern: Huber

Seiwert, L. J. (2005): Wenn Du es eilig hast, gehe langsam. Frankfurt: Campus

Sifneos, P. E. (1975): Problems of psychotherapy of patients with alexithymic characteristics and physical disease. Psychotherapy and Psychosomatics 26, 65–70

Siegrist, J. (1996): Soziale Krisen und Gesundheit. Göttingen: Hogrefe

Simon, F. B., Rech-Simon, C.: Zirkuläres Fragen. Heidelberg: Auer

Sobotta, J., Posel, P. (2004): Spielend durch die Anatomie, Tl. 2: Muskeln. München: Urban und Fischer

Stepper, S. (1992): Der Einfluß der Körperhaltung auf die Emotion »Stolz«. Experimentelle Untersuchung zur »Körper-Feedback«-Hypothese. Unveröffentlichte Dissertation, Universität Mannheim

Stewart, I., Joines, V. (1990): Die Transaktionsanalyse. Freiburg: Herder

Storch, M., Krause, F. (2002): Selbstmanagement – ressourcenorientiert. Bern: Huber

Stollreiter, M., Völgyfy, J., Jencius, T. (2000): Stress-Management. Das Waage-Programm ©. Mehr Erfolg mit weniger Stress. Weinheim: Beltz

Traue, H.-C., Hrabal, V., Kosarz, P. (2000): Alltagsbelastungsfragebogen (ABF): Zur inneren Konsistenz, Validierung und Stressdiagnostik mit dem deutschsprachigen Daily Stress Inventory. In: Verhaltenstherapie und Verhaltensmedizin 21, 5–38

Ullrich, R., de Muynck, R. (2003): Einübung von Selbstvertrauen, Grundkurs. Stuttgart: Klett-Cotta

Wächter, F. K. (1978): Wahrscheinlich guckt wieder kein Schwein. Zürich: Diogenes

Weeks, D. J., James, J. (1996): Exzentriker. Reinbek: Rowohlt

Weissman, A. N., Beck, A. T. (1978): Development and validation of the Dysfunctional Attitude Scale: A preliminary investigation. Paper presented at the Annual Meeting of the American Educational Research Association. Toronto

Zimbardo, Ph. G. (1995): Psychologie. Lehrbuch. Berlin: Springer

Abbildungsnachweis

Wir danken für die freundliche Genehmigung des Abdrucks von folgenden Abbildungen:

S.79, Peanuts: © kipkakomiks GmbH, München, www.kipkakomiks.de

S.125, 126, 127 aus: Putz/Pabst: Sobotta, Atlas der Anatomie des Menschen, 22. Auflage, © Elsevier GmbH, Urban & Fischer Verlag, München

Douglas A. Bernstein / Thomas D. Borkovec:
Entspannungstraining
Handbuch der progressiven Muskelentspannung
Aus dem Amerikanischen von Monika Oeke und Hermann Heyse
199 Seiten, broschiert, ISBN 3-608-89620-1
Leben Lernen 16
Die Technik der »progressiven Muskelentspannung« nach Jacobson
wird sowohl in der Verhaltenstherapie als auch in anderen
Therapieformen oder in der Gesundheitsprophylaxe sehr häufig
eingesetzt. Da sie schneller und leichter erlernbar ist als das
Autogene Training, wird sie von Ärzten und Psychotherapeuten
zunehmend eingesetzt, um tiefe Entspannung zu erzeugen. Dieses
Handbuch führt ausführlich in die Grundlagen und Verfahren ein
und beschreibt die Abwandlungen der Standard-Methode.

Edmund Jacobson:
Entspannung als Therapie
Progressive Relaxation in Theorie und Praxis
Aus dem Amerikanischen von Karin Wirth
213 Seiten, broschiert, ISBN 3-608-89018-1
Leben Lernen 69
Die progressive Muskelentspannung – neben Yoga und Autogenem
Training eine der bekanntesten Entspannungsmethoden – wurde
von dem amerikanischen Arzt Edmund Jacobson entwickelt. 1987
hat das Verfahren die volle Kassenzulassung in der Bundesrepublik
erhalten, eine Auszeichnung, die sich im gesteigerten Interesse der
Ärzte und Therapeuten niedergeschlagen hat.
Mit diesem Buch liegt die erste deutschsprachige Übersetzung einer
Publikation von Edmund Jacobson vor.

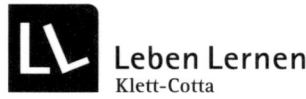